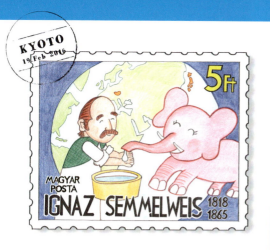

イラスト

みんなの感染対策

下間正隆

小野保
近藤大志
澤田真嗣

照林社

著者

京都第二赤十字病院

下間正隆（しもつま　まさたか）　元・感染制御部部長　ICD
　　　　　　　　　　　　　　　　（現・日本赤十字豊田看護大学教授）

小野　保（おの　たもつ）　　　　元・検査部課長　細菌検査技師、感染制御部
　　　　　　　　　　　　　　　　（現・株式会社ファルコバイオシステムズ総合研究所）

近藤大志（こんどう　ふとし）　　看護部係長　感染管理認定看護師（CNIC）、感染制御部（兼任）

澤田真嗣（さわだ　しんじ）　　　薬剤部係長　感染制御専門薬剤師（BCICPS）、感染制御部（兼任）

はじめに

　病院内で患者と職員を感染から守るためには、毎日、「微生物」と「感染対策に関する職員の意識」の「2つの目に見えないもの」を相手にしなければなりません。

　日本の病院では、この責任のある大変重要な仕事を、主に感染管理看護師(ICN)が担っています。全国のICNは、患者の感染対策、職員の感染対策などたくさんの業務を少人数で行っているので毎日忙しく、そのうえ、結核患者発生時には、職員の接触者健診にてんてこ舞いになり、冬になればインフルエンザ、ノロのアウトブレイクにもヒヤヒヤしなければなりません。

　またICNは、本来の感染管理以外に、各種の会議や講習会を開催しています。さらに、診療報酬における感染防止対策加算1を取得している病院のICNは、自分の病院の業務だけでも忙しいのに、地域の連携病院と相互にラウンドしたり、加算2を取得している病院とカンファランスを行い、記録を作成し、相談にも応じています。

　一方、病院経営陣は「当院はICNを配置しているので、院内感染の問題が生じないのがあたりまえ」で、もし問題がおきれば「いったい、うちのICNは何をしていたのだろう？」と、ひょっとしたら思うかもしれません。

　感染対策は1人ではできません。院長以下、病院のみんなで行わなければなりません。

　絵や文字で感染対策のすべてを表現することはできませんが、この本でお伝えしたいことは、①患者の立場に立って行動する、②職員全員が情報を共有する、③感染対策に関するブレない確固とした方針を持つ、の3つです。本書の各章の根底は、この3点が基本となっています。

　すべての絵は、何が大切であるかが読者に一目瞭然に伝わることを心がけて描いています。

　また、この本は、微生物、感染管理・看護、薬剤にそれぞれ精通した感染制御部の3人に意見を求めながら作りました。本を作ったからといって、私たちの施設が、そのすべてを正しく適切に行えているというわけではありません。この本によって、職員のみんなが、感染対策における知識や認識を共有できればと思っています。

　現在、各種の薬剤耐性菌が出現し、世界の人々の健康をおびやかしかねない危機的な状況となっています。誰でもみんながができる感染対策は手指消毒です。今こそ、手をきれいにするという「ゼンメルワイスの教え」を守って、感染の経路を断ち切ることが大切です。これは病院職員だけではなく、患者自身やその家族にとっても大変大事なことです。

　この本はゼンメルワイスからの絵手紙でもあります。

2016年2月

下間正隆

目次

■1　感染対策のきほん

院内感染を正しく理解して、適切に行動する ── 4
今は「手指消毒」の時代 ── 12
手指消毒をすればするほど職員の生活が安定する ── 18
標準予防策は、自分と患者のために行う ── 24
3つの感染経路 ── 32
接触感染対策 ── 36
飛沫感染対策 ── 38
空気感染対策 ── 40
感染からあなたを守るPPE ── 42
サージカルマスクとN95マスク ── 46
コンタクトポイントは、1日1回以上アルコール消毒する ── 52
"おまる"も使い捨ての時代へ ── 56
感染性廃棄物 ── 60
スポルディングの時代からディスポーザブルの時代へ ── 62

■2　耐性菌

MRSA対策を理解しなければ、院内感染対策は理解できない ── 66
薬剤耐性菌は、院内感染のレベルを超えて、人類全体の問題となっている ── 80

■3　アウトブレイク

アウトブレイクとは… ── 98
アウトブレイクを起こさないためには… ── 102
アウトブレイクが起こったときは… ── 104
我々は、どのようにしてVREのアウトブレイクを終息させたか ── 108
医師も積極的に参加したICUのMRSAアウトブレイク対策 ── 116
ノロウイルスのアウトブレイクを起こさないための感染対策 ── 126
インフルエンザのアウトブレイクを起こさないための感染対策 ── 134

■ 4　細菌と抗菌薬

　細菌の混乱は、グラム染色ですっきり ———— 148
　血液培養は、異なる部位から最低2セット（ボトル4本）採取する ———— 152
　思いがけずに患者が発熱したら… ———— 160

■ 5　職務感染の予防

　針刺し損傷は、ワクチンで予防して、常に身構えて、適切に行動して防ぐ ———— 164
　病院職員の予防接種は、自分と家族、患者と同僚、病院を守る ———— 172
　結核は疑わなければ診断できない ———— 178

■ 6　その他

　感染対策ソフトで情報を共有し、職員全員で感染対策を推進する ———— 194
　感染症法と食品衛生法 ———— 208
　各種感染症の就業制限一覧 ———— 212
　外部営業者に対する感染対策教育も必要 ———— 214

本書に登場する主な略語 ———— 216

索引 ———— 218

- 本書で紹介している対策方法などは、著者の臨床的経験をもとに展開しています。実践により得られた方法を普遍化すべく努力しておりますが、万一本書の記載内容によって不測の事故等が起こった場合、著者、出版社はその責を負いかねますことをご了承ください。
- 本書に記載している薬剤等の選択・使用方法については、出版時最新のものです。薬剤等の使用にあたっては、個々の添付文書を参照し、適応・投与量等は常にご確認ください。
- 本文中の製品の商標登録マークは省略しています。

装幀：北尾　崇（HON DESIGN）
イラスト協力：とらこ、熊アート　本文デザイン：KIRAKIRA
ひらがなデザイン【Copyright (C) 2000 雑念の塊】【http://member.nifty.ne.jp/zatsunen/jimaku/】
カタカナデザイン&フォント作成【Copyright (C) 2009 chiphead】【http://chiphead.jp】
DTP制作：広研印刷

1　感染対策のきほん

院内感染を正しく理解して、適切に行動する

院内感染対策の目的は「患者と職員を感染から守る」です。
院内感染の象徴的細菌であるMRSAは世界中にまん延しています。
さらに今は、各種の薬剤耐性菌が次々に出現して、世界の人々の健康をおびやかしかねない危機的な状況となっています。
私たちにできることは、適切に手指消毒をして感染経路を断ち切ることです。

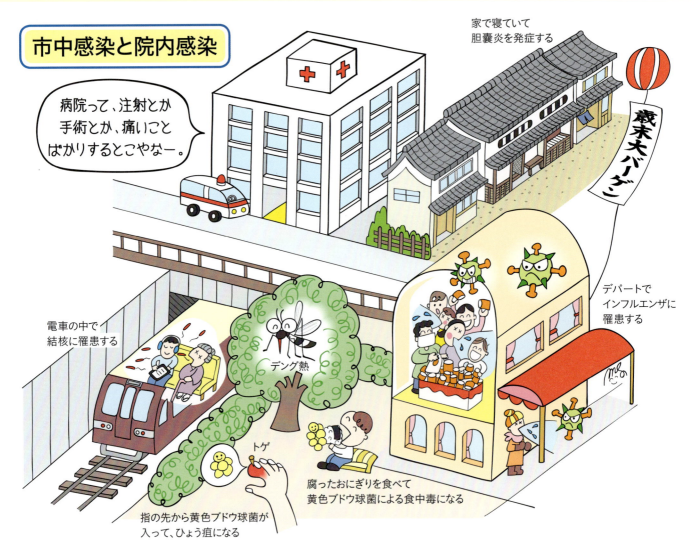

市中感染と院内感染は、その原因も菌も大きく異なっています。
皮膚は微生物の侵入を防ぐ天然のバリアです。市中では事故やケガでしか皮膚は損傷されません。
しかし、病院内では注射や手術などの医療行為で、皮膚が損傷されます。
病院内に住みついている薬剤耐性菌が、皮膚のバリア機能のくずれたところから体内に侵入して、感染を引き起こしてしまうと、治療が難しくなります。

1 感染対策のきほん

病院全体を俯瞰して感染対策を行う

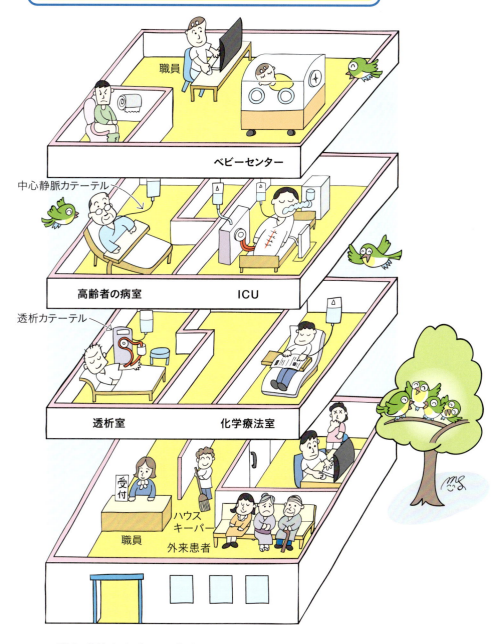

誰を感染から守るのか？

- 患者 ─ 入院患者／外来患者
- 患者の家族　など
- 職員 ─ 職員／外部委託職員／ハウスキーパー／病院実習生　など

■病院全体を俯瞰して、院内感染を予防する

　病気を治し、健康を守るはずの医療が、時に人の健康を損ねたり、患者の命を奪う悲劇を起こしたりすることがあります。

　病院内で起こる感染もその一例です。

　個々の患者の病状を把握して対応しているだけでは、病院内で不幸にして起きる院内感染を未然に防ぐことは、なかなか難しいのが現在の状況です。

　常に病院全体を俯瞰して、感染に関して生じている各種の問題に迅速に対応する仕組みをつくり、実践していくことが重要です。

　ここでいう院内感染には2種類あります。

　1つ目の院内感染は、患者の原疾患とは別に、病院内において新たに生じた感染症です。

　患者の視点からは、病院の中で生じた感染はすべて院内感染です。例えば、もし眼科外来で、患者の流行性角結膜炎が他の患者に接触感染によりうつった場合なども院内感染となります。

　もう1つの院内感染は、病院職員に仕事中に起こってしまった感染症（職務感染）です。

　いずれの院内感染においても、アウトブレイク（集団感染）が発生しないように日々努力する必要があります。

　万一、アウトブレイクが生じた場合には「病院の危機」として病院長以下、病院全体でその解決に迅速に取り組む必要があります。

■皮膚は強力な天然のバリア

なぜ入院している患者は、感染症を起こしやすいのでしょうか。

その理由の1つに、市中では事故やケガなど以外には損傷されることのない皮膚が、入院したために医療行為として損傷される場合が多いという点が挙げられます。

本来、皮膚や粘膜は、微生物が体内に侵入しないように強力な天然のバリアとなって体を守っています。

しかし病院では、カテーテルやドレーンなどの医療器具が患者の皮膚や粘膜を突き破って体内に挿入されています。このような「生体を傷つけて行う治療」を「侵襲的治療」といいます。

細菌は、侵襲的治療のおかげで、皮膚や粘膜のバリアが崩れたところから簡単に体内に忍び込むことができます。

また、体の外からは見えませんが、弱った腸管粘膜から細菌や真菌が体内に侵入する場合もあります。これをバクテリアル・トランスロケーション（Bacterial Translocation）と呼びます。

現在は医療が高度に発達したため、高齢者やステロイド投与患者、重症糖尿病患者、進行癌患者などにも大手術をはじめとする侵襲的治療が日常的に行われています。

そして、これらの治療を受けた後の患者には、血管内留置カテーテル、各種ドレーンなどのさまざまな医療器具が皮膚や粘膜を突き破って挿入されている場合が多いです。このため、免疫力の低下している患者は、ますます感染の危険にさらされた状態になっています。

また、長期間留置されたカテーテルなど人工物の表面には、細菌が形成するバイオフィルム（biofilm）と呼ばれるヌメリが付着して、その中で細菌が増殖し感染の長期化、難治化の原因になっています。

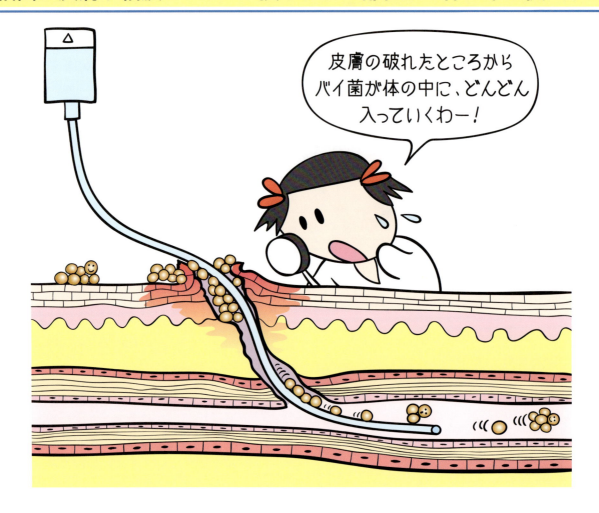

胸部食道癌の術後の状態

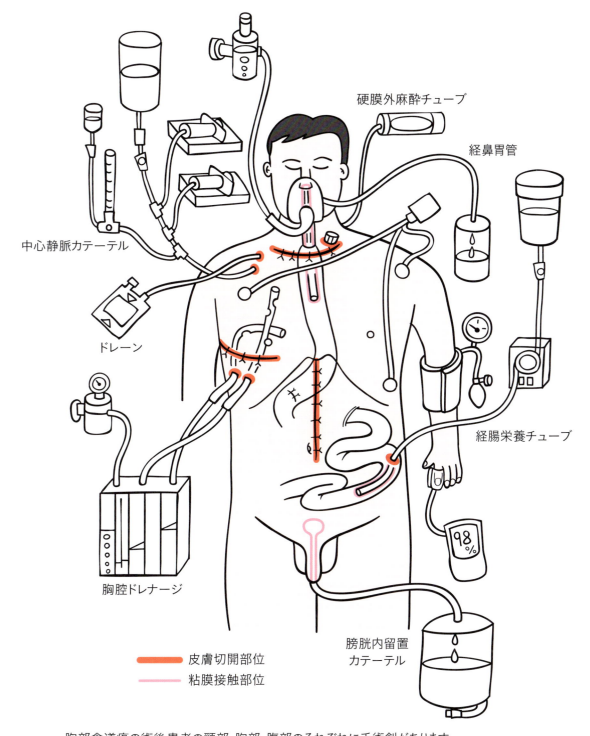

胸部食道癌の術後患者の頸部、胸部、腹部のそれぞれに手術創があります。
さらに、皮膚を小切開して、6、7本のカテーテル、ドレーン類が挿入されています。
経鼻胃管や膀胱内留置カテーテルも挿入されています。
そのため、10か所以上の皮膚や粘膜の障害部位から感染の危険にさらされた状態となっています。

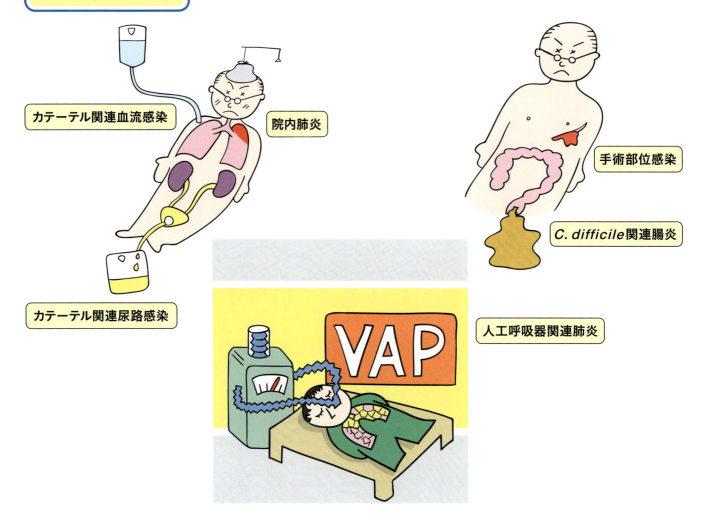

6つの院内感染

■代表的な6つの院内感染

　代表的な院内感染として、中心静脈カテーテルなどに関連した血流感染（CRBSI）、膀胱内留置カテーテルに関連した尿路感染（CAUTI）、院内肺炎、人工呼吸器に関連した肺炎（VAP）、創感染（手術部位感染）（SSI）、抗菌薬投与後の C. difficile 関連腸炎（クロストリジウム・ディフィシル下痢症）などがあります。

　院内肺炎と C. difficile 関連腸炎を除いて、皮膚や粘膜のバリアが損なわれていることが、院内感染発症の大きな要因となっています。

■バクテリアル・トランスロケーションによる院内感染

　腸の粘膜は消化吸収の場であると同時に、腸内に住みついている100種類以上、およそ100兆個の腸内細菌や真菌などが体内に侵入することを防ぐバリアとして機能しています。

　腸は体の中にありますが、口と肛門は外界に通じているので、腸管内は外界です。

　手術などで長期間絶食をすると、腸管内を食物が通過しないため、腸粘膜が萎縮して腸管の免疫能が低下します。

　こうなると、腸内の細菌や真菌が、主に小腸の弱った腸粘膜から門脈や腸間膜リンパ節に侵入して全身に散らばり、時には敗血症を引き起こす場合があります。これをバクテリアル・トランスロケーションと呼びます。

　バクテリアル・トランスロケーションは、エコーやCTなどの画像検査でとらえることができないので、臨床上は気づきにくい現象です。

　バクテリアル・トランスロケーションの発生要因としては、①腸粘膜の機械的バリア機能の低下、②腸管内での細菌・真菌の異常増殖や細菌叢の変化、③体内に侵入してきた細菌・

高カロリー輸液中のバクテリアル・トランスロケーションと真菌性眼内炎

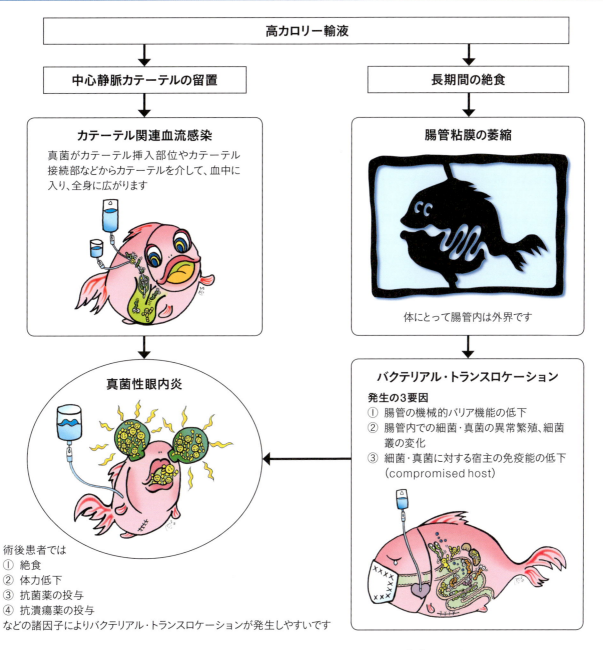

下間正隆：高カロリー輸液中のバクテリアル・トランスロケーションと真菌性眼内炎．エキスパートナース 2000；16(11)：8．より引用

真菌を殺菌できないくらいに患者の免疫能が低下している、などが考えられます。

例えば、術後患者は体力の低下に加えて、抗菌薬の投与により菌交代現象が起こり、腸内細菌叢が変化して、MRSAや真菌などが繁殖しやすい状況になっています。

高カロリー輸液中に生じる真菌性眼内炎も院内感染の1つです。真菌性眼内炎は、真菌が血管内に留置されたカテーテルを足場にして血液中に侵入して眼内炎を引き起こす以外に、バクテリアル・トランスロケーションによっても生じるとされています。

■ 院内感染で問題となる菌は、一筋縄ではいかない「薬剤耐性菌」が多い

入院患者にとっての院内感染は「入院して3日目(48時間以上)以降に起こった感染症」と定義されています。これに対して、病院の外で起こった感染症を市中感染と呼びます。

院内感染と市中感染とでは、原因となる微生物が大きく異なっています。

院内感染の多くは、市中で普通に生活している人には感染症を起こすことのない微生物が、病気で抵抗力が落ちている患者に日和見的に生じる場合が多いです。

日和見とは「なりゆきをうかがっていて、態度をはっきりさせないこと」です。

市中において感染を起こす細菌が院内感染の原因菌(起炎菌)になることもありますが、院内感染で問題となることが多いのは、いったん感染症を引き起こしてしまえば、その治療に難渋する薬剤耐性菌です。

ペニシリンは第二次世界大戦中、負傷した多くの兵士を感染症から救いました。しかし、その後、抗菌薬が開発されるたびに、より強力な耐性菌が出現して新たな感染症を引き起こす悪循環が今日まで続いています。

1960年代にグラム陽性球菌に属する黄色ブドウ球菌がメチシリン耐性黄色ブドウ球菌(MRSA)となり、今ではMRSAは院内感染の象徴的な細菌として世界にまん延しています。

1980年代後半からは、グラム陰性桿菌のグループの細菌たちが薬剤耐性を獲得して耐性菌となり、現在まで院内感染の原因菌として問題となっています。

さらに21世紀に入り、一般市民にも肺炎や尿路感染などの感染症を引き起こす新手の薬剤耐性菌が出現しました。

これらの菌に抗菌薬が効かないとなると、入院中の免疫力の低下した患者だけでなく、市中で健康に暮らしているはずの人にも生命の危険が生じます。

今や薬剤耐性菌の問題は、院内感染のレベルを超えて、人類全体の深刻な問題となっています。

■ 仕事中に感染しないように病院職員を守る

患者を感染から守ることに加えて、職員を感染から守ることも、感染対策の大きな柱の1つです。

病院職員が仕事中に同僚からインフルエンザをうつされる程度であれば、一過性の出来事ですみますが、針刺し損傷による肝炎やHIV感染、結核感染なども現実、職務感染で起こっています。

針刺し損傷や結核感染などの職務感染は労働災害です。

■ 残された課題 ―結局は人間―

「患者の皮膚や粘膜が損なわれている」だけの理由で、感染症は起こりやすいのでしょうか。

他に何か理由はないのでしょうか。

ひょっとしたら「職員が手指消毒を怠っている」ことが、その原因かもしれません。

約150年前に今日の「清潔操作による感染予防」の概念を見いだし、手を洗うことの重要性を世界に知らしめたゼンメルワイスの教えは、150年経った現在でも、日々これを啓発、喚起しなければ実践されていないのが世界的な状況です。

1990年代から現在まで、手指衛生を啓発する各種のキャンペーンが世界の各地で行われています。

米国疾病管理予防センター(CDC)や世界保健機関(WHO)は、医療従事者の手指衛生をいかに向上させるかに腐心したガイドラインをそれぞれ提唱しています。

頭の中では「手指衛生(手指消毒)の重要性」を理解しながらも、それをなかなか実践できない職員は「仕事が多忙で手指消毒をする余裕がない」「緊急時の対応が多くて手が回らない」「手を洗うと手が荒れる」といったさまざまな理由を挙げています。

最も身近で簡単に行える手指消毒こそが、患者に起こる不幸な感染を減らすための近道です。

個々の職員においては「自分や自分の家族が入院したときには、ぜひきれいな手で触れてもらいたい」など、どのように病院職員に接してもらいたいか、常に自分の立場を患者の立場に置きかえて行動することが大切です。

1 感染対策のきほん

院内感染対策の組織図（京都第二赤十字病院）

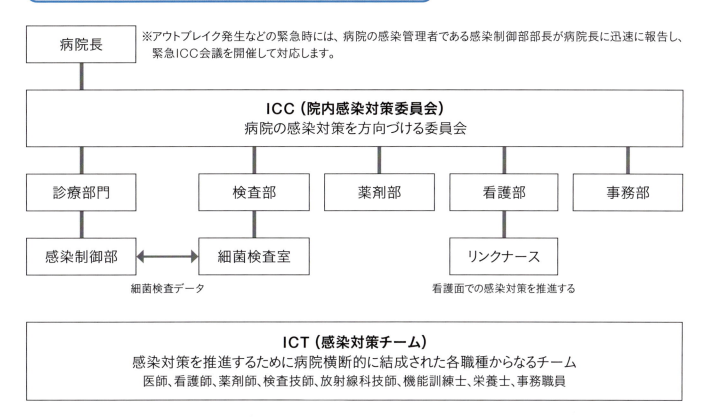

院内感染対策委員会(ICC)は、病院の感染対策を方向づける意思決定機関です。
日々の具体的な感染対策は、感染制御部(ICD、ICN、薬剤師、細菌検査技師)が中心となって、感染対策チーム(ICT)をはじめ、リンクナースや各部門と協働して実践します。

参考文献

1. 富家恵海子：院内感染. 河出書房新社, 東京, 1990.
2. 富家恵海子：院内感染ふたたび. 河出書房新社, 東京, 1992.
3. 下間正隆：高カロリー輸液中のバクテリアル・トランスロケーションと真菌性眼内炎. エキスパートナース 2000；16(11)：8-13.
4. 下間正隆：病院内での感染を防ぐ仕組み. 京都第二赤十字病院雑誌 2011；32：2-14.

1 感染対策のきほん

今は「手指消毒」の時代

感染を防ぐ3要素は、①感染源の除去、②感染経路の遮断、③患者の感染防御能の増強です。
このうち②感染経路の遮断、すなわち「手指消毒（手指衛生）」が最も簡単で効果的な感染防止対策です。
仕事中は腕時計や指輪をはずして、患者に安心感を与えることも大切です。

■ゼンメルワイスの教え "手洗い" が感染制御の基本

今日の「清潔操作による感染予防」の概念は、日本でいえば坂本龍馬が活躍した幕末直前の1847年に、ハンガリーのイグナーツ・ゼンメルワイス（1818-1865）により見いだされました。

ゼンメルワイスがオーストリアの病院で産科医をしていたころ、産婦の1～3割は生まれたばかりの赤ん坊を残して産褥熱のために亡くなっていました。彼はこの状況を分析して、「産科医が扱う分娩では、助産婦が扱う分娩よりも産褥熱の発生率が4倍以上高い」事実を見つけました。そこで彼は「分娩介助以外に病理解剖も行う産科医の手には、目には見えず、においでしか確認できない死体の破片（死体微粒子）が付着しており、これが産褥熱を引き起こす」と推測しました。その当時は「病原体」の概念はまだありませんでしたが、彼は「爪を短く切り、死体解剖室から出た後や、ある患者の診察から次の患者の診察に移る前には、必ずブラシを用いて塩化水素水（カルキ水）で手を洗うこと」を実践し、産褥熱の発生を減らしました。

明治9年（1876年）、ドイツのロベルト・コッホによって細菌（炭疽菌）の存在がはじめて明らかになり、ゼンメルワイスの正しかったことが証明されました。

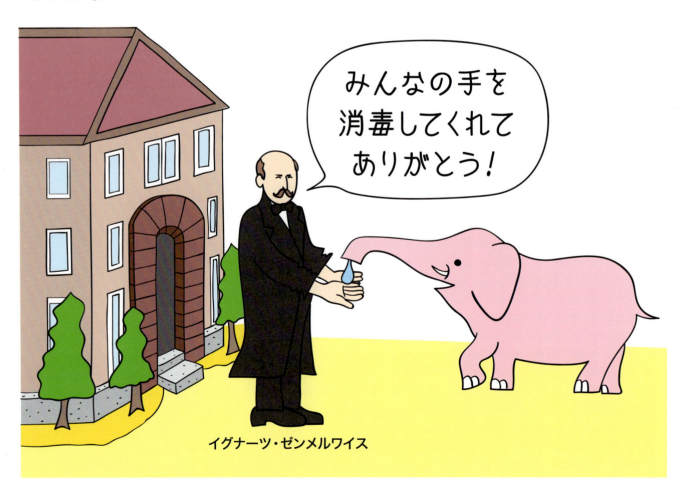

イグナーツ・ゼンメルワイス

1 感染対策のきほん

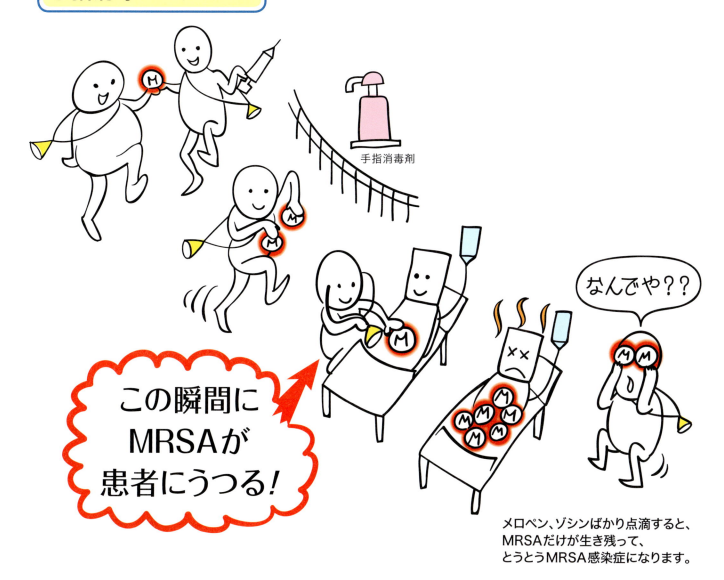

■「手洗い」は実践されているか？

　「手指衛生」は、最も簡単で効果的な感染防止策です。しかし、ゼンメルワイスの教えは150年以上経った現在でも、日々これを啓発、喚起しなければ実践されていないのが世界的な状況です。米国疾病管理予防センター（CDC）や世界保健機関（WHO）は、医療従事者の手指衛生を向上させることに腐心したガイドラインを提唱しています。

　CDCは1985年から推奨していた「石けんと流水による手洗い（handwashing）」では、必要なときに手洗い設備が手近になかったり、手洗い時間が短いと効果が不十分になるなどの理由から、2002年に方針を変更し、「アルコール擦式手指消毒による手指消毒（hand disinfection）」を手指衛生の第1選択としました。

---「手指消毒」を第1選択とする理由---

1. 手指消毒は、簡単で消毒効果が高い
2. 流水手洗いは、30秒以上の時間がかかり、実用的ではない
3. 手指消毒は、水道設備を必要としない
4. 手指消毒のほうが、手荒れが少ない

※抗菌薬の名前は、先発医薬品名を記載しています。

私に触る前には手をきれいに!

WHOは2009年に、①患者に触れる前、②清潔処置を行う前、③体液に触れた可能性がある場合、④患者に触れた後、⑤ベッド柵などの患者周辺の環境に触れた後の5つのタイミングには手指衛生を行うように提唱しています。

最近はインターネットの動画サイトを使って、担当医の診察前に「先生、すみませんが、手を洗っていただけますか?」と患者側から医療従事者に手指衛生を促すようにと教える患者教育ビデオも配信されています。

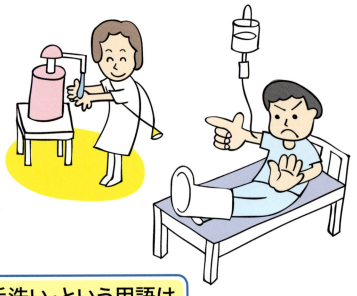

「手洗い」という用語は混乱をまねく

「手洗い」という用語は「手指衛生」を意味することもあれば、「石けんと流水による手洗い」を意味することもあります。

また「手洗い」を「手指消毒」という意味で用いることもあります。

「手洗い」といわずに「手指消毒(hand disinfection)」や「石けんと流水による手洗い(handwashing)」と明確な用語で表現することにより、適切な実践につながります。

1 感染対策のきほん

「石けんと流水による手洗い」よりも、「手指消毒」のほうが、消毒効果が高い

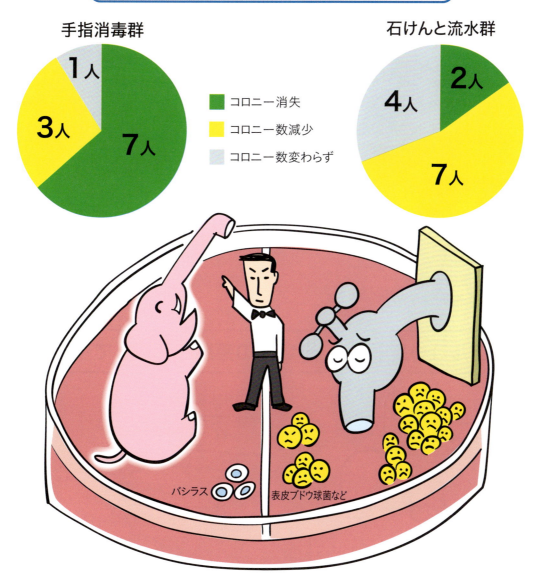

手指消毒群：コロニー消失 7人／コロニー数減少 3人／コロニー数変わらず 1人

石けんと流水群：コロニー消失 2人／コロニー数減少 7人／コロニー数変わらず 4人

バシラス／表皮ブドウ球菌など

培養検査による手指衛生効果の実験

1年目の研修医24人に手指衛生方法を指導した後、「アルコール速乾性擦式手指消毒剤による手指消毒群（13人）」と「石けんと流水による手洗い群（11人）」の2つのグループに分けました。

各々、手指衛生の前後に、指先を血液寒天培地に接触させて、菌検出コロニー数が手指衛生の後に減ったかどうかを調べました。

（京都第二赤十字病院で2011年5月の院内感染対策講習会で行った実験）

結果

1. 「手指消毒」群のほうが、「石けんと流水による手洗い」群よりも、菌検出コロニーの消失効果が有意に高いという結果でした。
2. しかし、「手指消毒」群は芽胞を形成するバシラスには効果がなく、「石けんと流水による手洗い」群でのみバシラスが消失しました。

※クロストリジウム・ディフィシルも属するバシラス属の細菌は、芽胞を形成するのでアルコールで殺菌できません。

CD、ノロウイルス、目に見える汚れは、石けんと流水で洗い流す

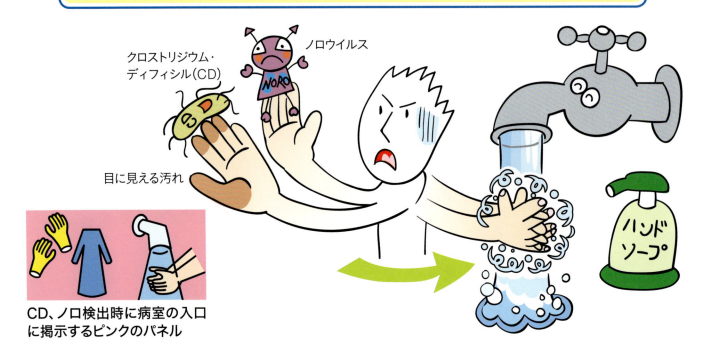

CDはアルコール下では、厚い殻の芽胞を形成して生き延びる

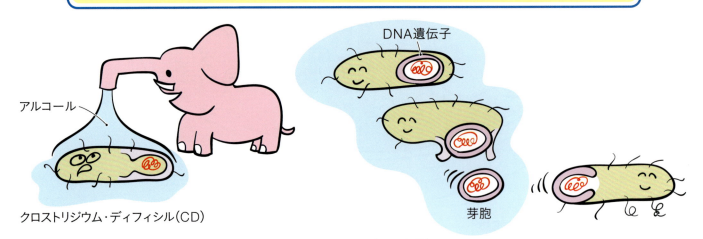

■必ず手を洗う3つのタイミング

①手が目に見える汚れで汚れている場合、②クロストリジウム・ディフィシル関連下痢症/腸炎（CD腸炎）の患者に接した後、③ノロウイルス胃腸炎の患者に接した後には、「石けんと流水による手洗い」を行います。

クロストリジウム・ディフィシルやノロウイルスが検出されている患者の部屋には、「石けんと流水による手洗いが必要」であることを示す「流水も描かれているピンクのパネル」を掲示します（p.35参照）。

ウイルスの中でも、例えばインフルエンザウイルスはエンベロープという脂質性の保護膜で守られています。アルコールがこの脂質性の膜を溶かしてインフルエンザを殺菌（殺ウイルス）します。

しかし、ノロウイルスはこの脂質性の膜を持たずに生存しているので、アルコールで殺菌できません。

クロストリジウム・ディフィシルはアルコール存在下では、「芽胞」という厚い殻を形成してわが身を守ります。

1 感染対策のきほん

仕事中は、腕時計や指輪をはずして、患者に安心感を与える

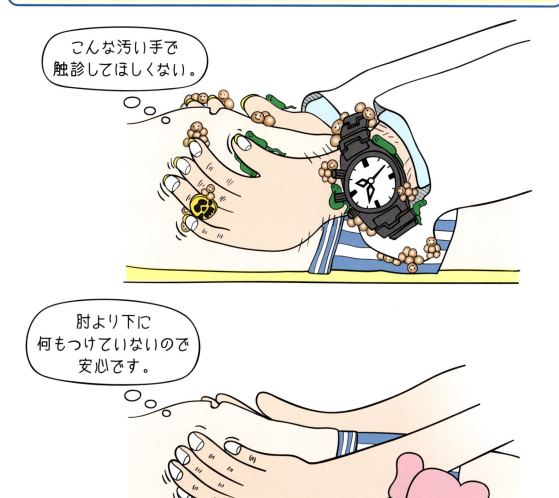

　腕時計や時計バンドは形が複雑で汚れがたまりやすく、細菌の温床となっています。さらに、腕時計をつけていると、手首まで手指消毒や手洗いを適切にできません。

　「腕時計や指輪をつけている手」と「つけていない手」を比較すると、「腕時計や指輪をつけている手」のほうが黄色ブドウ球菌、腸内細菌科細菌、非発酵グラム陰性桿菌などの細菌数が多いというデータがあります。

　しかし、「腕時計や指輪をつけたスタッフからケアを受けると感染率が高くなる」というような説得力のあるデータはありません。

　「腕時計をつけたままのスタッフ」と「腕時計をはずしたスタッフ」の2群に分けて、患者が同じケアを受けて感染症の発生率に違いが出るかどうかを検討するというような、一方の被験者に不利が生じる可能性のある研究は今後も行われることはありません。

　手指消毒を心がけている人も、時には、患者や家族の前でもう一度、手指消毒をして、安心感を与えることも大切です。

　指輪は患者の体に引っかかって皮膚にダメージを与える場合もあります。

参考文献
下間正隆：病院内での感染を防ぐ仕組み．京都第二赤十字病院医学雑誌 2011；32：2-14．

1 感染対策のきほん

手指消毒をすればするほど職員の生活が安定する

手指消毒回数が多い病院では、MRSAの検出率が低くなります。
しっかりと感染対策が行われることで、地域住民に信頼され、病院経営が安定し、職員の生活も安定します。
手指消毒の実践は患者のためであり、職員自身のためでもあるのです。

■誰のために手指消毒をするのか？

　薬剤耐性菌（多剤耐性菌）のアウトブレイクは、すべて接触感染が原因で起こります。したがって、病原体を患者にうつさないためには、なによりも手指消毒が重要です。

　いったんアウトブレイクが起こってしまうと、図のような好循環が壊れて、病院経営に悪影響を与えかねません。また、職員の生活も安定しません。

　手指消毒の実践は患者のためであり、職員自身のためでもあります。

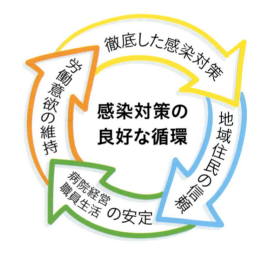

感染対策の良好な循環（徹底した感染対策 → 地域住民の信頼 → 病院経営・職員生活 の安定 → 労働意欲の維持）

> 薬剤耐性菌のアウトブレイクは、すべて接触感染によって起きる。手指消毒が重要！

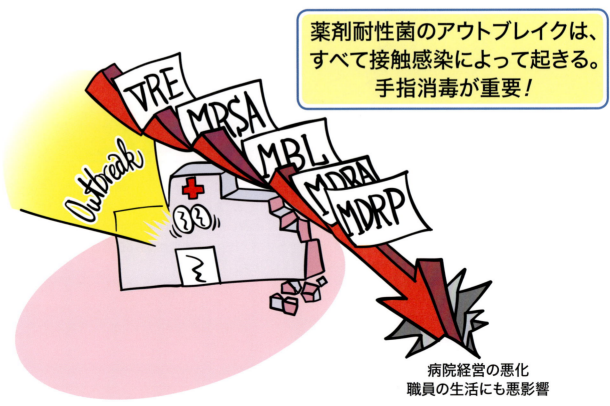

病院経営の悪化
職員の生活にも悪影響

1 感染対策のきほん

手指消毒回数とMRSA検出率は逆相関する

　感染を防ぐ3要素、①感染源の除去、②感染経路の遮断、③患者の感染防御能の増強のうち、②感染経路の遮断、すなわち「手指消毒」は、どれほど効果があるのでしょうか。
　グラフのとおり、手指消毒回数が多い病院ではMRSAの検出率が低く、両者は逆相関の関係にあります。

$$1患者1日あたりの手指消毒回数 = \frac{手指消毒剤の払い出し量}{延べ入院患者日数 \times 1回使用量}$$
（回／患者日）

$$MRSA検出率 = \frac{MRSA検出数}{延べ入院患者日数} \times 1000$$
（件／1000患者日）

参考：西内由香里：サーベイランスデータを用いた手指衛生の量的・質的向上の戦略的取り組み〜これまでとこれから〜
第4回日本感染管理ネットワーク学会学術集会(松本市)，2015年5月．

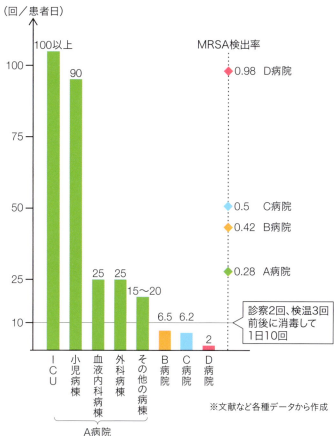

めざせ！手指消毒1日10回！

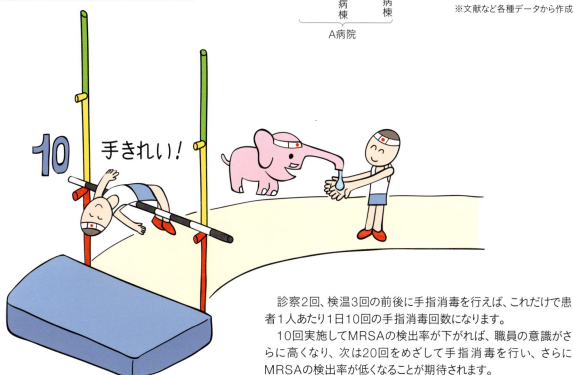

　診察2回、検温3回の前後に手指消毒を行えば、これだけで患者1人あたり1日10回の手指消毒回数になります。
　10回実施してMRSAの検出率が下がれば、職員の意識がさらに高くなり、次は20回をめざして手指消毒を行い、さらにMRSAの検出率が低くなることが期待されます。

■ 手指消毒の昔と今

昔は手指衛生を行うにも、病室には感染対策用品が整備されていませんでした。しかし今は、性能の優れた手指消毒剤が市販され、感染対策に必要なPPE（個人防護具）も各病室に整備されています。手指消毒の意義を理解して、毎日、実践することが大切です。

手指消毒剤は、患者にも利用しやすい場所で、かつ、医療従事者の動線を考えた場所に置くことが、手指消毒回数増加のポイントです。

① **病室の入り口**
病室に入る前に手指消毒して、病室内に耐性菌を持ち込みません。
② **患者のそば**
ベッドサイドホルダーに入れたり、オーバーテーブルの上に置きます。
③ **ポシェットに入れて携帯する**

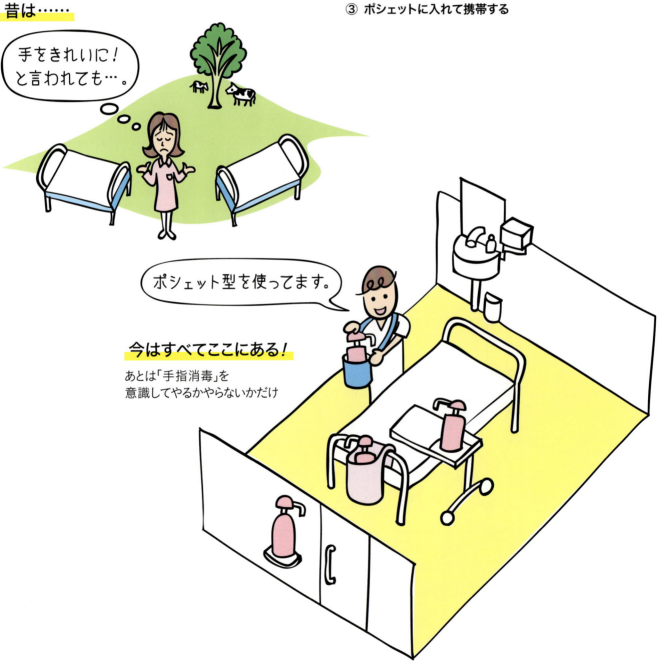

1 感染対策のきほん

■手指消毒のタイミング

　WHOは、①患者に触れる前、②清潔処置を行う前、③体液に触れた可能性がある場合、④患者に触れた後、⑤ベッド柵などの患者周辺の環境に触れた後の5つのタイミングには手指衛生を行うように提案しています。
　特に、患者に触れる前には手指消毒を確実に行って、患者を感染から守ることが重要です。

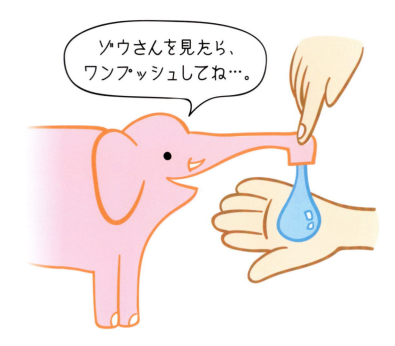

患者を触るときは
「生まれたての赤ちゃん」を
触るつもりで手指消毒

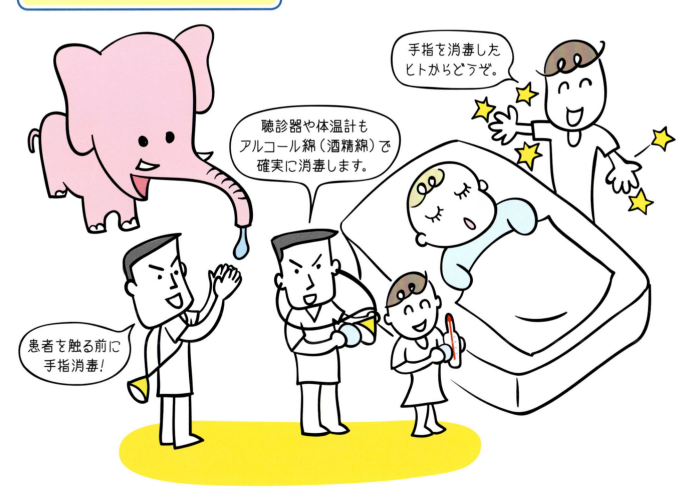

どんなときの後に、手指消毒をするのか？

患者の診察が終わるたびに…

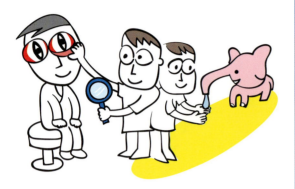

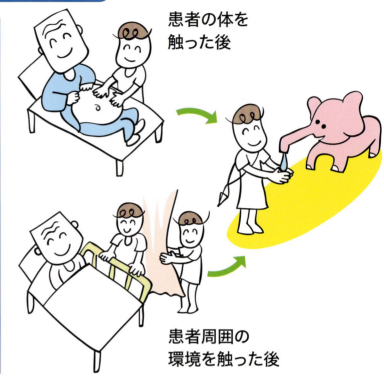

患者の体を触った後

患者周囲の環境を触った後

採血、
気管内吸引、
尿を廃棄した後など、
手袋をはずしたとき

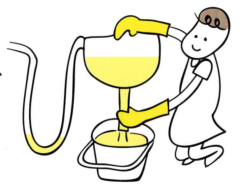

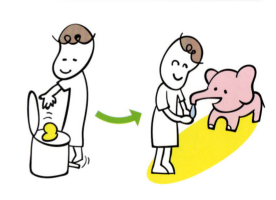

おむつ交換、
汚物や吐物の
処理の後、
手袋をはずしたとき

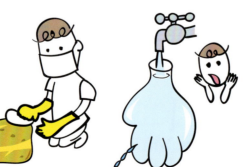

手袋を脱ぐときに手が汚染したり、手袋にピンホールがあいているかもしれません。

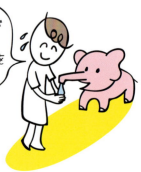

手袋に本当に穴があいていたら、石けんと流水で手を洗いましょう。

1 感染対策のきほん

プロとして、手荒れが起こる前から朝に夕に保湿する

■手荒れ予防には保湿が大事

　医療にかかわるプロとして、手荒れが起こる前から毎日、朝夕、手を保湿することが大事です。

　手指消毒剤も、保湿剤を含有した液状のローション型、ジェル型、泡状のフォーム型と、さまざまな製品が販売されています。

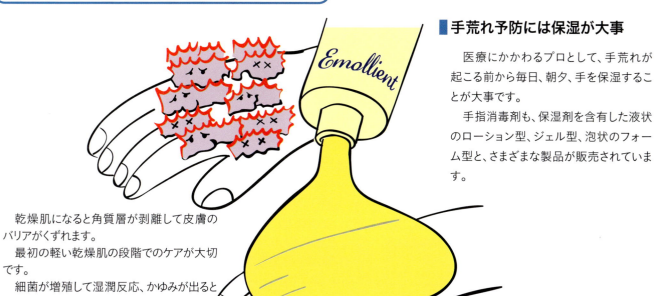

　乾燥肌になると角質層が剥離して皮膚のバリアがくずれます。
　最初の軽い乾燥肌の段階でのケアが大切です。
　細菌が増殖して湿潤反応、かゆみが出ると「手荒れ」状態になります。

「軟膏やクリームなら人差し指の先から第1関節までの長さ（1 finger tip unit）」、「ローションなら1円玉大の大きさ」がおよそ手の平2枚分の量です。

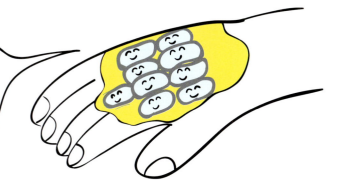

油分で皮膚を保護して水分の蒸発を抑えて保水し、皮膚を柔らかくするのがエモリエント効果です。

皮膚のバリアを保つために保湿剤を塗りましょう

- 入浴後が最も効果的です。
- 乾燥の程度によって、1日1回から数回塗りましょう。
- 仕事の合間にも頻回に塗れば、なおさらよいです。

参考：池田佳弘「これでバッチリ！手荒れ対策」
京都第二赤十字病院院内感染対策セミナー「皆の感染対策2015」特別講演（資料），2015年10月21日．

1 感染対策のきほん

標準予防策は、自分と患者のために行う

標準予防策は感染対策の基本です。自分と患者を守るために、すべての患者に対して常に行います。
患者の診療、看護、検査などにおいて「今、どのような予防対策が必要か」を
その場、その場で状況に応じて判断して行います。

いつ、手指消毒をするのか？

1. 患者に触れる前
2. 清潔処置を行う前
3. 体液に触れた(可能性がある)とき
4. 患者に触れた後
5. ベッド柵など患者周辺の環境に触れた後
…などには手指消毒をしてね。

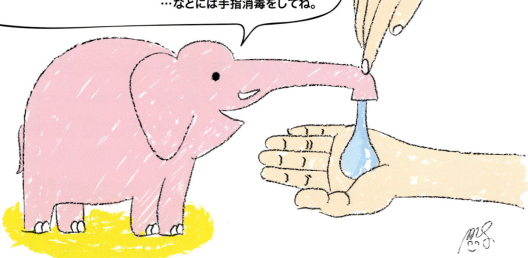

■標準予防策とは　Always, to All patients

1．手指衛生

標準予防策の第一は「手指衛生」です。

手指衛生は「手指消毒」が基本です。「患者に接する前」をはじめ、必ず、忘れずに、手指消毒を行います。

なお、クロストリジウム・ディフィシル(CD)、ノロウイルス、手に見える汚れの3つには、アルコールが無効のため、石けんと流水による手洗いで、物理的に洗い流す必要があります。

2．手袋

「すべての血液、体液、分泌液、排泄物、粘膜、傷のある皮膚には病原性がある」と考えて、手袋をして予防します。

ただし、体液のうち汗だけは感染性がないとされています。

3．個人防護具(PPE)

個人防護具は、病院職員が仕事中に感染症にかからないために用いるものです。状況に応じて、マスク、エプロン、ガウン、ゴーグルなどで自分自身を守ります。

4．その他の標準予防策

標準予防策には、他に「咳エチケット」や「使用した針はリキャップせずに、ただちに針捨てBoxに捨てる」などもあります。

また、「腰椎穿刺や硬膜外腔カテーテル挿入、薬液注入時のマスクの着用」も、細菌性髄膜炎を起こさないために必要な標準予防策です。

1 感染対策のきほん

> CD、ノロウイルス、目に見える汚れは、石けんと流水で物理的に洗い流す

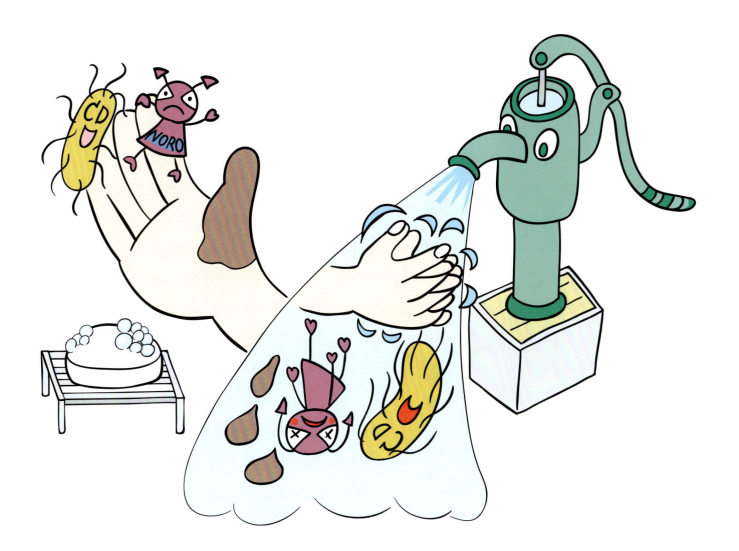

■クロストリジウム・ディフィシル関連下痢症/腸炎

　グラム陽性桿菌に属するクロストリジウム・ディフィシル（C. difficile、CD）は、乾燥、高温など生育に不利な環境になると芽胞をつくって生き延びます。

　芽胞はアルコールでは殺菌できません。

　抗菌薬投与により腸管内の常在菌が減少すると、C. difficileが日和見的に増殖してクロストリジウム・ディフィシル関連下痢症/腸炎（CD腸炎、偽膜性腸炎）を引き起こします。

　CD腸炎の患者には接触感染対策を行いますが、この菌は薬剤耐性菌ではありません。

いつ、手袋をするのか？

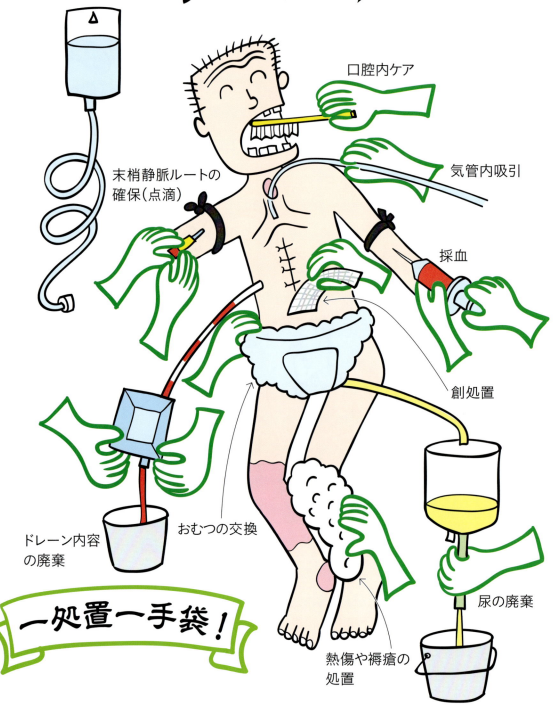

なぜ、手袋をはずした後に手指消毒をするのか？

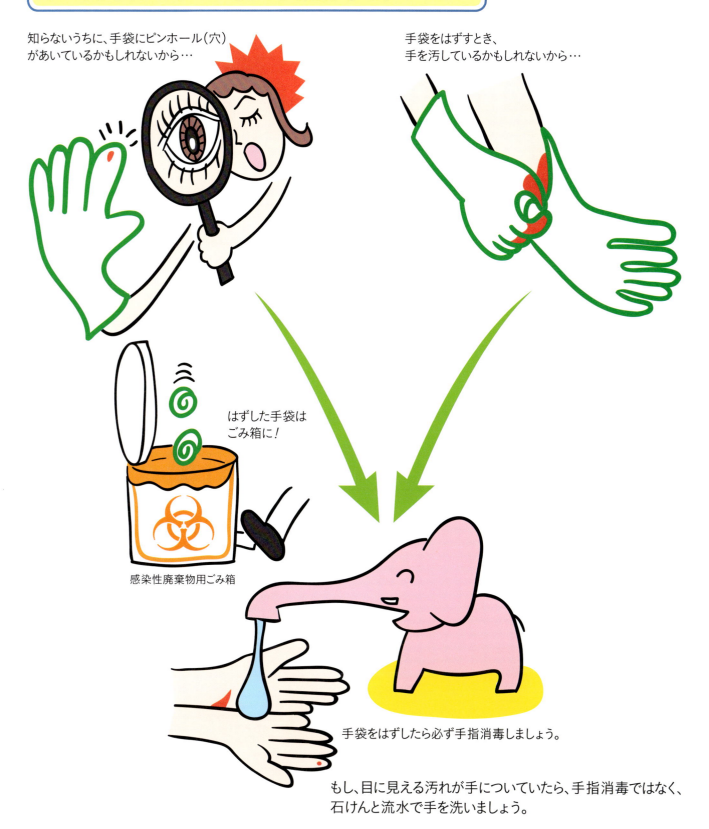

仕事中に感染しないように自分は自分で守る！

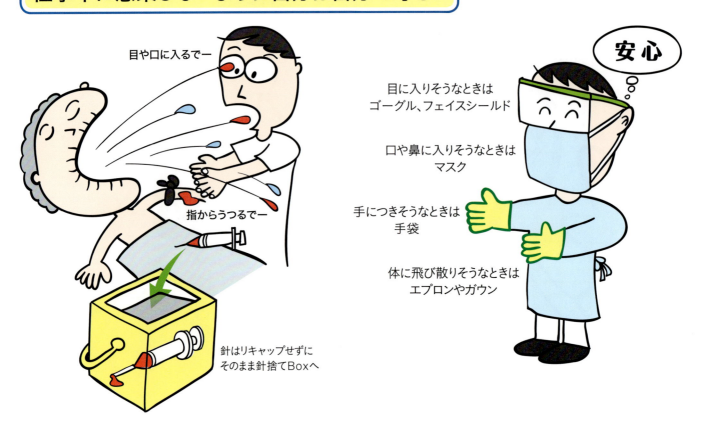

目に入りそうなときは、ゴーグル、フェイスシールド

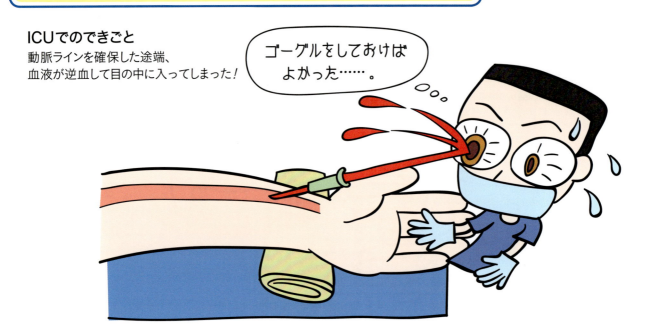

1 感染対策のきほん

「咳エチケット」ポスター（冬バージョン）

大正時代のポスター

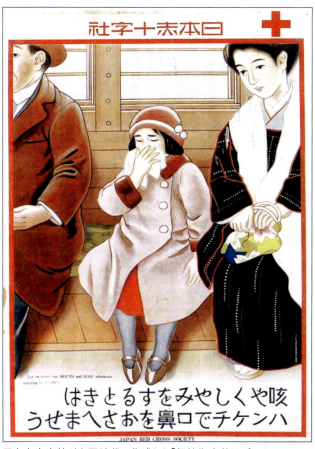

日本赤十字社が大正時代に作成した「保健衛生普及ポスター」
『赤十字の動き』第324号より許可を得て転載

京都第二赤十字病院のポスター

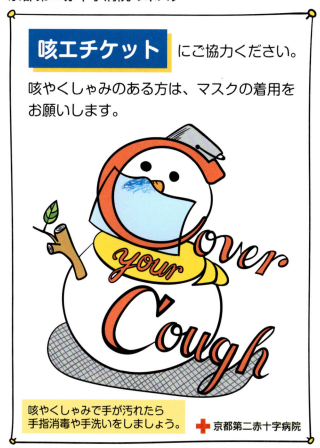

■咳エチケット

　90年以上前の大正時代から、日本では「咳エチケット」が呼びかけられています。

　最近では、2009年の新型インフルエンザA（H1N1）の流行時に、厚生労働省からインフルエンザ予防対策の1つとして国民に咳エチケットが呼びかけられました。

　病院の中でも、咳、鼻水など風邪様症状のあるすべての人が咳エチケットを行うことが大切です。

　病院の入り口には、咳エチケットを呼びかけるポスターを掲示して、マスクや手指消毒剤、フタ付きのマスク専用ごみ箱を置いて、患者や家族が咳エチケットを行いやすい環境を整えることも大切です。

外来での咳エチケット

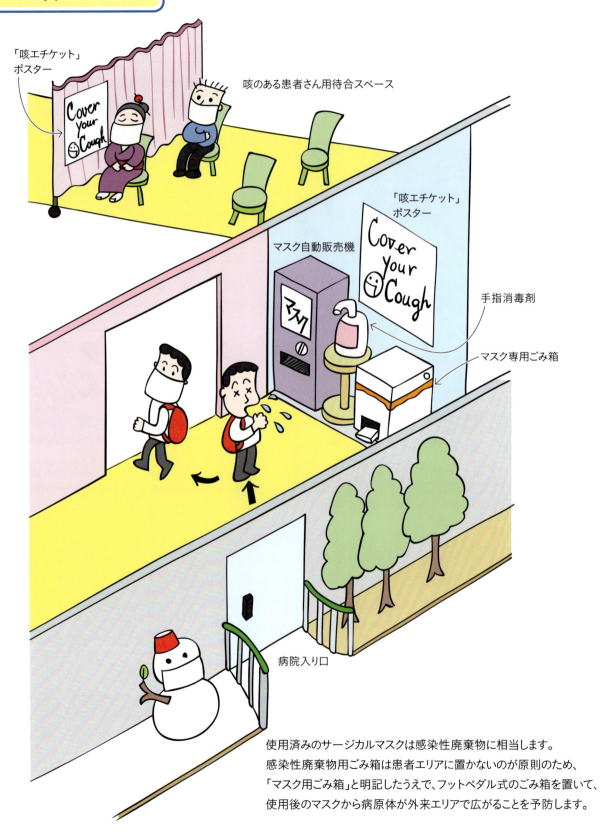

標準予防策と3つの経路別感染対策

標準予防策は感染対策の基本です。
病原体がわかっている場合には、標準予防策を行ったうえで、経路別の感染対策を行います。

STANDARD
Clean your hands
Always, to All patients

CONTACT
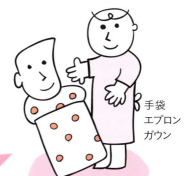
手袋
エプロン
ガウン

接触感染対策
1. 各種の薬剤耐性菌
2. クロストリジウム・ディフィシル(CD)
3. ノロウイルス
4. 疥癬(ヒゼンダニ)
など

DROPLET
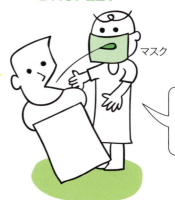
マスク

飛沫感染対策
1. インフルエンザ
2. 風疹
3. 流行性耳下腺炎(ムンプス)

> 病原体がつばきの中に含まれています。つばきの飛ぶ範囲は、せいぜい半径2m程度です。

AIRBONE
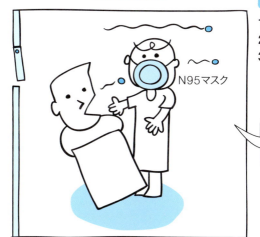
N95マスク
陰圧室

空気感染対策
1. 結核
2. 麻疹(はしか)
3. 水痘・帯状疱疹

> 病原体が大変小さく軽いので、空気中をただよっています。

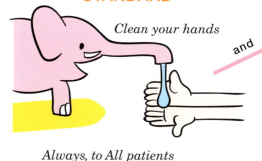
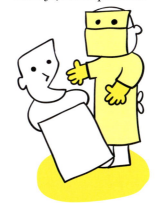

標準予防策

状況に応じて、手袋、マスク、エプロン、ガウン、ゴーグル、フェイスシールドなどを使用して自分を守ります。
標準予防策は日常的に常に行う感染対策です。
接触・飛沫・空気感染対策とは違って、途中で打ち切ることはできません。

1 感染対策のきほん

3つの感染経路

病原体が感染していく経路には、接触感染、飛沫感染、空気感染の3つがあります。
このうち、最もよく起こるのが接触感染です。
標準予防策を行ったうえで、経路別の感染対策を行います。

接触感染

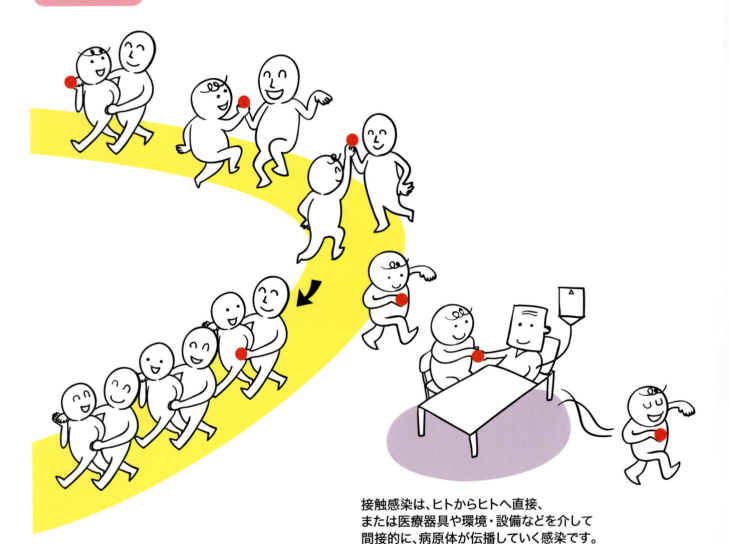

接触感染は、ヒトからヒトへ直接、
または医療器具や環境・設備などを介して
間接的に、病原体が伝播していく感染です。
3つの感染経路のなかで最も多い感染です。

接触感染対策が必要な患者とは…

以下の患者には標準予防策を行ったうえで、接触感染対策を行います。

1. 薬剤耐性菌が検出されている患者
（MRSA、VRE、MDRP、MBL産生菌、ESBL産生菌、CREなど）

6大耐性菌

グラム陽性球菌　　グラム陰性桿菌

MRSA　VRE　MDRP　メタロ（産生菌）　ESBL（産生菌）　CRE

※6大耐性菌はp.80〜97で説明しています。

2. CD腸炎、ノロウイルス胃腸炎などの下痢患者

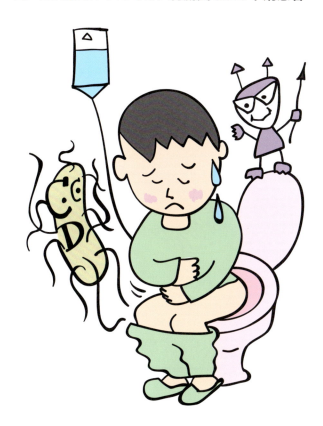

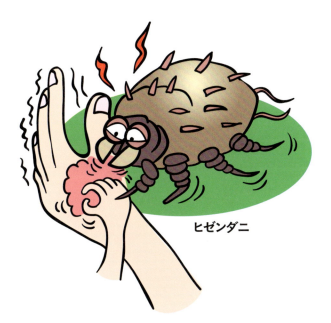

ヒゼンダニ

3. 疥癬の患者（ヒゼンダニによる感染）

疥癬は、うつると全身がかゆくなるので、標準予防策や接触感染対策が適切であったかどうかがよくわかります。

疥癬にはヒゼンダニの数の違いによって、通常疥癬（数十匹以下）と角化型疥癬（ノルウェー疥癬、100万〜200万匹）があります。アウトブレイクが起こって問題となるのは角化型疥癬です。

飛沫感染

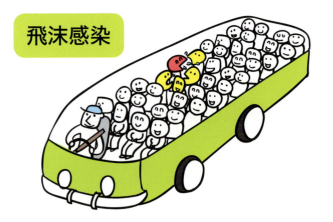

飛沫感染の代表は、インフルエンザです。

咳やくしゃみ、おしゃべりをしたときに飛ぶ「しぶき(飛沫)」の中に含まれるウイルスが、鼻、目、口の粘膜に付着して感染します。

バス旅行に参加して、もし隣に座った友人がインフルエンザにかかっていたら、自分はもちろん、座席のまわり2m以内に座ってその友人とおしゃべりをしていた人は、インフルエンザにかかってしまうかもしれません。

しぶきの飛ぶ範囲はせいぜい2m以内なので、2m以上離れていれば飛沫感染は起こりません。

飛沫感染はインフルエンザのほか、百日咳、風疹、流行性耳下腺炎(ムンプス)などで起こります。

空気感染

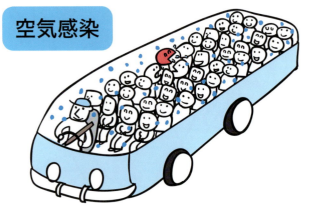

空気感染の代表は、結核、麻疹、水痘の3つです。

患者のしぶきの中に含まれる結核菌や麻疹ウイルス、水痘ウイルスは、しぶきの水分が蒸発しても感染性を失うことなく、長時間空気中をただよって、他人に感染します。

バス旅行に参加して、もし隣に座っていた友人が結核菌を排出していたら、大変小さくて軽い結核菌がバスの室内をただよう状況になります。

バスに長時間同乗していると、その友人の隣に座った自分だけでなく、バスに乗っていた人全員が結核に感染してしまうかもしれません。

接触感染、飛沫感染、空気感染

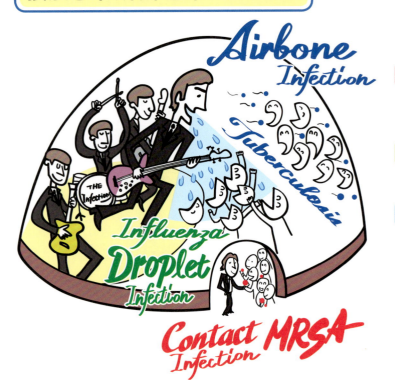

接触感染 contact infection
- 人→人や人→物→人と接触することにより菌がうつっていきます。

飛沫感染 droplet infection
- インフルエンザなど、咳やくしゃみを浴びてうつります。

空気感染 airbone infection
- 結核菌など、空気中を浮遊している菌を吸い込んでうつります。
- 結核の空気感染は、患者の近くにいて濃厚に接触すればするほど、感染するリスクが高くなります。
- 飛沫感染と異なるのは、「同じ空間を共有していれば、2m以上離れていても感染する可能性がある」点です。

1 感染対策のきほん

経路別感染対策カラーパネル表示マニュアル

感染経路	感染対策（PPEなど）	細菌・ウイルス・虫	解除の基準（目安）
接触感染	（手袋・ガウン）	MRSA グレード2 菌の排出が見られる状態	痰や創部のMRSAが感染拡大の原因にならなくなったと判断された時点 ※詳細はp.79参照
		VRE	1週間間隔で便検査して3回陰性になった時点
		その他の耐性菌（MBL、MDRP、CRE 等）	1週間以上あけて3回陰性を確認後
		疥癬	皮膚科医の指示による（約2週間が目安）
	（手袋・ガウン・手洗い）	クロストリジウム・ディフィシル（CD）	固形便になって3日目
		ノロウイルス	固形便になって3日目
		ロタウイルス	固形便になって3日目
飛沫感染	（マスク）	インフルエンザ	感染期間：発症後3〜5日
		ムンプス	感染期間：発症後9日
		風疹	感染期間：発症後5日
空気感染	（N95マスク）	結核	喀痰塗抹：連続3回陰性
	（N95マスク 抗体なしの場合 抗体を有する場合は不要）	水痘	感染期間：痂皮形成完了まで
		麻疹	感染期間：発疹出現後4日

©京都第二赤十字病院

　当院ではICCやICTの会議で、耐性菌等の検出患者の病室入口における感染経路別カラーパネル掲示の必要性について協議しました。さらに職員全体にも意見を求めたうえで、独自に作成したカラーパネルの掲示を2010年5月から開始しています。

　導入前の協議では、患者の個人情報保護の観点から反対意見もありましたが、「感染対策の向上が、結局は患者にとっても良い結果を生じる」という考えから実施となりました。

　掲示に関して、患者・家族からの拒否はこれまで一度もなく、円滑に実施できています。

　なお、カラーパネルは主治医が患者に説明した後に表示します。

参考文献
下間正隆, 澤田真嗣, 小野保, 他：病室入口での感染経路別カラーパネルの掲示とその効果. 日赤医学 2013：65(1)：321.

1 感染対策のきほん

接触感染対策

患者を個室に隔離し、その部屋に入るときには、手袋とエプロン(ガウン)をつけ、退室するときにははずして、病原体を封じ込める対策です。
個室が足りない場合には、集団隔離(コホート隔離)します。コホートとは「共通した因子をもつ集団」のことです。

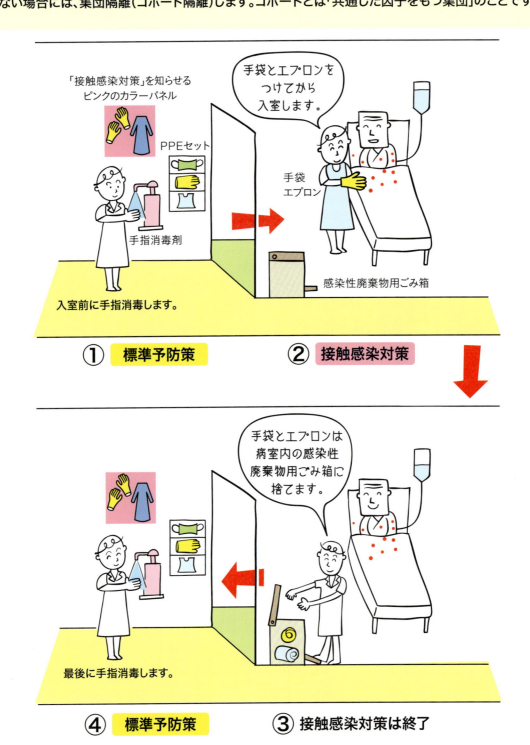

1 感染対策のきほん

総室で接触感染対策を行う場合

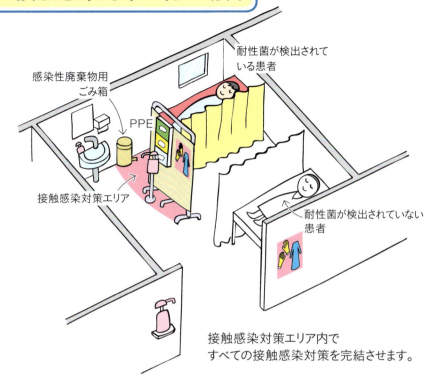

接触感染対策エリア内で
すべての接触感染対策を完結させます。

耐性菌検出患者の病室

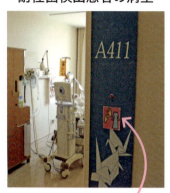

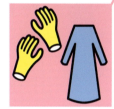

接触感染対策中の患者がCTを撮りに行く場合

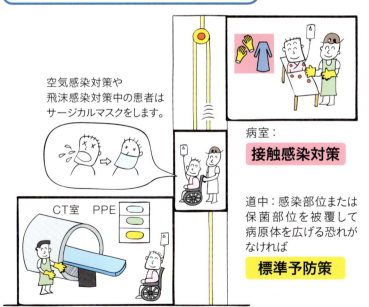

　接触感染対策中の患者がCT撮影を行うなど、病室を出て院内の他の場所に移動する際の感染対策をどうするかは、患者の状態、病原体の検出状況などを考慮して、個別に判断します。

　喀痰から病原体が検出されている場合には、移動中、患者はサージカルマスクを着用します。

　患者に同行するスタッフは、エレベータ内など移動中は、標準予防策の範囲内で対応します。

　CT室など移送先においては、病室と同じという考えのもと、接触感染対策を行います。CT室などで看護師が患者の移動を手伝う際には、CT室内のPPEを使用します。

　また可能な限り、CT撮影の順番をその日の最後に回します。

　このようなケースは、CT室以外に内視鏡室、透析室、リニアック室などがあります。

　機能訓練やエコー検査などは、できるだけ接触感染対策中の病室に出向いて行います。

1 感染対策のきほん

飛沫感染対策

飛沫感染対策の基本はサージカルマスクの装着です。
病室に入るときにはマスクをつけ、退室するときにははずし、しぶき(飛沫)の飛散から自分を守ります。
病原体が手につくと、接触感染の原因にもなるので、しっかりと手指消毒します。

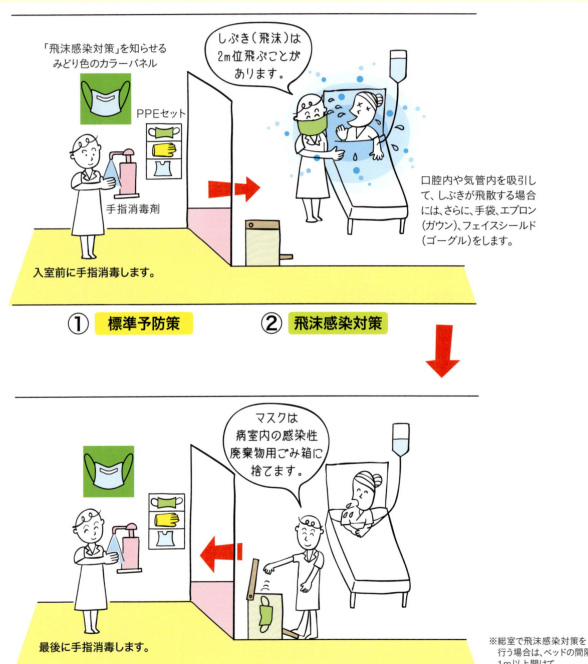

1 感染対策のきほん

インフルエンザ感染症で
入院している小児の部屋

飛沫感染対策が必要な主な病原体

① インフルエンザ
② 百日咳
③ 風疹、流行性耳下腺炎(ムンプス)
④ 肺炎マイコプラズマ
⑤ SARSコロナウイルス

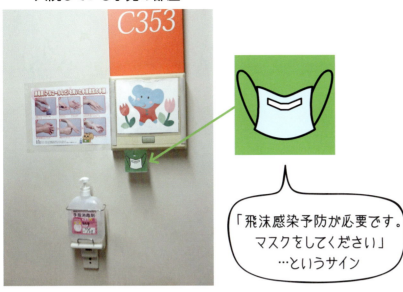

「飛沫感染予防が必要です。
マスクをしてください」
…というサイン

サージカルマスクのつけ方

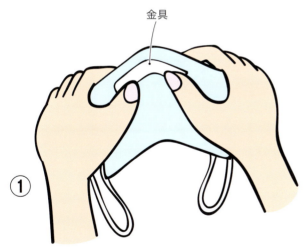

① 金具

鼻の形に合わせて
金具に折り目をつけます。

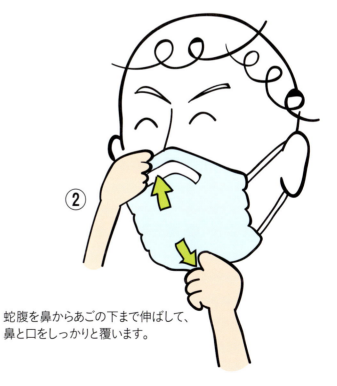

② 蛇腹を鼻からあごの下まで伸ばして、
鼻と口をしっかりと覆います。

1 感染対策のきほん

空気感染対策

空気感染対策は、結核、麻疹、水痘などの疾患が疑われた時点から行います。
結核、麻疹、水痘の患者は、陰圧換気装置を備えた個室（陰圧室）に入院します。
スタッフは、陰圧室に入る前にN95マスクを装着します。

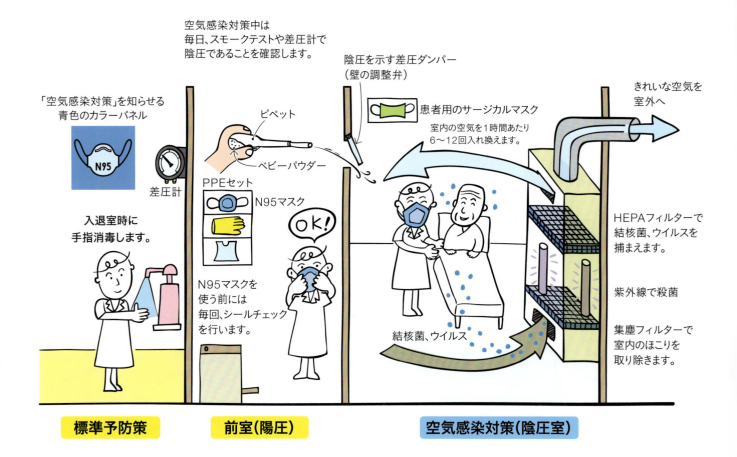

麻疹や水痘の患者には、可能であれば、麻疹や水痘に免疫のあるスタッフが担当します。
麻疹や水痘に免疫を有するスタッフは、N95マスクを着用する必要はありません。

※陰圧室の陰圧状況を表示する差圧計を廊下側に設置すると、
　前室へ入ることなく陰圧状況をモニターできます。

陰圧室とは

陰圧室とは「廊下よりも病室内の気圧を低くして、病原体が廊下に流出しないようにした部屋」です。

部屋は1時間あたり6〜12回換気し、空気中の病原体は超高性能フィルター(HEPAフィルター)で除去します。

陰圧室の陰圧状態を安定化するために、陰圧室と廊下の間に前室を設けます。陰圧室と前室のドアは常に閉めておきます。

2類感染症患者療養環境特別加算要件として、空気感染対策中は、毎日、陰圧状況を確認し記録する必要があります(2010年度診療報酬改定)。

簡単な陰圧確認手段として、ベビーパウダーやサリチル酸亜鉛華でんぷん(新生児へその緒処理用)などを用いて空気流を確認する方法でもよいとされています。

空気感染対策が必要な主な病原体

1. 結核菌

結核菌は吸入すると気管支からさらに奥の肺胞に到達し、感染を引き起こします。

結核のうち、肺結核、気管支結核、喉頭結核など結核菌を排出しうる病態には空気感染対策を行いますが、結核性胸膜炎や心膜炎、骨結核、皮膚膿瘍など肺外結核だけの場合は標準予防策で対応し、陰圧室は必要ありません。

もちろん、潜在性結核感染症も空気感染対策の対象外です。

2. 水痘ウイルス

水痘・帯状疱疹ウイルスによる限局性の帯状疱疹には接触感染対策を行います。しかし、水痘患者やウイルスが全身に播種した帯状疱疹(播種性帯状疱疹)の患者には空気感染対策が必要です。

3. 麻疹ウイルス

4. SARSコロナウイルス

SARSは飛沫感染が主ですが、特殊な環境下ではエアロゾル(霧状の水分)を介して空気感染することもある、といわれています。

空気感染対策を終了する目安

結核	抗結核薬で2週間以上適切な治療を行い、喀痰塗抹検査が連続3回陰性となった時点
麻疹	発疹出現後4〜5日目
水痘	水疱からの痂皮形成が終了したら(発疹が出現して5〜7日程度)

播種性帯状疱疹例の背中(62歳女性、悪性リンパ腫治療中)

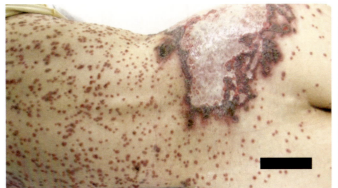
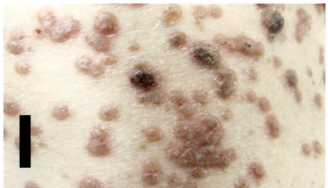

写真提供:池田佳弘先生(京都第二赤十字病院皮膚科部長)

1 感染対策のきほん

感染からあなたを守るPPE

個人防護具(PPE)は、あなたの肌や粘膜を血液、体液の汚染から守ります。
PPEには、手袋、マスク、エプロン、ガウン、ゴーグル、フェイスシールドなどがあります。
つけるときよりも、はずすときのほうが大事です。

PPEはあなたを守る盾

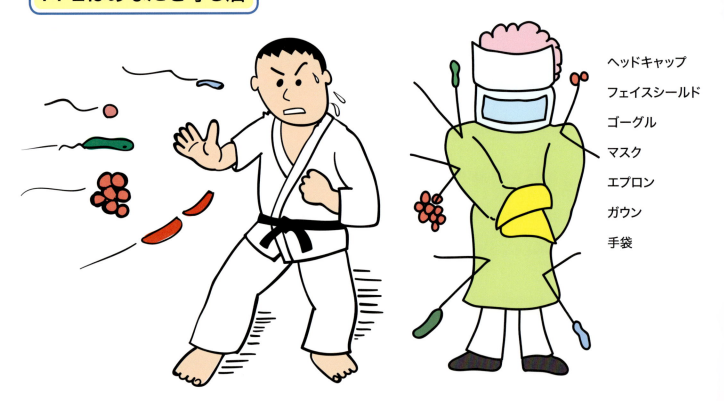

ヘッドキャップ
フェイスシールド
ゴーグル
マスク
エプロン
ガウン
手袋

手袋

　手袋は耐性菌をもっている患者に接触するとき(接触感染対策)はもちろん、血液や体液、粘膜や傷のある皮膚などに触れるときにもはめます(標準予防策)。
　一処置一手袋が原則です。
　手袋には目に見えないピンホールが空いていたり、手袋をはずすときに手首を汚染してしまう危険性があるので、手袋をはずした後には手指衛生(主に手指消毒)を行います。

エプロン

　患者をケアするとき、患者の血液や体液に接触するときや接触する可能性のあるときには、ビニール製の使い捨てエプロンで体の前面を覆います。
　エプロンは体の前面を十分に覆う大きさが必要です。

ガウン

　血液や体液が飛散するケアを行う際には、防水性と撥水性のあるガウンを着ます。
　接触感染対策中の患者を抱えるなど、スタッフの腕が患者に触れる場合も、エプロンではなくガウンを着ます。
　エプロンやガウンは、ケアのたびに使い捨てにして、病室内の感染性廃棄物用のごみ箱に捨てます。

マスク

　「サージカルマスクとN95マスク」(p.46〜51参照)の項目で解説しています。

PPEは状況に応じて使い分ける

採血・血管確保のとき

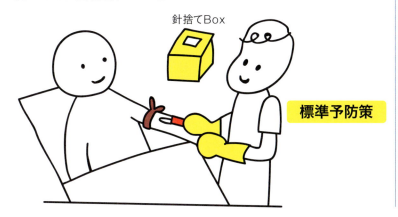

標準予防策

尿を廃棄するとき

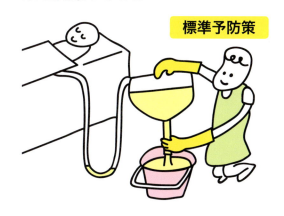

標準予防策

口腔・気管内吸引のとき

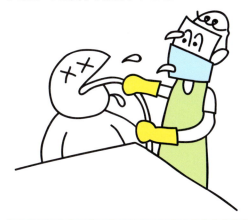

標準予防策

飛沫感染対策

　口腔内や気管内を吸引するときに、患者が咳き込んだり、むせたりして、しぶき（飛沫）が飛ぶと予想される場合には、マスク、手袋、エプロン、フェイスシールド（ゴーグル）をします。

　これは標準予防策です。しかし、インフルエンザや百日咳などの患者の場合には、同じようにPPEを使用しても飛沫感染対策になります。

医療器具を洗浄するとき

PPEがないと…
- 目に入る
- 鼻に入る
- 口に入る
- 皮膚に付く

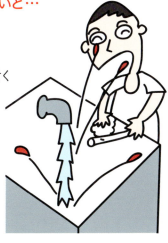

PPEがあると…

安心やわ〜

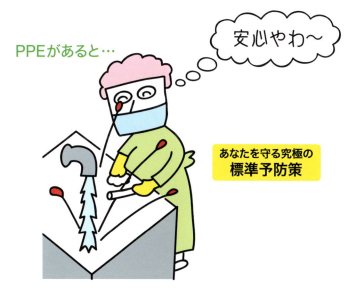

あなたを守る究極の
標準予防策

PPEは、はずすときのほうが大事！

PPEをはずす順番

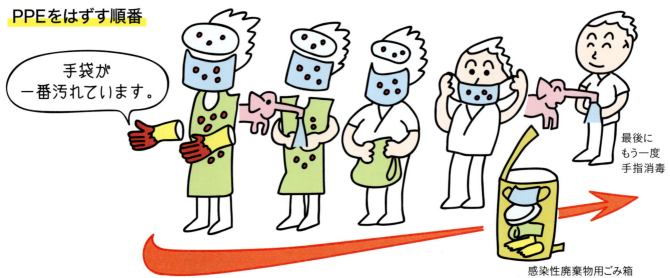

「手袋が一番汚れています。」

まず、一番汚れている手袋をはずしてから手指消毒 / 次いで、エプロンを脱いで… / フェイスシールド(ゴーグル)、マスクをはずして… / 感染性廃棄物用ごみ箱 / 最後にもう一度手指消毒

「病原体から身を守る盾」となったPPEをはずすときは、周囲を汚染しないように注意しながらはずします。
感染対策に用いたPPEには、目に見えない病原体が付いているので、必ず感染性廃棄物用ごみ箱に捨てます。
そして手指消毒します。

手袋交換のタイミング

① 患者ごとに交換。採血のときも、患者ごとに交換
② 同じ患者でも、汚染部位のケア(例：会陰部のケア)から清潔部位のケア(例：顔のケア)に移るとき
③ 手袋が汚染したとき
④ 手袋が破れたり、バリア機能がなくなったとき

※手袋をしたまま手を洗ったり手指消毒をしても、病原体は手袋表面から確実には除去されないので、手指消毒にはなりません。

手袋のはずし方

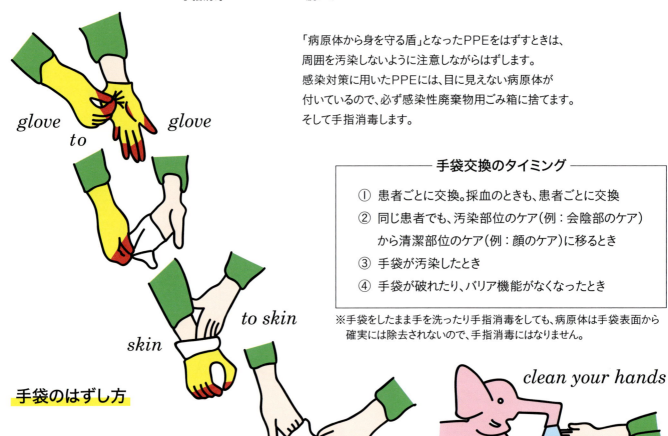

glove to glove / *skin to skin* / *clean your hands*

1 感染対策のきほん

エプロンの脱ぎ方

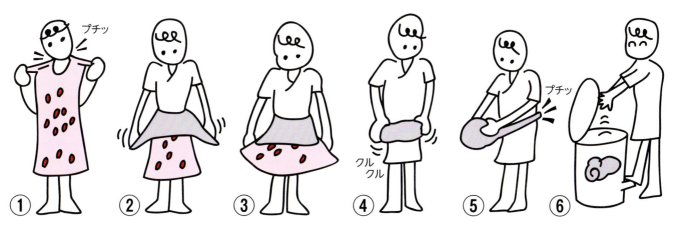

① 首の後ろのヒモを引っぱり、ヒモを切ります。
② ヒモを持ったまま、エプロンの上半分を下に垂らします。
③ エプロンの裾を裏側から持って、巻き上げます。
④ 汚れていない内側が表となるようにして、クルクルと折りたたみます。
⑤ エプロンを前方に強く引っぱり、腰ヒモを切ります。
⑥ 小さく丸めて、感染性廃棄物用ごみ箱に捨てます。

ガウンの脱ぎ方

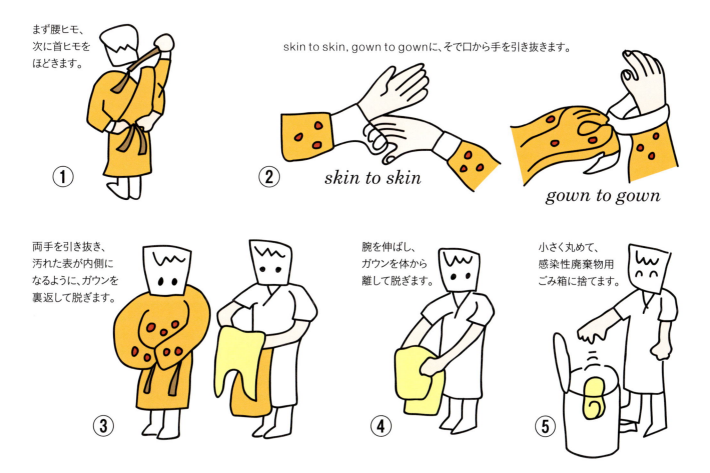

① まず腰ヒモ、次に首ヒモをほどきます。
② skin to skin, gown to gownに、そで口から手を引き抜きます。
③ 両手を引き抜き、汚れた表が内側になるように、ガウンを裏返して脱ぎます。
④ 腕を伸ばし、ガウンを体から離して脱ぎます。
⑤ 小さく丸めて、感染性廃棄物用ごみ箱に捨てます。

1 感染対策のきほん

サージカルマスクとN95マスク

感染対策用マスクには、サージカルマスクとN95マスクがあります。
それぞれの使用目的を理解し、正しいつけ方・はずし方を身につけましょう。

どんなときにサージカルマスクをするのか？

サージカルマスクの目的は、自分を守る、患者を守る、他人に迷惑をかけない（咳エチケット）の3つです。
「ニンニク入り餃子を食べたから」や真夏に「のどを保湿するため」マスクをするなどは、感染対策上の適切な使い方ではありません。
マスクをすれば、鼻や口に手が触れないので、接触感染の予防にもなります。

① 自分を守るとき

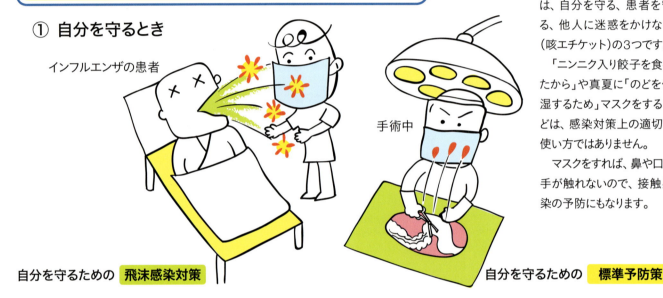

インフルエンザの患者

手術中

自分を守るための 飛沫感染対策

自分を守るための 標準予防策

② 患者を守るとき

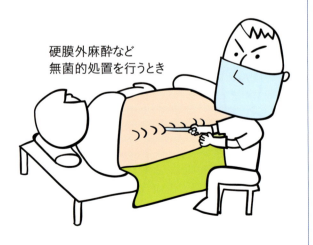

硬膜外麻酔など無菌的処置を行うとき

患者を守るための 標準予防策

③ 咳エチケット（他人に迷惑をかけない）

咳やくしゃみのある人が感染性分泌物を周囲に飛散させないようにするとき

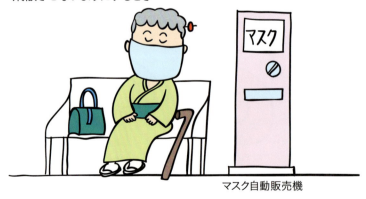

マスク自動販売機

他人に迷惑をかけないための 標準予防策

アゴマスクや腕マスクはしない

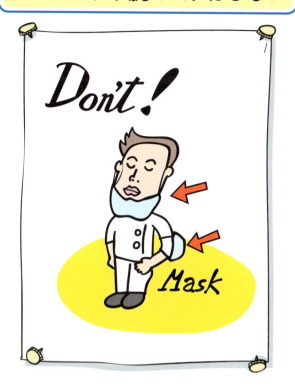

マスクの表面には病原体が付着している可能性があります。
はずしたマスクは腕にはめたり、ポケットに入れたりせずに、ただちに感染性廃棄物用ごみ箱に捨てます。

だらしのない職員は病院の評判を落とす

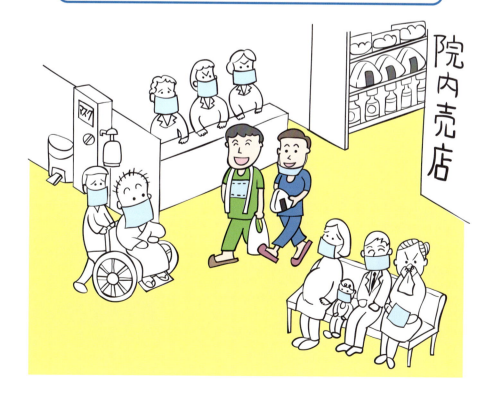

サージカルマスクを捨てるとき

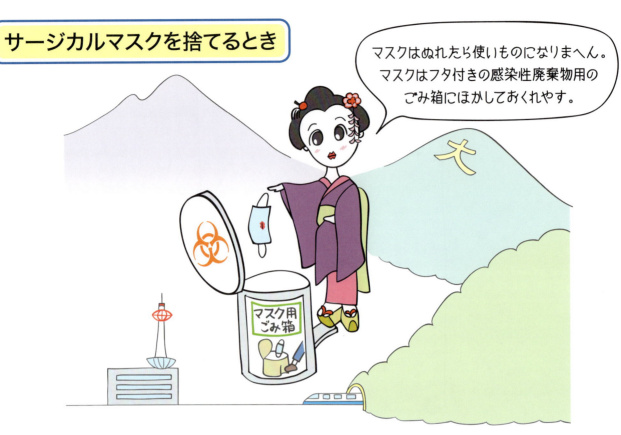

マスクはぬれたら使いものになりまへん。マスクはフタ付きの感染性廃棄物用のごみ箱にほかしておくれやす。

マスク用ごみ箱のラベル

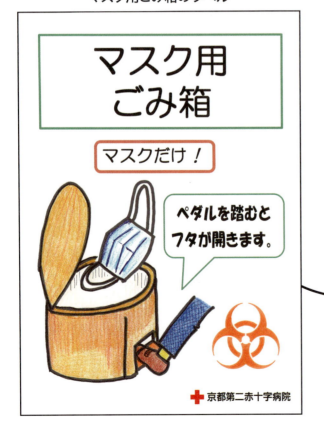

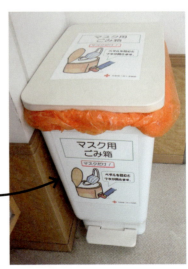

マスク自動販売機の横や職員通用口に「マスク専用」のごみ箱を設置するのも一案です。

1 感染対策のきほん

N95マスクとは…

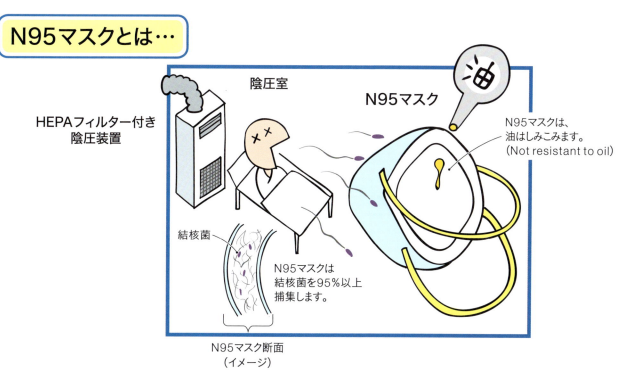

N95マスクは患者には用いない

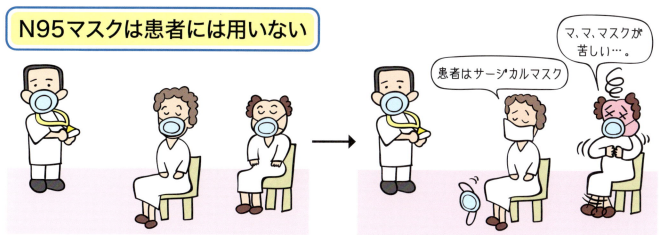

■N95マスクは空気感染対策用のマスク

N95マスクの「N」は、耐油性がない（Not resistant to oil）ということを表しています。工業用マスクは、ときには油の飛散を防ぐ必要がありますが、病院で使うマスクに油は関係ありません。

「95」は0.3マイクロメートル（μm）以上（1万分の3mm以上）の塩の結晶を95％以上捕集できるという意味です。

結核菌の大きさは0.5～1μmなので、N95マスクで捕集できます。

■どんなときにN95マスクをするのか？

N95マスクは、医療従事者や家族が空気感染を予防するときに使用します。患者には用いません。

① 結核など空気感染対策が必要な患者（結核、麻疹、水痘、播種性帯状疱疹など）の病室に入るとき
② インフルエンザ患者にエアロゾル（霧状の水分）が発生するような気管内挿管、気管内吸引、ブロンコファイバーなどを行うとき
③ 微生物検査や病理検査で、空気感染を疑う検体を扱うとき

フィットテストで自分の顔に合ったN95マスクを見つける

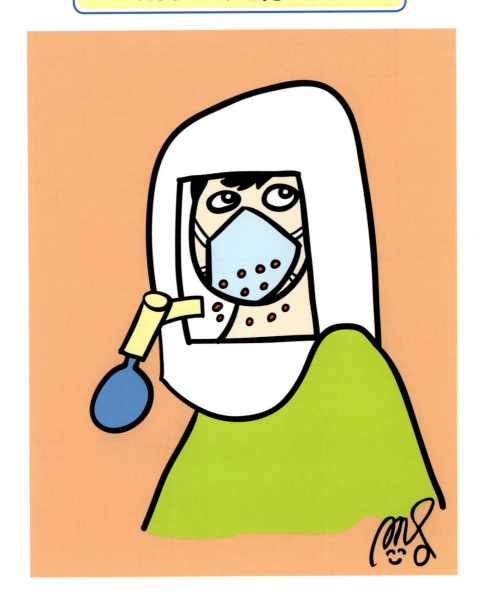

1. フィットテスト

N95マスクをつけて、大きなフードをかぶります。サッカリン（人工甘味料）をフードの中に噴霧して、顔を上下左右に動かしたり、深呼吸したり、大きな口を開けてアイウエオと発声したりします。

このとき、サッカリンの甘味を感じなければOKです。

2. シールチェック

N95マスクを使う前には、毎回、陽圧法と陰圧法でマスクに漏れがないかをチェックします。

まず、マスクを両手で覆って、息を吐いてマスク内を陽圧にします。マスクの周囲から息が漏れなければOKです。

次に、息を吸ってマスク内を陰圧にします。マスクが顔に吸い付けばOKです。

マスクから空気の漏れがある場合、鼻の金具やゴムひもで調整します。

1 感染対策のきほん

N95マスクをつけるとき

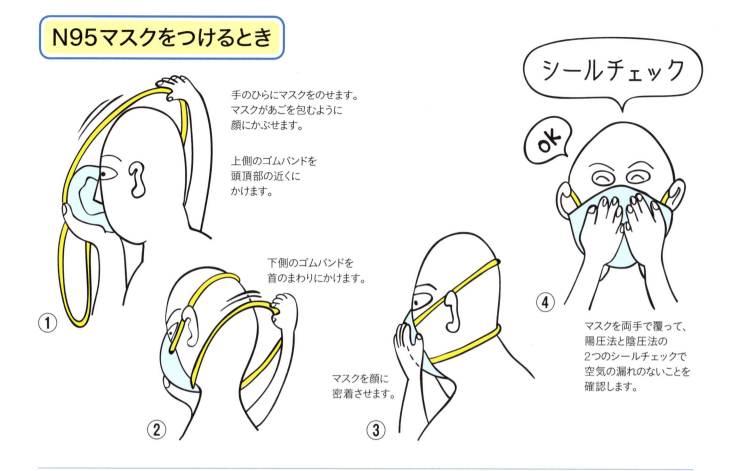

N95マスクをはずすとき

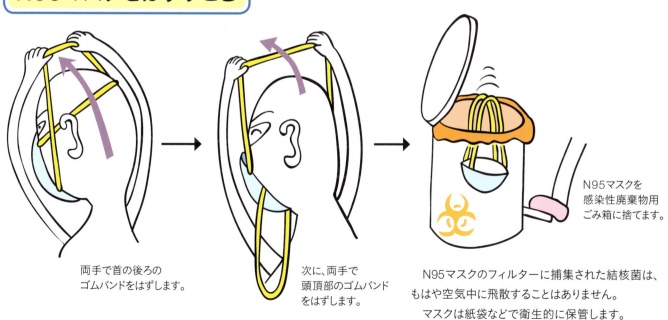

1 感染対策のきほん

コンタクトポイントは、1日1回以上アルコール消毒する

コンタクトポイントとは、ドアノブやベッド柵、手すりなど、たくさんの人の手が頻回に触れる環境表面のことです。
耐性菌はこれらのコンタクトポイントを介しても広がるため、
病棟では1日1回以上、アルコールによる清拭消毒を行います。

病棟の環境表面の清掃、消毒

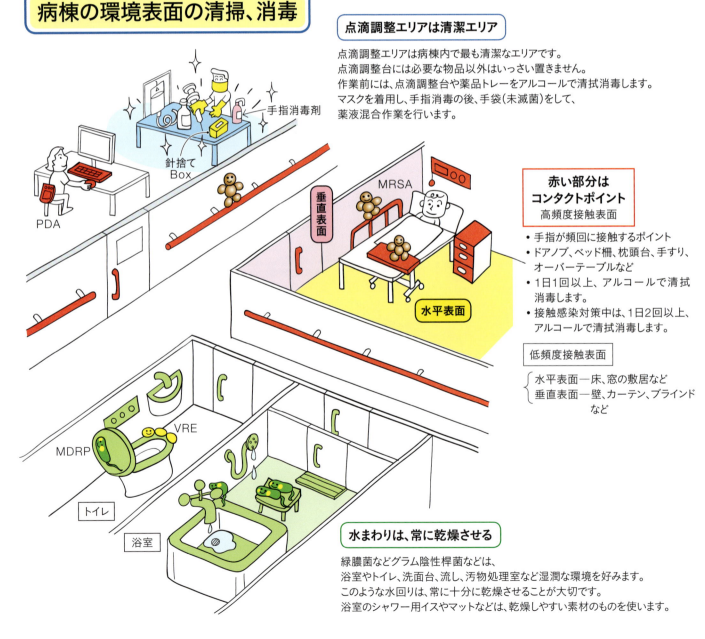

点滴調整エリアは清潔エリア

点滴調整エリアは病棟内で最も清潔なエリアです。
点滴調整台には必要な物品以外はいっさい置きません。
作業前には、点滴調整台や薬品トレーをアルコールで清拭消毒します。
マスクを着用し、手指消毒の後、手袋(未滅菌)をして、
薬液混合作業を行います。

赤い部分はコンタクトポイント
高頻度接触表面

- 手指が頻回に接触するポイント
- ドアノブ、ベッド柵、枕頭台、手すり、オーバーテーブルなど
- 1日1回以上、アルコールで清拭消毒します。
- 接触感染対策中は、1日2回以上、アルコールで清拭消毒します。

低頻度接触表面

- 水平表面―床、窓の敷居など
- 垂直表面―壁、カーテン、ブラインドなど

水まわりは、常に乾燥させる

緑膿菌などグラム陰性桿菌などは、
浴室やトイレ、洗面台、流し、汚物処理室など湿潤な環境を好みます。
このような水回りは、常に十分に乾燥させることが大切です。
浴室のシャワー用イスやマットなどは、乾燥しやすい素材のものを使います。

コンタクトポイントは、1日1回以上アルコール消毒する

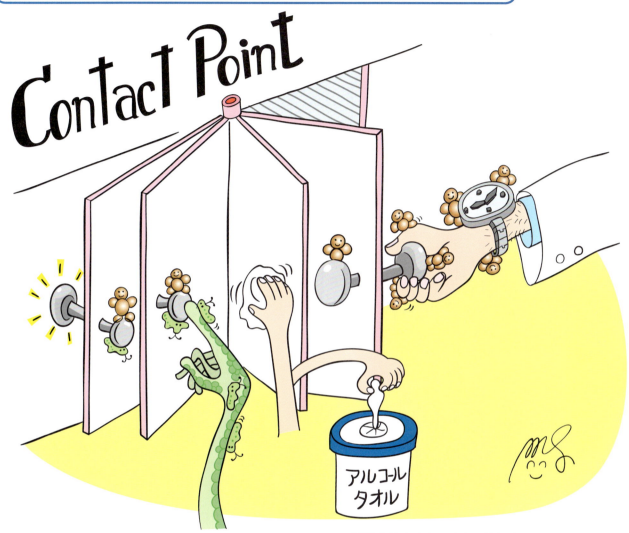

■病棟の環境表面の清掃

病棟の環境表面の清掃には、日常清掃、定期清掃、緊急清掃の3種類があります。

1. 日常清掃

① コンタクトポイントはアルコールで消毒する

ドアノブ、ベッド柵、枕頭台、オーバーテーブル、手すりなどは、患者や病院職員が毎日、何回も触るコンタクトポイント(高頻度接触表面、Frequent hand-contact point)です。

MRSAをはじめとする耐性菌は、これらのコンタクトポイントを介しても広がります。

コンタクトポイントは1日1回以上、アルコールタオルなどで清拭消毒します。

耐性菌検出患者の病室で接触感染対策中は1日2回以上、アルコールタオルなどで清拭消毒します。

② アルコールが無効の場合

クロストリジウム・ディフィシルやノロウイルスはアルコールで消毒できないので、0.1%次亜塩素酸ナトリウム(ミルトン、ハイターなど)で消毒します。次亜塩素酸ナトリウムには酸化作用による腐食性があるので、10分経ったら水拭きをします。

③ 床は誰も触らない

床や壁などは、低頻度接触表面(Minimal hand-contact point)です。

床をわざわざ触る人はいないので、床は1日1回、日常的な清掃を行います。

床は1日1回、日常的な清掃を行う

垂直表面

- カーテンは年に1〜2回程度定期的に洗濯します。
- 肉眼的に汚れていれば交換します。
- カーテンは、患者、家族、職員が頻回に触れます。
- カーテンに触った後は手指消毒をします。

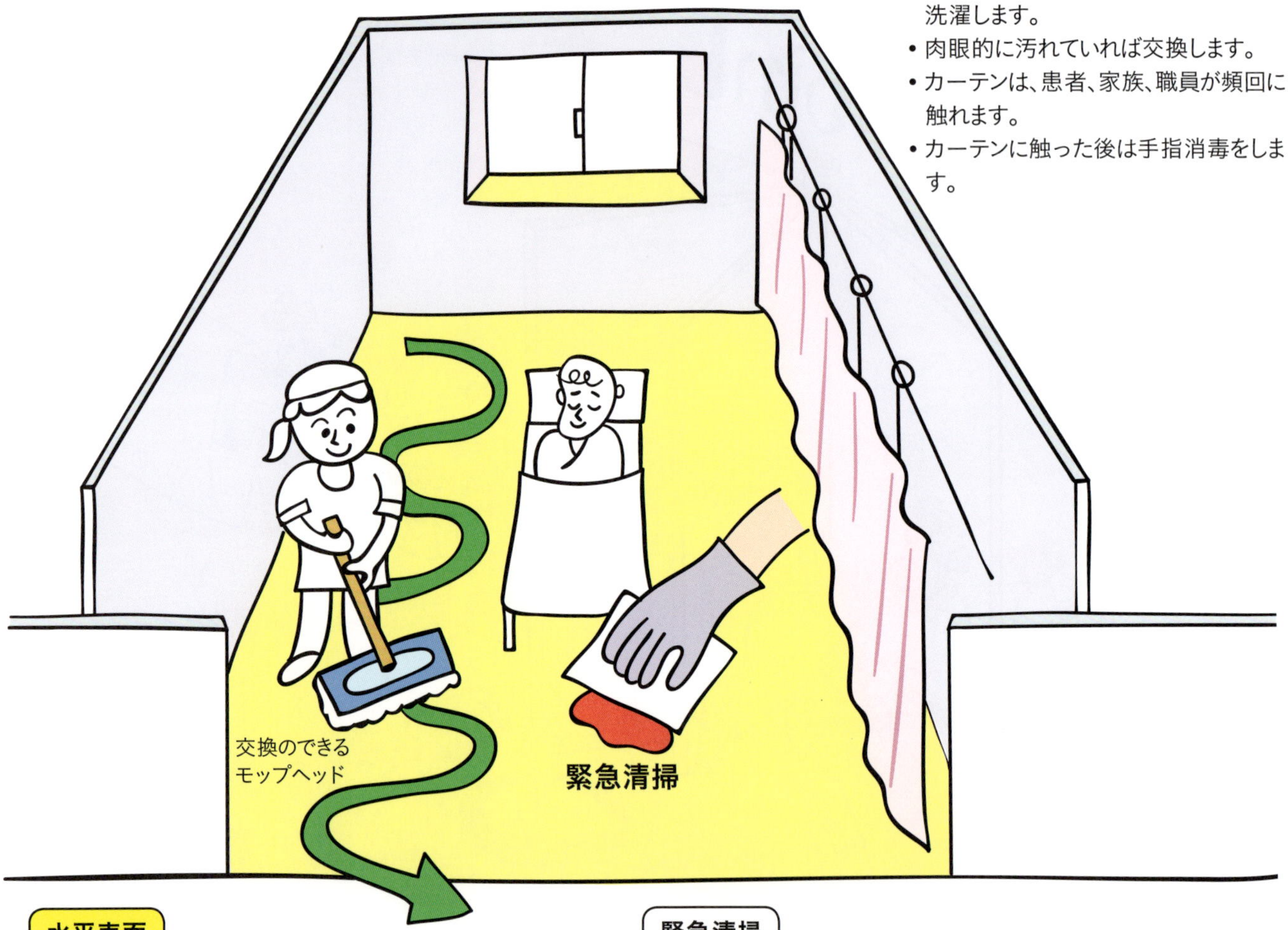

交換のできるモップヘッド

緊急清掃

水平表面

- 手が触れない床は、1日1回、日常的な清掃を行って、ほこりや汚れを取り除きます。
- 病室の奥から出口に向かって、一方向で、ほこりを立てないように注意しながら、モップで掃除します。
- モップヘッドは汚れたら新しいものと交換します。

緊急清掃

- 血液や体液で汚れた環境表面は、手袋をつけてペーパータオルと洗剤で拭き取った後、0.1％次亜塩素酸ナトリウム（ミルトン、ハイターなど）で消毒します。
- 次亜塩素酸ナトリウムは、金属を腐食したり、材質を劣化したりするので、清拭消毒して10分経ったら水拭きします。

2. 定期清掃

カーテン、換気口、窓の敷居、壁面などは、目に見える汚れがなければ、一定期間ごとに定期的に清掃します。
消毒薬を用いる必要はありません。

3. 緊急清掃

血液や体液による汚れは、手袋（標準予防策）をして、ペーパータオルと洗剤で拭き取ります。その後、0.1％次亜塩素酸ナトリウム（ミルトン、ハイターなど）で消毒し、10分経ったら水拭きします。

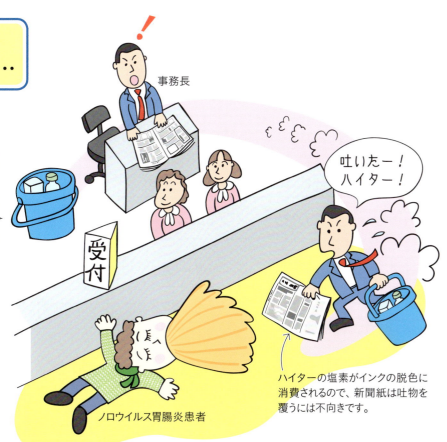

唯一、あわてて床を消毒するとき…

ノロ・バケツの中身
1. ハイター
2. 手袋、マスク、エプロンまたはガウン、ヘッドキャップ、シューズカバー
3. ペーパータオル
4. ビニール袋
5. ノロウイルス対応マニュアル（ラミネート仕上げ）

ハイターの塩素がインクの脱色に消費されるので、新聞紙は吐物を覆うには不向きです。

■病棟で最も清潔なエリアは、点滴調整エリア

　病棟で輸液を調整する場合、理想的には、注射液に室内の微生物が混入しないようにクリーンベンチの中の無菌的な環境下で行います。クリーンベンチがない場合は、専用の点滴調整エリアで行います。

　点滴調整エリアは、病棟内で最も清潔なエリアです。点滴調整台の上には、必要な物品以外は、いっさい物を置いてはいけません。

　作業の前には、点滴調整台やワゴン、薬品トレーをアルコールタオルなどで清拭消毒します。

　担当者はマスクを着用し、手指消毒の後、手袋（未滅菌）をして薬液混合作業に専念します。

　輸液ボトルや薬液瓶のゴム栓のシールやキャップは、ゴム栓を保護するためだけのもので、ゴム栓の無菌性は保証されていません。ゴム栓に針を刺す前に、酒精綿（単包化アルコール消毒綿）でゴム栓の表面をゴシゴシと消毒します。アンプルの頸部もカットする前に、酒精綿でゴシゴシと消毒します。

■唯一、あわてて床を消毒する場合がある

　ノロウイルスは感染力が大変強く、わずか10個のウイルスでも感染すれば、体内で急速に増殖して感染性胃腸炎（嘔吐、下痢、腹痛、発熱など）を発症するといわれています。

　ノロウイルス感染症は冬季に多いですが、1年中起こりえます。

　いざというときに備えて、病院の各部署にはノロ・バケツを準備しておき、嘔吐や下痢の患者が出現したら、ノロウイルスも想定して、いち早く、吐物、下痢便を処理することが大切です。

　ノロウイルスにはアルコール消毒が無効なので、床は次亜塩素酸ナトリウムで消毒します。処置後の手指は「石けんと流水による手洗い」で、物理的にノロウイルスを洗い流します（p.130～131参照）。

参考文献
1. 医療施設における環境感染制御のためのガイドライン 2003
（CDC：Guidelines for environmental infection control in health-care facilities. MMWR Recomm Rep 2003；52）.
2. 厚生労働省：改正医療法・感染症法を考慮した院内感染防止ガイドライン. 2007.
3. 日本病院薬剤師会監修：注射剤・抗がん薬無菌調製ガイドライン. 薬事日報社, 東京, 2008.

1 感染対策のきほん

"おまる"も使い捨ての時代へ

病院の便器や尿器は、複数の患者で使用するため、次の患者が使う前に、洗浄・消毒します。
約10年前から便利な全自動便器洗浄消毒機が使われています。
さらに現在は、便器や尿器を再利用せず、1回で使い捨てるシングルユースの時代が訪れようとしています。

おまるはリユースからシングルユースへ

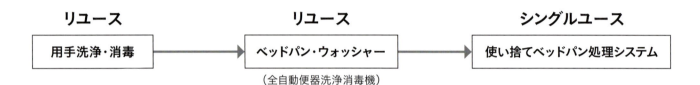

リユース	リユース	シングルユース
用手洗浄・消毒	ベッドパン・ウォッシャー （全自動便器洗浄消毒機）	使い捨てベッドパン処理システム

標準予防策

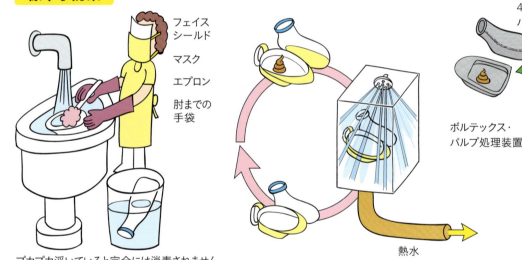

プカプカ浮いていると完全には消毒されません。

便器や尿器は洗浄した後、0.1％次亜塩素酸ナトリウム（ミルトン、ハイターなど）に30分間浸漬して消毒します。

機械が高圧洗浄、熱消毒、すすぎ、乾燥を行います。

パルプに水をかけながら、回転カッターでパルプをほぐします。
パルプを十分に水に溶かした後、追水で排水管に流します。

1 感染対策のきほん

ベッドパン・ウォッシャーの仕組み

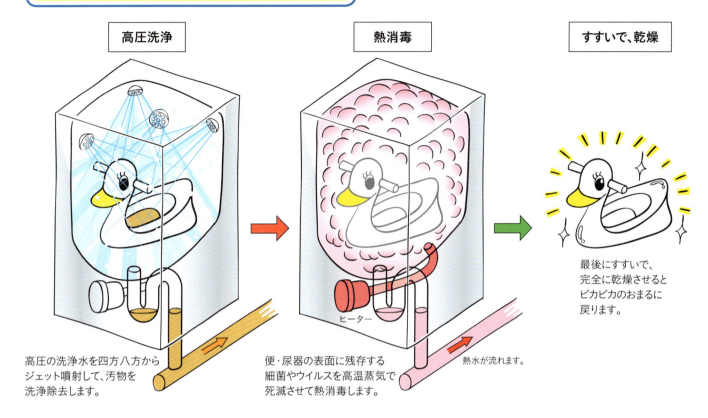

高圧の洗浄水を四方八方から
ジェット噴射して、汚物を
洗浄除去します。

便・尿器の表面に残存する
細菌やウイルスを高温蒸気で
死滅させて熱消毒します。

熱水が流れます。

最後にすすいで、
完全に乾燥させると
ピカピカのおまるに
戻ります。

■ 便器や尿器の洗浄は、人の手から機械へ

1. 便器や尿器はノンクリティカルな器材

スポルディングの分類（p.63〜64参照）では「正常な皮膚に接触するが、粘膜には接触しない器材」は洗浄だけでよい「ノンクリティカル」に分類されます。

便器（差し込み式の便器）や尿器、ポータブルトイレの中バケツなど（以下、便器や尿器）もノンクリティカルな器材です。例えば家庭内で1人で使うときは洗浄だけを行います。

しかし、病院の便器や尿器は、複数の患者で使用します。患者の便や尿には、知らない間に耐性菌（薬剤耐性菌）などの病原微生物が含まれているかもしれません。したがって、1人の患者で用が済めば、次の患者に使う前に便器や尿器を消毒します。

2. 用手洗浄・消毒

肘までの手袋、マスク、エプロン、フェイスシールドなどの個人防護具を着用（標準予防策）して、ブラシで便器や尿器を洗浄します。周囲に汚染した水滴が飛び散らないように注意します。洗浄の後は、0.1％次亜塩素酸ナトリウム（ミルトン、ハイターなど）の消毒液で30分間浸漬消毒します。

「用手洗浄・消毒のわかりやすいマニュアル」を作成しても、用手洗浄は人が行うので、均質な洗浄、消毒は必ずしも保証されません。また、浸漬消毒も消毒液の中で尿器がプカプカ浮いた状態になっているなど不完全に消毒される場合もあります。

不完全な消毒では、緑膿菌のように湿潤な環境を好むグラム陰性桿菌などは、尿器、蓄尿器などを介して水平伝播する危険性があります。

3. ベッドパン・ウォッシャー

そこで約10年前から便器や尿器の洗浄は人の手から機械（ベッドパン・ウォッシャー*）に任せることが勧められています。ベッドパン（bedpan）とは「おまる（御虎子）」のことです。

ベッドパン・ウォッシャーのしくみは、食器洗い機（食洗機）の仕組みとよく似ています。用を足した後の便器や尿器などを洗浄機の中に入れてスイッチを入れると、機械が自動的に高圧洗浄、熱消毒、すすぎ、乾燥を行います。

*bedpan washer：フラッシャー・ディスインフェクター（flusher-disinfectors）やウォッシャー・ディスインフェクター（washer-disinfectors）などとも呼ばれます。

■汚物処理室内は清潔エリアと不潔エリアに区別する

便器や尿器が消毒されて清潔になっても、使用する前に、汚物処理室内で汚染された手指や環境表面を介して、便器や尿器が再び汚染されてはいけません。

汚物処理室内は、清潔エリアと不潔エリアに区別して利用することが大切です。

汚物処理室の清潔エリアと不潔エリア

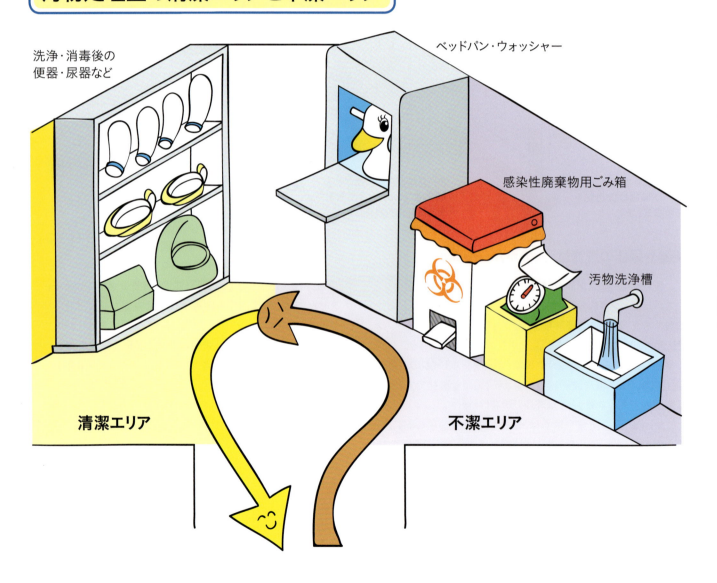

> 1 感染対策のきほん

> ノロウイルス患者の場合、使い捨て便器や容器が断然安心！

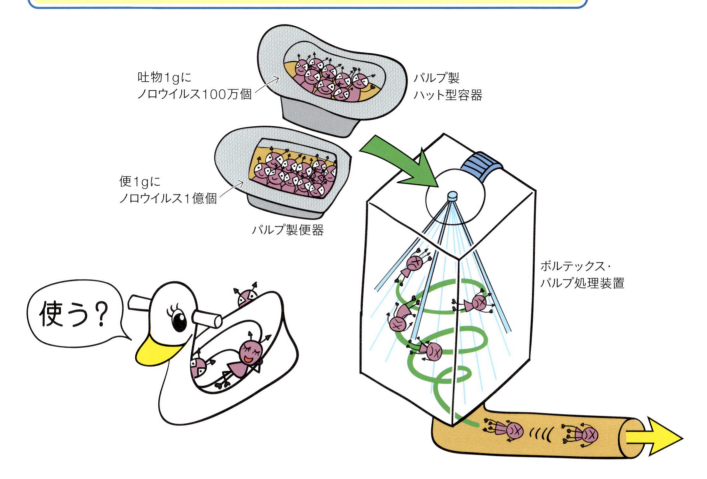

おまるの新時代―リユースからシングルユースへ

　用手洗浄、機械洗浄から、さらに現在は、便器や尿器の再利用は止めて、水洗トイレのように「用を足したらすべて流すシングルユース」の時代が訪れています。

　便器や尿器などは、再生紙を利用したパルプ製で、4時間程度の耐水性をもっています。用を足したパルプ製の便器や尿器を内容物が入ったまま、洗濯機のようなパルプ処理装置に入れるだけでフタが閉まり、自動運転が開始されます。パルプは完全に水に溶けるように回転カッターでほぐされた後、追水で排水管に流されます。

　ノロウイルス胃腸炎など感染力の強い便や吐物を処理する場合、使い捨ての便器や容器は、ウイルスを周りに拡げることがないので断然安心です。

　1964年にイギリスで開発されたこのディスポーザブル・パルプ・システムは世界中に広がりつつあり、現在は50か国以上で採用されています。イギリスでは94％の病院がこのシステムを採用しています。日本では2015年から1、2の病院で試験的に採用されている状況です。

参考文献
1. 浦野美恵子：感染対策ビフォア→アフター　根拠で見直す消毒・滅菌・物品管理．エキスパートナース 2006；22(9)：29-63．
2. 厚生労働省：改正医療法・感染症法を考慮した院内感染防止ガイドライン．2007．
3. 吉田眞紀子(感染制御専門薬剤師)ブログ「感染症疫学の風」：汚物室からベッドパンウォッシャーのなくなる日(2013年2月26日の記事)．
http://blog.goo.ne.jp/infectionepi/e/16a0ba65b36a1e95d504023b8c539990
4. バーナケア・ディスポーザブル・パルプシステム(Vernacare disposable pulp system)：国内サポート：株式会社写真化学 海外事業本部(京都市)

1 感染対策のきほん

感染性廃棄物

病院から出るごみには「感染性があるもの」と「感染性がないもの」があります。
「感染性のあるごみ」は、病原体が漏れて周囲に広がることのないように注意して処分します。

■廃棄物の区分

環境省の「廃棄物処理法に基づく感染性廃棄物処理マニュアル」によると、病院から出る廃棄物は、表のように、非感染性の一般廃棄物、非感染性の産業廃棄物、感染性廃棄物の3つに区分されます。

なお、環境省のマニュアルにおける「感染性」は、「感染症の有無にかかわらず、すべての患者に適用される標準予防策」における「感染性」とは若干、意味が異なっています。

■紙おむつについて

患者に使用した紙おむつは、通常、一般廃棄物に該当します。しかし、血液などが付着している紙おむつや特定の感染性疾患の患者に使用した紙おむつは、感染性廃棄物として処理します。

特定の感染性疾患とは、感染症法の1類〜3類、新型インフルエンザ、指定感染症、新感染症、4類のうちのE型肝炎、A型肝炎、H5N1以外の鳥インフルエンザなど、そして、5類のうち感染性胃腸炎（ノロウイルス、ロタウイルスなど）・MRSA・VRE・麻疹などです（p.209参照）。

病院から出る廃棄物の3区分

1	一般廃棄物（非感染性）	診察室などで発生する紙くずなど
2	産業廃棄物（非感染性）	診察室などで発生する血液などの付着の程度が少ないプラスチック製の容器・チューブ・手袋など
3	感染性廃棄物	感染性病原体が含まれていたり、もしくは付着している廃棄物、または、そのおそれのある廃棄物

廃棄物の性状による3区分

	バイオハザードマーク	性状	廃棄物を入れる容器
1	赤	血液など液状または泥状のもの	液体が漏れない密閉容器
2	橙	血液などが多量に付着したガーゼなど固形状のもの	丈夫な二重のプラスチック袋または堅牢な容器
3	黄	注射針など鋭利なもの	針など鋭利なものが貫通しない堅牢な容器

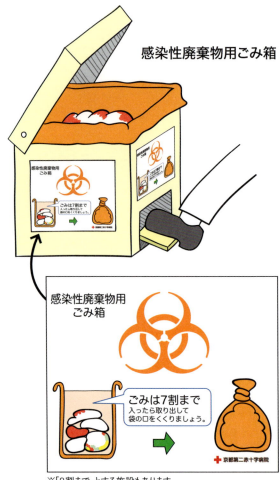

感染性廃棄物用ごみ箱

感染性廃棄物用ごみ箱

ごみは7割まで入ったら取り出して袋の口をくくりましょう。

※「8割まで」とする施設もあります。

1 感染対策のきほん

感染性廃棄物かどうかの判断フロー

STEP 1　廃棄物の形状 ───────── YES →

① 血液や体液（以下、血液など）
② 病理検査検体（臓器、組織、皮膚など）
③ 検査などに使用した試験管、シャーレ、培地など
④ 注射針、メスなど 血液などが付着している鋭利なもの
⑤ 透析回路、人工心肺などのディスポーザブル器具

STEP 2　どの場所から廃棄されたものか ───────── YES →

次の場所において、治療、検査などに使用されたもの
① 感染症病床
（感染症法1類、2類、新型インフルエンザ等感染症、指定感染症および新感染症の患者の病床）
② 手術室、緊急外来室、集中治療室、分娩室
③ 検査室

STEP 3　感染症の種類 ───────── YES →

① 感染症法の1類、2類、3類感染症、新型インフルエンザ等感染症、指定感染症および新感染症の治療、検査などに使用されたもの
② 感染症法の4類と5類の治療、検査などに使用された医療器材など

STEP 4　STEP1～3で判断できない場合 ───────── YES →

医師または歯科医師が感染のおそれがあると判断したもの

↓ NO

非 感 染 性 廃 棄 物

→ **感 染 性 廃 棄 物**

参考：環境省大臣官房 廃棄物・リサイクル対策部：廃棄物処理法に基づく感染性廃棄物処理マニュアル．2012年5月．

感染性廃棄物は院外へ搬出するまでの間、カギ付きのごみ置き場に集めて保管します。

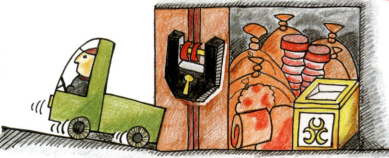

1 感染対策のきほん

スポルディングの時代から
ディスポーザブルの時代へ

スポルディングの分類は、器材の再生処理の目安を簡単にわかりやすく3分類したものです。
このうち、現在最も理解が必要なのは、
病棟や外来などの現場で再生処理される「ノンクリティカル器材」の部分です。

健康な皮膚は天然のバリア

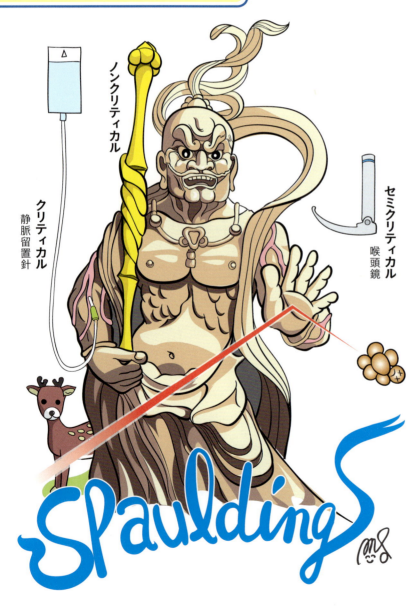

■ スポルディングの分類の考え方

正常な皮膚は天然のバリアとなって、微生物が体内に侵入しないように防いでいます。

しかし、いったん、手術や血管内カテーテルの挿入などにより皮膚のバリアが崩れると、微生物が体内に侵入しやすくなり、容易に感染を引き起こしてしまいます。

最も感染を起こしてはいけないところは、皮膚で守られている「血管内」や「無菌の体内」です。

アメリカのスポルディングは、生体の感染防御能と微生物の関係に基づいて、手術器具による感染の危険性を、その器具が皮膚に接触するのか、粘膜に接触するのか、血管内に挿入されるのかといった観点から3分類しました。

■ スポルディングの分類は器材の再生処理の目安

この分類は映画「サウンド・オブ・ミュージック」の時代、1930年代の終わり頃の手術器具に関する分類なので、現在からみれば、器具の材質が考慮されていないなどの問題があります。

しかし、この分類は簡単でわかりやすいため、75年以上経った今でも医療器材・器具の再生処理の目安に用いられています。

■スポルディングの時代から
ディスポーザブルの時代へ

現在、医療器材・器具は、その材質が改良されるなどして、どんどん進化しています。

クリティカル器材の多くやセミクリティカル器材の一部は、感染防御の観点からも再生処理をやめてディスポーザブル製品が使われています。

また、クリティカル器材やセミクリティカル器材は、院内や院外の滅菌センターに集められて、滅菌・消毒に関して専門的知識をもったスタッフのもとで再生処理されることも多くなりました。

したがって、スポルディングの3分類のなかで、病院のみんなに共通した理解が必要になるのは、主に病棟や外来などの現場で再生処理されるノンクリティカル器材の部分です。

ノンクリティカル器材のなかにも、酸素マスクなど再生処理を行わず廃棄するものもあり、将来的にはノンクリティカル器材の多くにも再生処理をしない時代が来るかもしれません。

例えば、世界の50か国以上の病院ではすでに、パルプ製の使い捨て便器や尿器が使われています(p.56〜59参照)。

■ノンクリティカル器材の洗浄、消毒

皮膚を損傷することのない非侵襲的な器材の再生処理は、基本的には「洗浄」でよいとされています。

しかし実際は、薬剤耐性菌をもつ患者の物品はアルコール消毒し、クロストリジウム・ディフィシルやノロウイルスにはハイター(次亜塩素酸ナトリウム)消毒を行っています。

みんなが共通してよく触るドアノブ、ベッド柵、枕頭台、オーバーテーブル、手すりなどコンタクトポイントは、1日1回以上、アルコールタオルなどで清拭消毒しています。

アルコールやハイターは中レベルの消毒薬に分類されますが、実際は物品や環境表面の消毒に使用するなど、スポルディングの分類とははずれて、状況に応じた判断が必要になります。

スポルディングの分類 (医療器材・器具の再生処理の目安)			現在
クリティカル器材 「血管内」や「無菌の体内」に挿入するもの	滅菌	インプラント器材 ・人工血管 ・人工骨頭 ・ペースメーカーなど (体内に埋め込むため再使用しない)	ディスポーザブル製品
^	^	針 血管内カテーテル 尿道カテーテル	^
^	^	手術器具 ・メス、電気メス ・単回使用手術器具 手術シーツ	^
^	^	鋼製小物 (ハサミ・ピンセットなど) その他の手術器具	中央滅菌センターなどでの再生処理 / 滅菌
セミクリティカル器材 「粘膜」や「損傷のある皮膚」に接触するもの	高レベル消毒	・気管内挿管チューブ(ディスポーザブル製品) ・蛇管(人工呼吸器回路) 蛇管は人間の気道の延長と考える ・喉頭鏡 ・胃カメラ、大腸カメラ ブロンコファイバー(内視鏡センターで再生処理) ・膀胱鏡 ・肛門鏡	高レベル消毒 or 熱水消毒
^	中レベル消毒	・ネブライザー ・マウスピース ・バイトブロック ・ほ乳びん ・経管栄養チューブ	^

高圧蒸気滅菌機
auto clave
(オートクレーブ)

熱水消毒機
washer disinfector
(ウォッシャー・ディスインフェクター)

80℃10分間の熱水消毒により、芽胞以外は死滅させるので、高レベル消毒に相当します。

「スポルディングの分類」のつづき

| ノンクリティカル器材（非侵襲的器材） | 「損傷のない皮膚」に接触するもの（粘膜には接触しない） | 低レベル消毒・洗浄 | 患者の皮膚にあてるもの
・聴診器
・血圧計のカフ
など
患者が使うもの
・食器
・便器、尿器
・松葉杖、車椅子
など
環境表面
・ベッド柵、手すり
・オーバーテーブル
・枕頭台
・リネン（シーツなど）
など | 病棟や外来など現場での再生処理 | 基本的には、目に見える汚れがないように洗浄する
共有する場合は、消毒する（アルコール消毒が多い）
接触感染対策中の患者の器材はアルコール消毒する
クロストリジウム・ディフィシル、ノロウイルスの場合は、ハイター消毒する
ディスポーザブル製品（将来的に、パルプ製の便器、尿器など） |

ノンクリティカル器材には状況や設備に応じた再生処理を行う

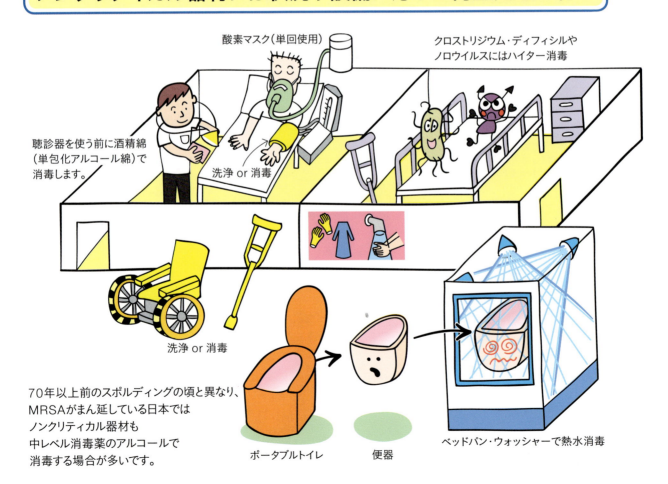

70年以上前のスポルディングの頃と異なり、MRSAがまん延している日本ではノンクリティカル器材も中レベル消毒薬のアルコールで消毒する場合が多いです。

1 感染対策のきほん

院内採用消毒薬の一覧

レベル	消毒対象となる微生物	商品名	成分名	開封後使用期限
高	すべての微生物に有効（消毒薬に最も抵抗性を示す芽胞が多数存在している場合を除く）	アセサイド6％消毒液	過酢酸	開封後半年
		グルトハイドL20％液	グルタラール（グルタルアルデヒド）	緩衝化剤添加後7日間程度
		ディスオーパ消毒液0.55％	フタラール（オルトフタルアルデヒド）	使用開始後最大14日間
				開封後75日
中	芽胞以外の微生物に有効	ミルトン、ハイター	次亜塩素酸ナトリウム	調製後24時間
		ポビヨード液10％	ポビドンヨード	容器記載の使用期限まで
		サニサーラW	エタノール	容器記載の使用期限まで
		ハイポエタノール液2％	チオ硫酸ナトリウム2W/V％エタノール	開封後28日
低	一般細菌や酵母様真菌などに有効（結核菌は細胞壁に多量の脂質を含有するため無効）	マスキンW・エタノール液（0.5W/V％）	0.5％クロルヘキシジンエタノール	開封後28日
		ハイアミン液10％	ベンゼトニウム塩化物	調製後24時間
		アルキルジアミノエチルグリシン消毒液10％	アルキルジアミノエチルグリシン塩酸塩	調製後24時間
		マスキン液（5W/V％）	クロルヘキシジングルコン酸塩	調製後24時間
その他		アクリノール液0.1％	アクリノール	容器記載の使用期限まで
		オキシフル液3％	オキシドール	開封後3年
		グルコン酸クロルヘキシジン液などの院内製剤		滅菌後4か月、開封後7日間

※消毒液に汚染の可能性がある場合は、ただちに破棄すること

©京都第二赤十字病院

現場に高レベル消毒薬が払い出されていたら要注意。ラウンドする

高レベルの消毒薬には、過酸化物系の過酢酸と、アルデヒド系のグルタラールやフタラールの3種類があります。

病棟や外来などでは主にノンクリティカル器材の再生処理を行うため、セミクリティカル器材に用いる高レベル消毒薬を一般的には使用しません。しかし内視鏡部門では、現場で内視鏡を消毒する際に高レベル消毒薬を使用します。

高レベル消毒薬は高い消毒効果が期待できる反面、人体への毒性が強く、結膜炎、鼻炎、喘息、皮膚炎などを起こします。

そのため使用時には、消毒薬から揮発した蒸気を吸い込んだり、目に入ったりしないように、換気を十分に行い、手袋、マスク、ゴーグル、防水ガウンを着用して曝露を予防します。

また消毒した後の器材は、消毒液が残らないように十分にすすぐことが重要です。

もし、ノンクリティカル器材しか再生処理しないはずの部署に、高レベルの消毒薬が払い出されていたら要注意です。現場をラウンドして、その取扱い方法が適切かどうかを確認し、問題があれば改善する必要があります。

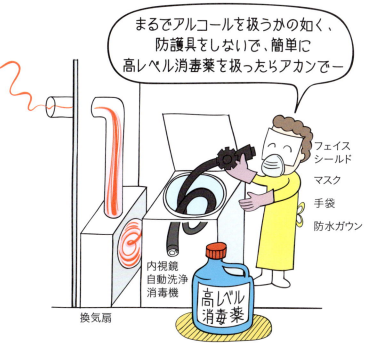

参考文献

1. Spaulding EH. Studies on the chemical sterilization of surgical instruments. I. A Bacteriological Evaluation. *Surg Gynecol Obstet* 1939;69:738-44.
2. 浦野美恵子：感染対策ビフォア→アフター 根拠で見直す消毒・滅菌・物品管理. エキスパートナース 2006；7：29-63.
3. 尾家重治編著：病棟で使える消毒・滅菌ブック. 照林社, 東京, 2014.

2 耐性菌

MRSA対策を理解しなければ、院内感染対策は理解できない

日本では1980年代からMRSA（メチシリン耐性黄色ブドウ球菌）が全国にまん延して、院内感染を引き起こしてきました。
手指消毒をして患者にMRSAをうつさないことと、抗菌薬を適切に使用することが大切です。
MRSAの感染対策を理解して実践することは、院内感染対策の本質を理解することにつながります。

■ヒトにとって重要なブドウ球菌は、黄色ブドウ球菌と表皮ブドウ球菌の2つ

1. 黄色ブドウ球菌と表皮ブドウ球菌

ブドウ球菌には約40種類ありますが、ヒトに感染症を起こす菌として重要なものは、黄色ブドウ球菌（Staphylococcus aureus）と表皮ブドウ球菌（Staphylococcus epidermidis）の2種類です。

ブドウ球菌はコアグラーゼ（血液を凝固させる酵素）を産生するかどうかによって2つに分けられます。

最も病原性の高い黄色ブドウ球菌（S. aureus）は、コアグラーゼを産生します。この他、コアグラーゼを産生するブドウ球菌は数種類程度です。

一方、多くのブドウ球菌は、コアグラーゼを産生しないコアグラーゼ陰性ブドウ球菌（CNS）です。

CNSの代表が、表皮ブドウ球菌（S. epidermidis）です。

表皮ブドウ球菌の病原性は低く、健康な人では問題になりません。しかし例えば、血管内カテーテルを挿入されている患者では、カテーテル挿入部の皮膚の亀裂から表皮ブドウ球菌がカテーテルに付着して血管内に入り、菌血症を起こすことなどがあります。

なお、表皮ブドウ球菌にもMRSA（メチシリン耐性黄色ブドウ球菌）と同じように、多くの薬剤に耐性を示すメチシリン耐性表皮ブドウ球菌（MRSE）が出現しています。

2. 黄色ブドウ球菌とは

黄色ブドウ球菌は、ヒトの皮膚や鼻腔などにも常在し、2、3割の人から検出されます。また、乾燥に強く、壁やカーテン、ドアノブなど病院環境にも多数生存しています。

黄色ブドウ球菌は、夏に保育園児の間などで広がりやすいとびひ（伝染性膿痂疹）の原因菌（黄色ブドウ球菌と連鎖球菌）でもあります。

とびひにかかった子どもは、水疱がかゆいので、皮膚を掻きむしるため、手を介して水疱内の菌が全身に広がります。これこそが「手を介した接触感染」です。

3. 黄色ブドウ球菌感染症の3分類

黄色ブドウ球菌による感染症は大きく3つのパターンに分かれます。

① 皮膚・軟部組織の感染症

毛嚢炎や蜂窩織炎、伝染性膿痂疹など市中でよくみかけるものから、化膿した褥瘡や軟部組織の感染、そしてさらに褥瘡が深くなって骨髄炎に進展するものまでさまざまあります。

② 菌血症

血液中に侵入した黄色ブドウ球菌は、敗血症、骨髄炎、感染性心内膜炎など重篤な感染症を引き起こします。

③ 産生毒素による感染症

黄色ブドウ球菌が産生する毒素（エンテロトキシン）は、ブドウ球菌性食中毒、毒素性ショック症候群、ブドウ球菌性熱傷様皮膚症候群などを引き起こします。

ブドウ球菌とは…

ブドウ球菌には約40種類ありますが、ヒトにとって重要なブドウ球菌は2種類です。

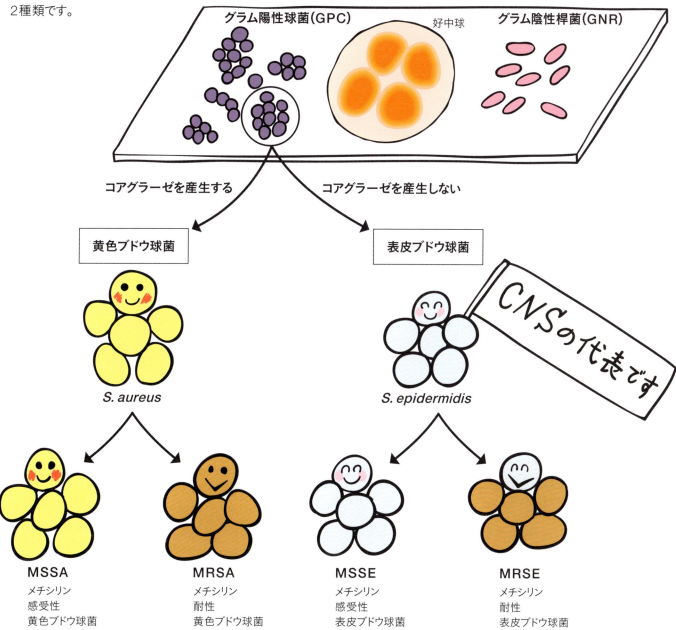

MRSAの誕生

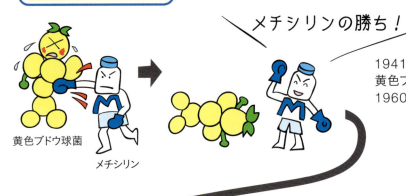
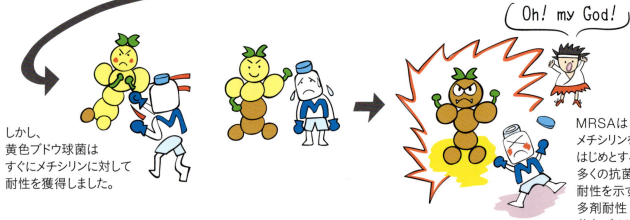

MRSAの誕生
1960年 イギリス

■ 黄色ブドウ球菌はどのようにしてMRSAとなり、世界に広がったのか?

　黄色ブドウ球菌は、緑膿菌と並んで薬剤耐性を獲得しやすい細菌です。しかし、抗菌薬を使うことで普通の黄色ブドウ球菌が、ヒトの体内で次々と突然変異的にMRSAに変身するわけではありません。

　かつて黄色ブドウ球菌にはペニシリンが特効薬でしたが、やがてペニシリンを分解するペニシリナーゼ産生黄色ブドウ球菌の出現が確認されました。次にペニシリナーゼに分解されない化学構造をもったメチシリン(半合成ペニシリン)が1960年から使用されましたが、その年のうちに、メチシリン耐性遺伝子SCCmecをもったメチシリン耐性黄色ブドウ球菌(MRSA)が出現しました。

　その後、広く使用されるようになった第三世代セファロスポリンは、MRSAに対しては抗菌力が弱いため、これらの薬剤が多用されることによりMRSAだけが生き延びて増殖しました。MRSAは1970年代に、当初は7種類の起源株(クローン)から世界に広がりました。最近は、さらにさまざまな起原株から派生したMRSAが広がっています。

　わが国では1980年代からNew York/Japanクローンと呼ばれるMRSAが各地の医療施設で検出されるようになり、今やこのクローンが全国に広がっています。

　MRSA(メチシリン耐性黄色ブドウ球菌)という名称は「抗菌薬のメチシリンに対して薬剤耐性を獲得した黄色ブドウ球菌」という意味ですが、実際はβ-ラクタム系抗菌薬(ペニシリン系、セフェム系、カルバペネム系、モノバクタム系など)のみならず、多くの抗菌薬が効かない多剤耐性菌です。

　なおメチシリンに感受性のある黄色ブドウ球菌はメチシリン感受性黄色ブドウ球菌(MSSA)と呼ばれます。

黄色ブドウ球菌の細菌検査報告書

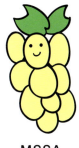

MSSA

→

素直な
黄色ブドウ球菌

No.	菌名
1	*Staphylococcus aureus* (MSSA)

薬剤	1	
MPIPC	S	<=0.25
ABPC	S	<=0.12
CEZ	S	<=8
CTM	S	<=8
FMOX	S	<=4
IPM	S	<=1
GM	S	<=1
EM	S	<=0.25
CLDM	S	<=0.5
MINO	S	<=2
LVFX	S	<=0.5

S:感性 I:中間 R:耐性 空白:判定値無し

No.	菌名
1	*Staphylococcus aureus* (MRSA)

薬剤	1	
MPIPC	R	>2
GM	R	>8
ABK	R	>8
EM	R	>4
CLDM	R	>2
MINO	R	>8
ST	S	<=1
LVFX	R	>4
VCM	S	1
TEIC	S	<=2
LZD	S	<=2

S:感性 I:中間 R:耐性 空白:判定値無し

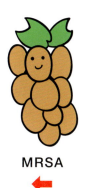

MRSA

←

一番上の薬剤MPIPC（オキサシリン）はメチシリンの代わりに検査に用いられています。
左側のMSSA（メチシリン感受性黄色ブドウ球菌）はすべての薬剤に感受性（青字のS）を示しています。
一方、右側のMRSAはVCM（バンコマイシン）、TEIC（テイコプラニン）、LZD（リネゾリド）、ST（スファメトキサゾール・トリメトピリム）に感受性を示すだけです。それ以外の薬剤には耐性（赤字のR）となっています。

New York/Japanクローン

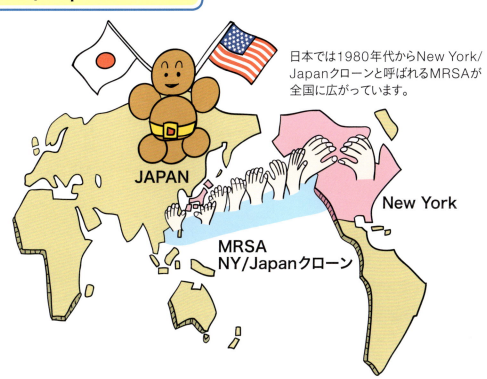

日本では1980年代からNew York/Japanクローンと呼ばれるMRSAが全国に広がっています。

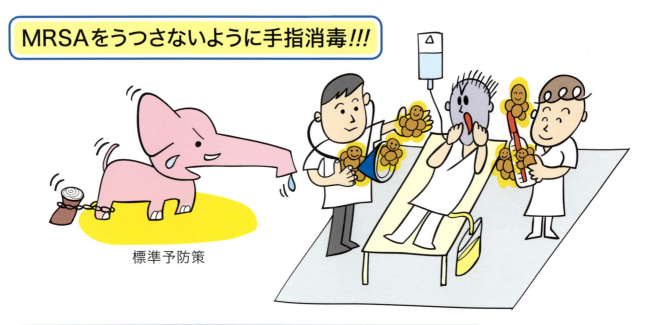

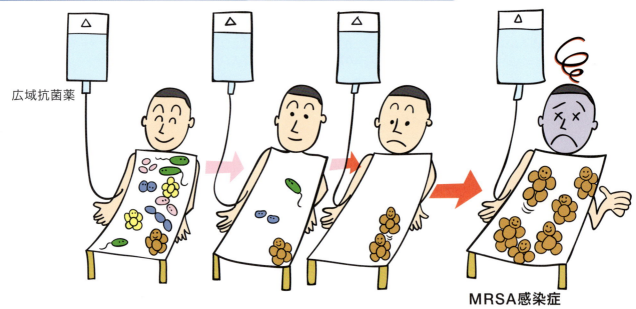

広域抗菌薬を投与し続けると、感受性のある細菌がどんどん殺菌されていなくなり、MRSAだけが選択されて生き延びて増殖します。
これを「選択圧の上昇」といいます。

■MRSA対策
「うつさない対策」と「発症させない対策」

普通の黄色ブドウ球菌が患者の体内で突然変異してMRSAとなるのではなく、院内にすでに存在していたMRSAが人の手指や聴診器などの医療器具を介して、直接的、間接的に患者にうつって広がります。

したがって、①MRSAを保菌していない患者にMRSAをうつさない対策、すなわち「手指消毒」と、②MRSAを保菌している患者がMRSA感染症を起こさない対策、すなわち「抗菌薬を適切に使用する」ことの2つが重要です。

MRSAの対策上の2分類

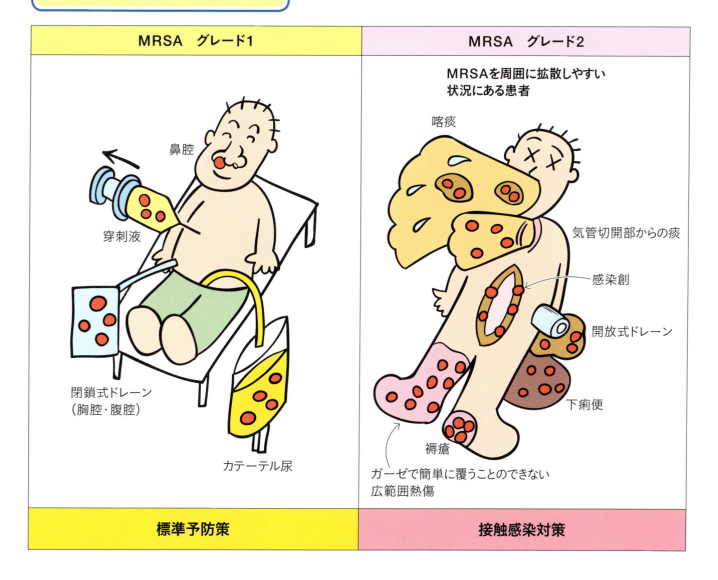

　オランダは国の政策で、積極的に患者や病院職員の鼻腔などの培養検査をして、MRSAを見つけては、たたきつぶす＜Search & Destroy作戦＞を実践しています。

　オランダでは、MRSA保菌リスクの高い患者を徹底的に隔離するなどの方法によって、黄色ブドウ球菌に占めるMRSAの割合は0.5％ときわめて低くなっています。

　一方、日本ではMRSAがまん延しているため、入院患者から検出される黄色ブドウ球菌の中の50～70％をMRSAが占めています。したがって、すべての入院患者にMRSAを保菌しているかどうかを検査して、MRSA保菌患者全員を隔離して接触感染対策を行うことは実際的ではありません。

　集中治療室（ICU）や新生児集中治療室（NICU）においては、MRSAの保菌の有無を積極的に調べる監視培養を行いますが、一般的には入院患者全員にMRSAの監視培養検査を行うことはありません。

　MRSA保菌患者には標準予防策を行います。しかし、一般病棟においても、MRSA陽性の喀痰を周囲に拡散する危険性のある患者や手術創からMRSA陽性の膿が大量に排出されている患者など、MRSAを周囲に拡散しやすい状況にある患者には、標準予防策に加えて接触感染対策を行います。

MRSAはなぜ、問題なのか？

■症状が強い、しぶとい、効く薬が少ない

　MRSAは黄色ブドウ球菌の病原性をそのまま受け継いでおり、感染すると強い炎症症状が出現します。

　特に、血中に侵入すると、脳、骨髄、心内膜、深部組織などに膿瘍を作り、治療期間も4〜6週間と長くなりしぶといです。

　術後患者や免疫抑制状態の患者では、ショック症状や多臓器不全を起こして死亡する場合もあります。

　そのうえ、治療に使える抗MRSA薬は限られています。

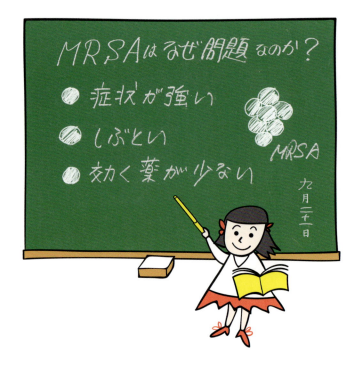

MRSAは症状が強い

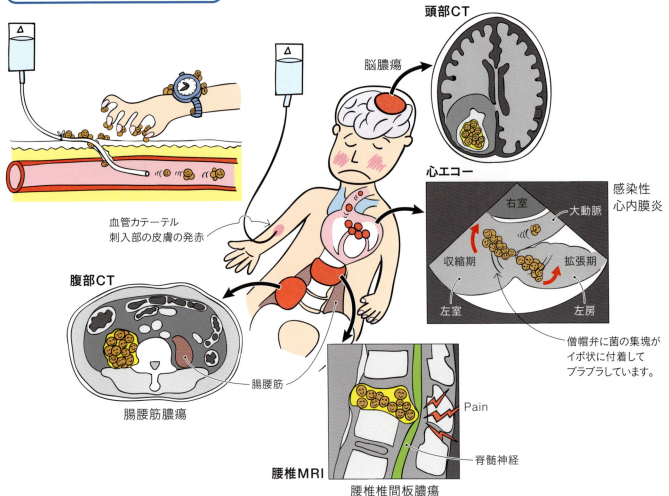

MRSAはしぶとい

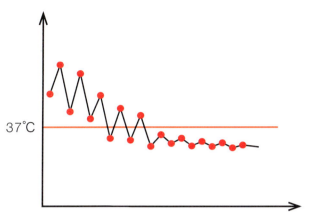

熱が下がっても4〜6週間は治療が必要です

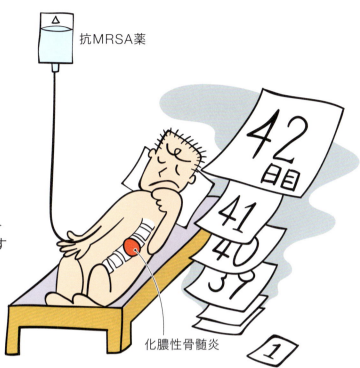

化膿性骨髄炎

　例えば、化膿性骨髄炎の場合は、一般的に抗菌薬を4〜6週間、静脈内投与します。
　MRSA骨髄炎の場合は、それより長期投与を必要とする場合もあります。

MRSAは効く薬が少ない

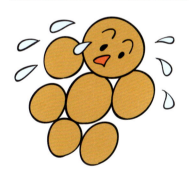

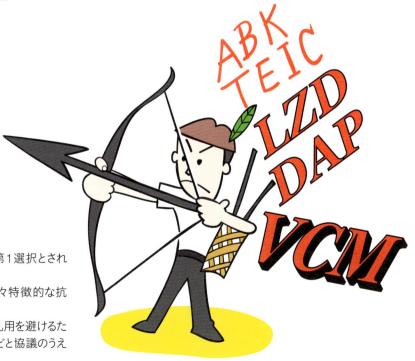

　MRSAの治療薬はVCM（バンコマイシン）が第1選択とされています。
　DAP（キュビシン）やLZD（ザイボックス）も各々特徴的な抗菌作用をもっています。
　DAPやLZDは最近開発された薬であり、その乱用を避けるために、使用に際しては、抗菌薬適正使用チームなどと協議のうえで使用する「許可制」をとっている病院もあります。

■MRSAの治療

1. 保菌か起炎菌かの検討

抗MRSA薬を投与する前に、検出されたMRSAが保菌か起炎菌かを十分に検討する必要があります。血液や髄液など無菌材料から検出された場合は起炎菌ですが、喀痰や尿、褥瘡などから検出された場合には単なる保菌（定着）であることが多く、患者の状態やグラム染色結果なども含めて総合的に判断することが大切です。

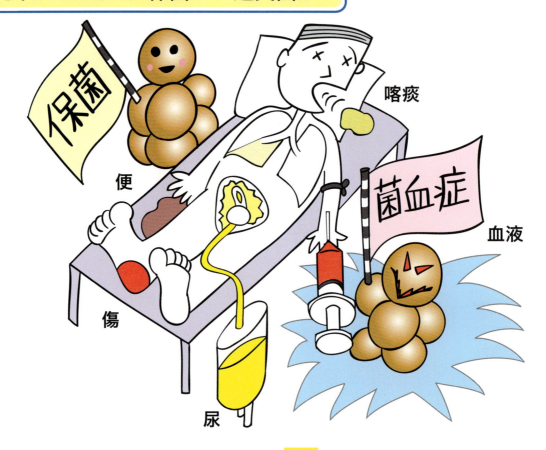

検出されたMRSAが保菌か？起炎菌か？

便
- 便のMRSAは保菌です。
- 入院中に下痢症状があり、腸炎が疑われる場合は、クロストリジウム・ディフィシル関連下痢症/腸炎（CD腸炎）を鑑別するためCDトキシン検査、分離培養検査を行います。

傷や手術創
- 褥瘡など傷の表面には付着しているだけです。デブリードマン、洗浄を行い除去します。
- 化膿した手術創は抜糸、切開、排膿します。

尿
- MRSAは単純な尿路感染や腎盂腎炎を起こしません。
- 膀胱内留置カテーテルの長期間挿入時には起炎菌になりえます。

喀痰
- 肺炎の起炎菌ではなく、単に保菌だけの場合が多いです。
- 長期の抗菌薬投与、気管切開患者やVAP（人工呼吸器関連肺炎）の場合、起炎菌の可能性があります。

血液
無菌であるはずの血液からMRSAが検出されたら大問題！
- 入院中は血管内カテーテルや手術と関係することが多いです。
- 心内膜炎、骨髄炎、深部膿瘍など感染源を検索します。

2. 抗MRSA薬

バンコマイシン（VCM）は日本で1981年に発売されました。以来30年間以上の使用実績のあるバンコマイシンは、その有効性、安全性、経済性の面などからMRSA治療薬の第1選択とされています。

新規に開発され、MRSA感染症治療薬としての適応があるリネゾリド（LZD、ザイボックス、2006年～）やダプトマイシン（DAP、キュビシン、2011年～）も各々特徴的な抗菌作用をもち有用です。

MRSAがこれ以上耐性化しないように、抗MRSA薬の投与前には適応、投与量、投与間隔などを十分に検討する必要があります。

バンコマイシンはMRSAの細胞壁に吸着されてしまうので、MRSAの絶対数が多い膿瘍に点滴静注しても効果はありません。膿瘍は、まず切開・排膿して、膿瘍内のMRSAの絶対数を物理的に減らすことが重要です。

抗MRSA薬一覧

	バンコマイシン VCM	ダプトマイシン DAP	リネゾリド LZD	テイコプラニン TEIC	アルベカシン ABK
系統	グリコペプチド系	リポペプチド系	オキサゾリジノン系	グリコペプチド系	アミノグリコシド系
先発医薬品名	バンコマイシン	キュビシン	ザイボックス	タゴシッド	ハベカシン
特徴	・MRSA感染症治療で最も基本となる抗菌薬 ・レッドネック症候群（副作用）：急速静注すると肥満細胞からヒスタミンが遊離されて、顔面、頸部、体幹が広範囲に紅潮する。 ・0.5gを1時間以上かけて点滴する。	・適応は、皮膚軟部組織、敗血症、右心系感染性心内膜炎 ・MRSA感染症の治療ガイドラインでは、血流感染症の第1選択薬とされている。 ・肺サーファクタント（リン脂質）で結合して不活化されるため肺炎には適応がない。	・第一選択薬としての唯一の感染症は「VRE感染症のみ」 ・抗MRSA薬としては「切り札」的存在 ・消化管での吸収率が100％と良好であるため、内服治療が可能 ・肺、骨、髄液への移行性がVCMよりも良好 ・血小板減少などの骨髄抑制や不可逆性の末梢神経障害がある。 ・投与はできるだけ14日以内	・高度の腎障害でバンコマイシンを使用できない場合の代替薬	・日本だけの認可薬剤
規格	0.5g、1.0g	350mg	600mg	200mg	25,75,100,200mg
標準的1日投与量	2g/日 TDM*が必要 3日目の投与前に採血してトラフ値を測定する。	200-300mg/日 TDM不要 皮膚軟部組織 4mg/kg 敗血症、感染性心内膜炎 6mg/kg	1,200mg/日 （1回600mg 1日2回） TDM不要	400mg/日 初期負荷（ローディング）が必要 TDMにより調整する。	150-200mg/日 TDMにより調整する。
1日当たりの金額（2015年薬価）	11,132円	13,530円	注射：36,574円 内服：26,611円	11,024円	5,645円
		許可制（京都第二赤十字病院） ダプトマイシンとリネゾリドは、普段は薬剤オーダーリングシステム上、オーダーできないようにロックされている。担当医は感染制御部の医師、薬剤師と協議して、適応ありと判断された場合のみ、ロックが解除されて処方できる。			

＊TDM（治療的薬物血中濃度測定）：薬物による治療効果を高める一方、副作用をなくすために、薬物の血中濃度を測定して、個々の患者に適した投与量、投与間隔を設定することをTDMといいます。

3. MRSA感染症の再燃、難治化

整形外科や心臓血管外科の手術のなかには、人工関節や人工弁などの人工物を体内に留置する手術があります。体内に留置された人工物にMRSAが感染した場合、その周辺に微小な膿瘍やバイオフィルムが早期に形成されるため治療に難渋する場合があります。いったん、MRSA感染が治癒したと思っていても、再燃や難治化をきたすことがあるため、感染初期の適切な治療が重要とされます。

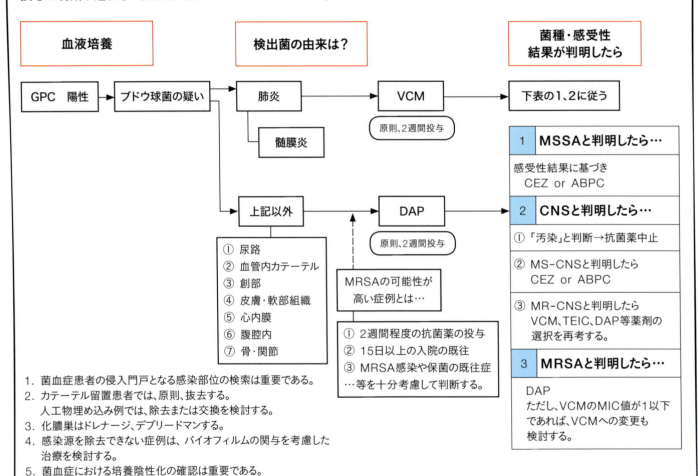

©京都第二赤十字病院

■MRSAを遺伝子分析して、MRSAをうつした犯人を見つける

1. 「手指消毒をしていない誰か」が患者にMRSAをうつしている

MRSAは院内感染を象徴する耐性菌であり、患者にうつさないように、患者に触る前には手指消毒をする必要があります（標準予防策）。

WHOは①患者に触れる前、②清潔処置を行う前、③体液に触れた（可能性がある）場合、④患者に触れた後、⑤ベッド柵などの患者周辺の環境に触れた後の5つのタイミングに手指衛生（手指消毒）することを啓発しています。

耳にタコができるぐらいに啓発されているのは、「手指消毒を行わない現実がある」からです。

そこで、MRSAの院内での水平伝播を防ぐためには、MRSAの遺伝子分析を行い、「このMRSAはどこから来たMRSAであるか」を検索して、手指消毒をしない職員に、ときには動かぬ証拠を突きつけることも必要になります。

2. POT法で「動かぬ証拠」を示す

細菌の遺伝子分析には、パルスフィールド・ゲル電気泳動法（PFGE）という標準的方法があります。

この方法は、一般的には外注検査で、結果が出るまで3日間程度を必要とし、検査費用もかかります。

一方、2006年に日本で開発されたPOT法は院内で簡便に測定でき、4〜5時間で結果が判明し、パルスフィールド・ゲル電気泳動法と同程度に菌株を識別することができるため大変有用です。

具体的には、
① あらかじめ院内で検出されたMRSAをPOT法で調べて、各MRSAのPOT型を把握しておきます。
② 次に、新規に検出されたMRSAのPOT型を検査します。
③ POT型の相同性を照合することで、新規MRSAは院外から持ち込まれたものか？院内にすでに存在しているMRSAと同一である可能性はないか？などを検討します。
④ MRSAのPOT型に加えて、検出患者の入院病棟や担当スタッフなどの疫学情報も加味して、総合的に院内伝播の可能性を判断します。

MRSAのPOT法の活用

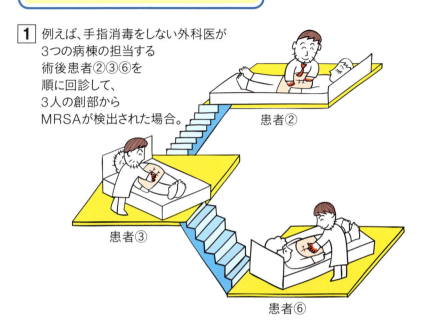

1 例えば、手指消毒をしない外科医が3つの病棟の担当する術後患者②③⑥を順に回診して、3人の創部からMRSAが検出された場合。

2 外科医と関係のない他の患者4人のMRSAと合わせて7人のMRSAをPOT法で遺伝子分析して、患者②③⑥のバンド・パターンが同じでPOT型が合致したら…。

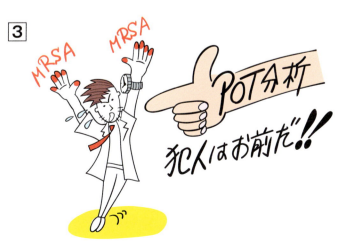

3

院内感染型MRSAと市中感染型MRSA

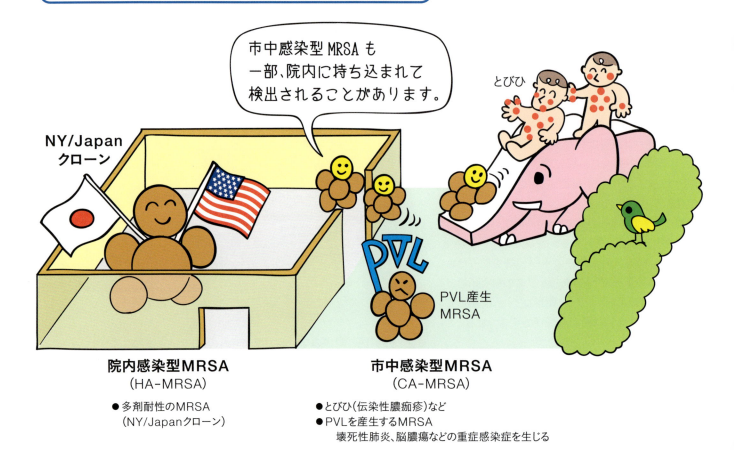

　欧米では1999年ごろから、日本では2006年ごろから、院内感染型MRSA（HA-MRSA）とはまったく異なる市中感染型MRSA（CA-MRSA）による感染症が報告されています。
　市中感染型MRSAのなかには、PVLという白血球溶解毒素を産生して、元気な子どもや青年に重症の壊死性肺炎や脳膿瘍などを引き起こすMRSAが存在し問題になっています。
　なお、院内感染型MRSAやとびひ（伝染性膿痂疹）から分離される市中型MRSAはPVLを産生しません。

参考文献
1. 鈴木匡弘：Cica Geneus Staph POT Kitの原理とメチシリン耐性黄色ブドウ球菌の分子疫学. THE CHEMICAL TIMES 2011；3：16-21.
2. 鈴木匡弘：PCR-based ORF typing法（POT法）の実施手順と注意点. 検査と技術 2014；42(1)：76-80.
3. 藤本卓司：感染症レジデントマニュアル 第2版. 医学書院, 東京, 2013.
4. MRSA感染症の治療ガイドライン作成委員会編：MRSA感染症の治療ガイドライン2014年改訂版. 日本化学療法学会, 日本感染症学会, 東京, 2014.
5. 浅利誠志：実践から学ぶ！治せるMRSA感染症. 最新医学社, 大阪, 2014.
6. 青木眞：レジデントのための感染症診療マニュアル 第3版. 医学書院, 東京, 2015.
7. 中込治, 神谷茂編：標準微生物学 第12版. 医学書院, 東京, 2015.

＊POT法に関する記述部分は、本法を開発された愛知県衛生研究所の鈴木匡弘先生にご高閲をいただきました。感謝を申し上げます。

2 耐性菌

MRSA検出時(グレード2)の対策チェックリスト

<グレード2> 喀痰から検出、気管切開時の痰から検出、広範囲熱傷、創感染、MRSA肺炎、便に保菌、開放式ドレーン排液から検出、褥瘡から検出など、MRSAが周囲に拡散する危険性のある状態をグレード2とする。

患者ID		MRSA検出日	/	喀痰・その他(	)	陽性・陰性
患者氏名			/	喀痰・その他(	)	陽性・陰性
診療科・主治医			/	喀痰・その他(	)	陽性・陰性
病室		対策解除日				

接触感染対策を実施する

	項目	内容	月/日	サイン
1	MRSA検出確認パネル表示	① MRSA検出時には、ICTメイトの「病室マップ」にMRSA検出マークが点滅する。点滅を確認したら、病棟の感染管理担当者(師長、係長、ICTメンバー、リンクナース)がマークの点滅を点灯に変更する。 ② 患者・家族に説明後、病室入口にピンク色の「接触感染対策」のカラーパネルを掲示する。		
2	手指消毒の徹底(標準予防策)	① MRSAはヒトからヒトへ接触感染でうつる。サニサーラをベッドサイドに配置する。 ② 患者に接触する前後には手指消毒を徹底する。 ③ 検温、処置(尿路カテーテルの留置、経腸栄養チューブの挿入など)、ケア(おむつ交換など)毎に手指消毒する。		
3	ベッドコントロール	① 原則、トイレ付きの個室。保菌者が複数いる場合は同室にする(コホート隔離)。 ② 部屋がなければ、総室でカーテン隔離する。ベッド間隔は1m以上あける。 ③ 保菌者と非保菌者間を移動しないように、看護師の受け持ちもできるだけ分ける。		
4	個人用物品	体温計、血圧計、聴診器、駆血帯、便器、尿器、陰部洗浄ボトルなどは専用化する。		
	PPE(個人防護具)	① PPE(手袋、エプロン、ガウンなど)を室内に設置して処置毎に交換する。 ② 感染性廃棄物用の「フタ付きごみ箱」を室内に設置し、使用後のPPEを捨てる。		
5	トイレ	① 保菌患者は個室トイレ、ポータブルトイレを使用する。共用トイレは使用しない。 ② 使用後は、便座を便座除菌クリーナーで除菌する。 ③ 便器、尿器、ポータブルトイレは使用後、洗浄・消毒・乾燥する。		
6	おむつ	おむつ交換は「おむつ交換手順」に従う。使用後のおむつはビニール袋に入れて持ち出す。		
7	リネン	① 標準処理。便、尿汚染のある場合は、専用の水溶性バックに入れる。 ② マットレス、カーテンは、患者退室後に洗濯に出す。		
8	創処置	創処置マニュアルに従って処置する。手指消毒、手袋交換を徹底する。		
9	環境消毒	MRSAはベッド周辺の汚染を介して広がる。コンタクトポイント(ベッド柵、オーバーテーブル、ドアノブ、手すりなど)を1日2回、アルコール含有の除菌シートで消毒する。		
10	ハウスキーパーの指導	① トイレ清掃やコンタクトポイント(ドアノブ、手すり)の清拭を徹底するように依頼する。 ② 患者退室後の部屋清掃時は、特にトイレ周り、ベッド周囲の徹底を依頼する。		
11	患者・家族指導	部屋の出入り時、食事前、トイレの後などに手指衛生(手指消毒、石けんと流水による手洗い)を徹底するように指導する。		
12	他部門への連絡	CT撮影など他部門に移送する前には、移送先にMRSA検出患者であることを連絡する。		
13	対策の解除	① 1週間以上の間隔をあけて3回陰性が確認され、かつ、MRSA拡散リスク因子がなくなった場合(抗菌薬中止、ドレーン抜去、創上皮化、咳消失、下痢改善など)、陰性化したと判断し対策を解除する。 ② 対策解除後、チェックリストを感染制御部に提出する。		

©京都第二赤十字病院

2 耐性菌

薬剤耐性菌は、院内感染のレベルを超えて、人類全体の問題となっている

これまで薬剤耐性菌の問題は、免疫力の低下した入院患者における院内感染の問題でした。
しかし21世紀に入ってからは、一般市民もかかりうる膀胱炎や肺炎などの原因菌までもが多剤耐性菌に変化し、治療困難な状況をうみ出して、世界にまん延しつつあります。

薬剤耐性菌は、もはや人類全体の深刻な問題

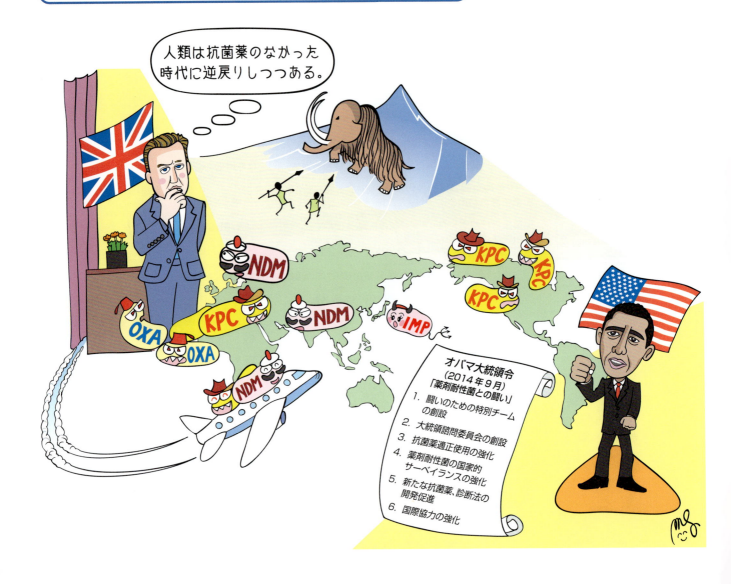

2 耐性菌

■世界の薬剤耐性菌問題

1941年のペニシリンの臨床応用以来、「新しい抗菌薬が開発されるたびに、細菌は生き延びようとして、より強力な耐性菌に変化する」というイタチごっこのような悪循環が今日まで繰り返されています。

1960年代にグラム陽性球菌（GPC）の黄色ブドウ球菌がメチシリン耐性黄色ブドウ球菌（MRSA）となり、今ではMRSAは世界にまん延しています。

1980年代後半からは、多剤耐性緑膿菌（MDRP）などグラム陰性桿菌（GNR）の薬剤耐性菌が院内感染として問題となってきました。

2009年には、有効な抗菌薬が限られるNDM型メタロβラクタマーゼを産生する肺炎桿菌（クレブシェラ）による感染例が海外で報告されました。肺炎桿菌は一般市民にも肺炎や尿路感染などの感染症を引き起こすため、抗菌薬が効かないとなると、免疫力の低下した人だけでなく、健康な人でも生命の危険が生じます。

2013年には、米国疾病管理予防センター（CDC）が、まん延するカルバペネム耐性腸内細菌科細菌（CRE）を抗菌薬が効かない「悪夢の細菌」と呼んで警告を発しています。

薬剤耐性菌が世界にまん延する一方で、有効な抗菌薬がほとんどない現状から、2014年7月、英国のキャメロン首相は「人類は医療の暗黒時代（抗菌薬のなかった時代）に逆戻りしつつある」と警告しています。また米国のオバマ大統領は、薬剤耐性菌問題を克服するために2014年9月に「大統領令」を発令し、この問題を政治的課題の1つとして取り組んでいます。

今や薬剤耐性菌の問題は院内感染の問題にとどまらず、世界経済や安全保障などの世界的問題と並んで、世界の人々の生命をおびやかしかねない深刻な状況になっています。

日本では、現在、幸いなことにNDM型メタロβラクタマーゼ産生菌やCREなどの分離頻度は低い状況です。

しかし、外国で医療を受けた患者が日本国内の病院に転院した際に、海外の薬剤耐性菌が持ち込まれ、それによるアウトブレイクが実際に起こっています。世界の耐性菌問題は、もはや「対岸の火事」として見過ごすことのできない状況となっています。

そのため厚生労働省は2015年4月に、国や地方自治体、医療関係者、さらに一般国民に向けて「薬剤耐性菌対策に関する提言」を出しています。提言では、抗菌薬の適正使用、感染制御の強化、サーベイランスの強化などについて述べられています。

薬剤耐性菌に関する年表

時代	年		出来事
昭和時代	1940		ペニシリンの臨床応用がはじまる
	1950		
	1960	1960	MRSA出現
	1970		
	1980	1983	ESBL産生菌の報告
		1986	VRE出現
		1980年代後半	多剤耐性緑膿菌（MDRP）出現
平成時代	1990	1990	富家恵海子 著『院内感染』出版
		1990年代	多剤耐性アシネトバクター（MDRA）出現
	2000	2009	NDM型メタロβラクタマーゼ産生菌の報告
	2010	2010	東京の大学病院での「多剤耐性アシネトバクター集団感染」の報道
		2013	カルバペネム耐性腸内細菌科細菌 CDCがCREを「悪夢の細菌」と呼び、「この10年間にCREが急激に増加しているため、感染の拡大を食い止めなければならない」と警告を発した
		2014	英国のキャメロン首相や米国のオバマ大統領が「薬剤耐性菌問題は切迫した世界的政治課題である」とした
		2015	院内感染対策中央会議が「薬剤耐性菌対策に関する提言」をまとめ、厚生労働省がこれを全国に周知した

薬剤耐性菌の名前は「抗菌薬」あるいは「加水分解酵素」に由来している

「どういう抗菌薬に耐性であるのか」ということを表現した命名法	「抗菌薬を加水分解するβラクタマーゼのなかでもどのような特別の酵素をもっているのか」ということを表現した命名法

グラム陽性球菌(GPC)

メチシリン耐性黄色ブドウ球菌(MRSA)

バンコマイシン耐性腸球菌(VRE)

グラム陰性桿菌(GNR)

多剤耐性緑膿菌(MDRP)

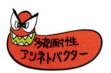

多剤耐性アシネトバクター(MDRA)
アシネトバクター属の代表的な菌がアシネトバクター・バウマニです。

緑膿菌とアシネトバクターは、カルバペネム、アミノグリコシド、ニューキノロン(フルオロキノロン)の3系統の抗菌薬すべてに耐性をもった場合、多剤耐性と呼ばれます。

カルバペネム耐性腸内細菌科細菌(CRE)
CREの多くは、右欄のメタロβラクタマーゼなどのカルバペネマーゼを産生して、カルバペネムに耐性を示します。

グラム陰性桿菌(GNR)

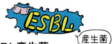（産生菌）

ESBL産生菌
基質特異性拡張型βラクタマーゼ産生菌

代表的な菌は、大腸菌や肺炎桿菌(クレブシェラ)などです。

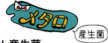（産生菌）

MBL産生菌
メタロβラクタマーゼ産生菌

代表的な菌は、セラチア、緑膿菌、大腸菌、肺炎桿菌(クレブシェラ)などです。

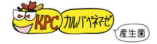（産生菌）

KPC型カルバペネマーゼ産生菌
名前の由来は、1990年代後半にアメリカで、肺炎桿菌(*K*lebsiella *P*neumoniae)からはじめて分離されたカルバペネマーゼ(*c*arbapenemase)に由来しています。

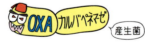（産生菌）

OXA型カルバペネマーゼ産生菌
OXAは2001年に、はじめてトルコで肺炎桿菌(クレブシェラ)から分離されました。

＜代表的なMBL産生菌＞

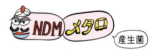（産生菌）

IMP型メタロβラクタマーゼ産生菌
名前の由来は、
*imip*enemを分解する菌
臨床的に*imp*actが大きく、*imp*ortantな菌
βラクタム薬による治療が*imp*ossibleな菌
imp 小さい悪魔 …などに由来しています。

NDM型メタロβラクタマーゼ産生菌
名前の由来は、2009年にインドのニューデリー(*N*ew *D*elhi)ではじめて分離されたメタロ(*M*)に由来しています。

※NDM型MBL産生菌、KPC型カルバペネマーゼ産生菌、OXA型カルバペネマーゼ産生菌は、海外でまん延している薬剤耐性菌です。現在のところ、日本で検出されている菌は海外から持ち込まれたものです。

■薬剤耐性菌を理解するためには…

国内でも現実にCREによるアウトブレイクは発生しています。感染管理を担当するICN(感染管理看護師)はその単語を知っているだけではなく、実際にアウトブレイクが生じた際には、第一線で対応しなければなりません。

たくさんある薬剤耐性菌のなかで、MRSAやVREはまだ比較的に理解しやすい耐性菌です。

病原性による細菌の分類と耐性化の問題

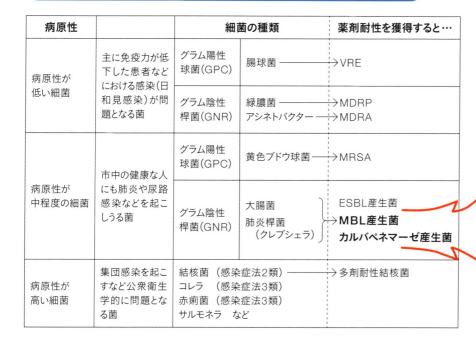

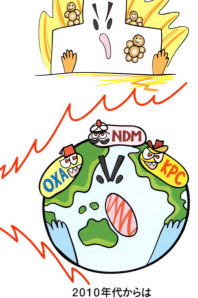

薬剤耐性菌はこれまでは院内感染として問題であった

2010年代からは世界の誰でもが難治性感染症にかかりうる人類全体の深刻な問題となってきている

2010年～2014年11月に日本で検出された海外からの外来型カルバペネマーゼ産生腸内細菌科細菌 46株

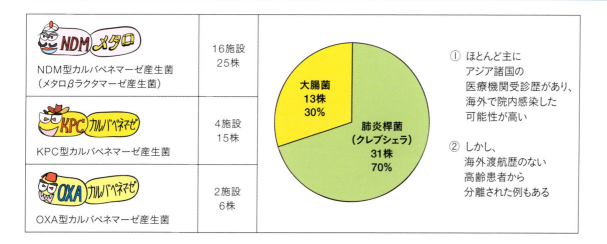

① ほとんど主にアジア諸国の医療機関受診歴があり、海外で院内感染した可能性が高い

② しかし、海外渡航歴のない高齢患者から分離された例もある

しかし、ESBL産生菌といわれると理解しにくくなります。

さらに「オバマ大統領が問題にしているCRE」といわれては、何が何だか？わからない状態になります。

薬剤耐性菌の理解を難しくしている原因の1つに、薬剤耐性菌の名称があるかもしれません。

薬剤耐性菌は、「抗菌薬」あるいは「抗菌薬を加水分解する酵素」か、どちらかに由来して命名されていることを知れば、少しは頭の中が整理されるかもしれません。

抗菌薬の分類

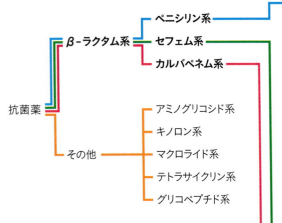

	分類(特徴的内容など)		先発医薬品名	一般名	略号
1	天然ペニシリン		ペニシリンGカリウム	ベンジルペニシリン	PCG
2	広域ペニシリン		ビクシリン	アンピシリン	ABPC
3	広域ペニシリン(β-ラクタマーゼ阻害薬配合)		ユナシン-S	スルバクタム・アンピシリン	SBT/ABPC
4	複合ペニシリン(耐性ブドウ球菌用ペニシリン配合)		ビクシリンS	アンピシリン・クロキサシリン	ABPC/MCIPC
5	抗緑膿菌ペニシリン		ペントシリン	ピペラシリン	PIPC
6	抗緑膿菌ペニシリン(β-ラクタマーゼ阻害薬配合)		ゾシン	タゾバクタム・ピペラシリン	TAZ/PIPC

	分類(特徴的内容など)		先発医薬品名	一般名	略号
1	第1世代		セファメジン	セファゾリン	CEZ
2	第2世代	バクテロイデス属に活性がない	パンスポリン	セフォチアム	CTM
3	第2世代	バクテロイデス属に活性がある	セフメタゾンフルマリン	セフメタゾールフロモキセフ	CMZ FMOX
4	第3世代	緑膿菌に活性がない	ロセフィン	セフトリアキソン	CTRX
5	第3世代	緑膿菌に活性がある	モダシン	セフタジジム	CAZ
			スルペラゾン	スルバクタム・セフォペラゾン	SBT/CPZ
6	第4世代		マキシピーム	セフェピム	CFPM
			ファーストシン	セフォゾプラン	CZOP

	先発医薬品名	一般名	略号	特徴的な内容など
1	チエナム	イミペネム・シラスタチン	IPM/CS	最初のカルバペネム系抗菌薬
2	カルベニン	パニペネム・ベタミプロン	PAPM/BP	抗緑膿菌作用は弱い
3	メロペン	メロペネム	MEPM	
4	フィニバックス	ドリペネム	DRPM	

■抗菌薬とは

抗菌薬とは、細菌の増殖を抑制したり、殺菌したりする物質で、感染症治療に用いる薬の総称です。抗菌薬には、放線菌や真菌などの微生物が産生する天然抗菌薬と人工的に化学合成された合成抗菌薬の2種類があります。

耐性菌とは

耐性菌とは「通常は有効性が期待される抗菌薬に対して耐性を獲得した細菌」のことをいいます。

1. 自然耐性と獲得耐性

抗菌薬の耐性には、自然耐性と獲得耐性の2種類があります。

自然耐性とは、細菌がもともと自然に備えている耐性です。

例えば、バンコマイシンはブドウ球菌などのグラム陽性球菌にはよく効きますが、グラム陰性菌には効きません。これはグラム陰性菌がバンコマイシンに対して自然耐性をもっているからです。

一方、以前はよく効いていた抗菌薬なのに、細菌が抵抗力をつけてその抗菌薬に耐性を獲得した場合を獲得耐性といいます。

この章で述べている「薬剤耐性菌」とは「獲得耐性菌」のことです。

2. 細菌が薬剤耐性を獲得する方法には2通りある

① 染色体が突然変異して耐性化する場合

1つ目は、細菌自身の染色体が突然変異して薬剤耐性を獲得する方法です。

例えば、黄色ブドウ球菌の染色体に、メチシリン耐性遺伝子（SCCmecカセット）が組み込まれることによってメチシリン耐性黄色ブドウ球菌（MRSA）が生まれました。

② 薬剤耐性遺伝子をもったプラスミドが水平伝播して耐性化する場合

2つ目は、薬剤耐性遺伝子をもったプラスミドが細菌から細菌へと移って水平伝播していく方法です。プラスミドによって薬剤耐性を獲得する耐性菌には、ESBL産生菌、MBL産生菌などがあります。

プラスミドとは

プラスミドとは、各細菌に固有の染色体とは別に、菌体内に存在する小さな環状のDNAです。

プラスミドは、しばしば薬剤耐性遺伝子をもっています。

例えば、薬剤耐性菌である細菌＜A＞と薬剤耐性菌ではない細菌＜B＞が接合して、＜A＞から＜B＞にプラスミドが移って耐性遺伝子を伝達することにより、細菌＜B＞が耐性化します。

腸内細菌科細菌では、後述（国内の病院の小児病棟での事例）のように、カルバペネム耐性遺伝子がプラスミドを介して同じ菌種だけではなく、異なった菌種にも伝播することが報告されています。

> 薬剤耐性遺伝子がプラスミドによって、同じ菌種だけでなく、異なった菌種にも伝達されて、薬剤耐性菌が増えていく

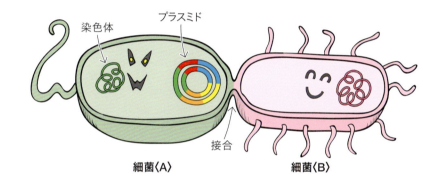

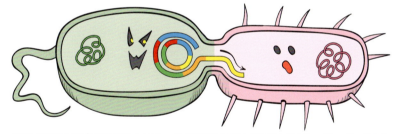

耐性遺伝子がプラスミドの上にのって、薬剤耐性能力が＜A＞から＜B＞へ移っていきます。

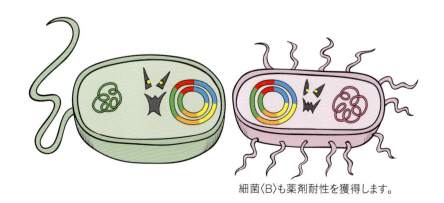

細菌＜B＞も薬剤耐性を獲得します。

代表的な薬剤耐性菌

薬剤耐性菌は多数ありますが、院内感染で問題となる代表的なものは表のとおりです。

	GPC グラム陽性球菌		GNR グラム陰性桿菌				
略号	MRSA	VRE	MDRP	MDRA	ESBL産生菌	MBL産生菌	CRE
和名	メチシリン耐性黄色ブドウ球菌	バンコマイシン耐性腸球菌	多剤耐性緑膿菌	多剤耐性アシネトバクター	基質特異性拡張型βラクタマーゼ産生菌	メタロβラクタマーゼ産生菌	カルバペネム耐性腸内細菌科細菌
感染症法	5類定点（翌月初日に届出）	5類全数（7日以内に届出）	5類定点（翌月初日に届出）	薬剤耐性アシネトバクター感染症：5類全数（7日以内に届出）			5類全数（7日以内に届出）
元の菌	黄色ブドウ球菌	腸球菌	緑膿菌	アシネトバクター	大腸菌 肺炎桿菌 プロテウス・ミラビリスなど	腸内細菌科細菌 緑膿菌 アシネトバクターなど	腸内細菌科細菌（p.150参照）

■バンコマイシン耐性腸球菌（VRE）

　腸球菌は、その名のとおり腸管内に常在するグラム陽性球菌（GPC）です。会陰部、腟、口腔などにも常在します。

　患者から分離される腸球菌の70〜80％はフェカーリス（*E. faecalis*）で、10％程度がフェシウム（*E. faecium*）です。

　バンコマイシンはかつて腸球菌の特効薬でしたが、その特効薬に耐性化してしまった腸球菌がVREです。

　VREはバンコマイシンだけでなく、他にも多くの抗菌薬に耐性化しています。

　VREは腸管内にいても下痢などの腸炎症状を生じないため、知らないうちに入院患者の間で静かに広がっている危険性があります。

　VREの治療薬はリネゾリド（LZD、ザイボックス）です。キヌプリスチン/ダルホプリスチン（QPR/DPR、シナシッド）はVREのうちフェシウム（VREF）にのみ適応があります。

■緑膿菌

多剤耐性緑膿菌（MDRP）の前に、シュードモナス属を代表する緑膿菌について理解することが大切です。

この菌に感染すると、甘い臭気のする緑色液を分泌するため緑膿菌と呼ばれます。

なお、緑膿菌は耐性菌ではありません。

1. 緑膿菌は湿潤な環境を好む

緑膿菌はwater bacteriaとも呼ばれ、湿潤な環境を好みます。

病院内の洗面所の流し台、トイレ、浴槽、シャワーヘッド、水道の蛇口、汚物処理室、蓄尿器、人工呼吸器、花瓶などに潜んでいます。また、消毒液、軟膏、石けん、点眼液などほとんど栄養分を含まない水分の中でも生存できます。

2. 緑膿菌は日和見感染を起こす

緑膿菌の病原性は低く、一般的に健康な人は感染症を起こしません。

しかし免疫力の低下した易感染患者では、気管内挿管、カテーテル挿入、熱傷など皮膚や粘膜の損傷部位から体内に侵入して日和見感染を起こします。日和見とは「なりゆきをうかがっていて、態度をはっきりさせないこと」です。

3. 緑膿菌は経腸管的内因性敗血症を起こす

緑膿菌は消化管内にも一過性に定着します。

例えば、免疫力の低下した血液病の患者などに広域抗菌薬を投与すると、増殖した緑膿菌が弱った腸管粘膜から血管内に侵入（バクテリアル・トランスロケーション）し、内因性の敗血症を生じることがあります。

緑膿菌などのグラム陰性桿菌はエンドトキシン（内毒素）を産生し、血中に入ると発熱、ショック症状、多臓器不全を起こします。

特に、白血球減少患者に原因不明の緑膿菌敗血症がみられた場合は、腸管からの侵入を考えることが重要であるとされています。

バクテリアル・トランスロケーションによる経腸管的内因性敗血症

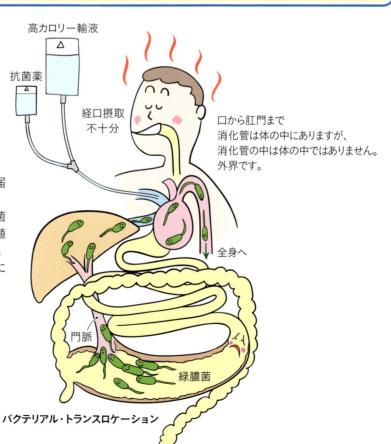

経口摂取が不十分で、腸管粘膜に栄養が届かないと腸管粘膜の免疫力が低下します。

さらに、抗菌薬の投与により常在の腸内細菌叢に乱れが生じると、緑膿菌が日和見的に増殖して、弱った腸管粘膜から血管内に侵入します。

やがて、緑膿菌は門脈から肝臓を経て全身に広がって、敗血症を引き起こします。

4. 緑膿菌はバイオフィルムを作り、その中で増殖する

　緑膿菌は粘着性の物質を分泌して、血管内留置カテーテルや人工心臓弁、人工関節など人工物のまわりにバイオフィルム（biofilm）と呼ばれるヌルヌルした膜状～キノコ状の構造物を形成し、この中で増殖します。有効な抗菌薬を投与しても、抗菌薬はバイオフィルムの中まで透過できないため緑膿菌を死滅させることはできません。

　したがって、人工物にいったんバイオフィルムが形成されると、抗菌薬だけでは治療困難となります。人工物を除去しない限り、持続的に菌血症を生じるなど難治性の慢性感染症を引き起こします。

　またバイオフィルムは人工物がなくても形成され、中耳炎、心内膜炎、骨髄炎、前立腺炎などの原因にもなります。

　なお、グラム陰性桿菌（GNR）では緑膿菌や大腸菌など、グラム陽性球菌（GPC）では黄色ブドウ球菌や表皮ブドウ球菌など、多くの細菌がバイオフィルムを形成します。

5. 緑膿菌は容易に薬剤耐性化して生き延びる

　緑膿菌は複数の耐性機序で容易に抗菌薬に耐性を獲得します。そのため各種の抗菌薬が大量に、長期間投与されると、緑膿菌以外の菌は死滅しますが、生き延びた緑膿菌は喀痰、便、尿、熱傷面、創傷面などから検出されるようになります。

　免疫力の低下した患者では、敗血症、呼吸器感染症、尿路感染症、心内膜炎、骨髄炎などの原因菌となります。

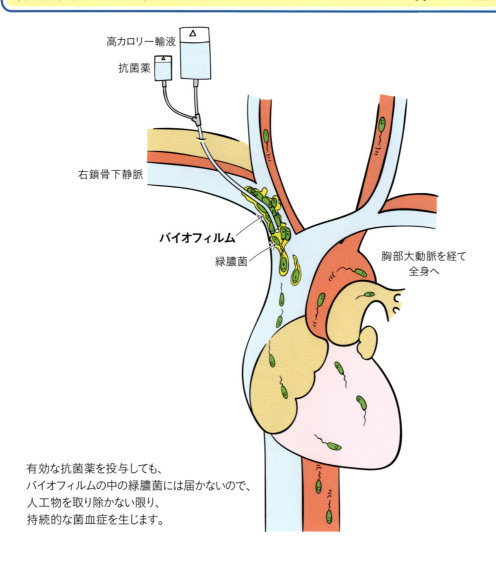

緑膿菌は人工物のまわりにバイオフィルムを作って生きのびる

有効な抗菌薬を投与しても、バイオフィルムの中の緑膿菌には届かないので、人工物を取り除かない限り、持続的な菌血症を生じます。

2 耐性菌

■ 多剤耐性緑膿菌（MDRP）

　グラム陰性桿菌感染症の治療によく用いられるカルバペネム系、アミノグリコシド系、ニューキノロン系（フルオロキノロン系）の3系統の抗菌薬すべてに耐性をもった緑膿菌をMDRPと呼びます。3系統のうち2系統の抗菌薬に耐性を示す2剤耐性緑膿菌は、MDRPになる一歩手前の状態なのでMDRPと同様に注意が必要です。

　MDRPも、その本質は緑膿菌なので、感染症を引き起こすとその治療に難渋します。

　日本では2015年3月、MDRP感染症の治療にコリスチンが使用可能となりました。

3系統の抗菌薬のすべてに耐性を示すのが多剤耐性緑膿菌

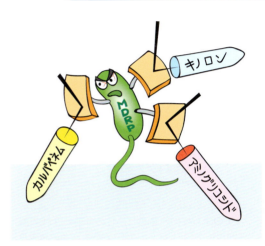

抗緑膿菌作用のある抗菌薬

	種類		一般名		先発医薬品名
1	βラクタム系	ペニシリン系	ピペラシリン	PIPC	ペントシリン
			ピペラシリン・タゾバクタム	PIPC/TAZ	ゾシン
		セフェム系	第3世代 セフタジジム	CAZ	モダシン
			第4世代 セフェピム	CFPM	マキシピーム
			セフォゾプラン	CZOP	ファーストシン
		カルバペネム系	イミペネム・シラスタチン	IPM/CS	チエナム
			メロペネム	MEPM	メロペン
			ドリペネム	DRPM	フィニバックス
2	アミノグリコシド系		ゲンタマイシン	GM	ゲンタシン
			アミカシン	AMK	アミカシン
			トブラマイシン	TOB	トブラシン
3	ニューキノロン系（フルオロキノロン系）		シプロフロキサシン	CPFX	シプロキサン
			レボフロキサシン	LVFX	クラビット

この3系統の抗菌薬に耐性をもった緑膿菌を多剤耐性緑膿菌（MDRP）と呼びます。感受性の判定薬はIPM/CS、AMK、CPFXです。

コリスチンは多剤耐性緑膿菌退治の最後の切り札

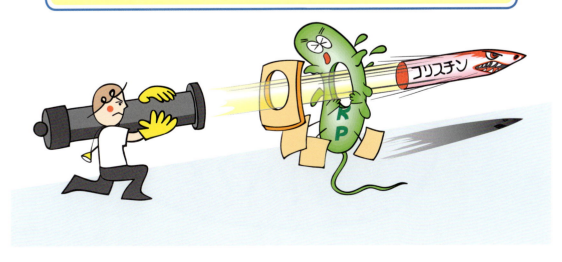

■多剤耐性アシネトバクター（MDRA）

アシネトバクター属は、緑膿菌と同じブドウ糖非発酵のグラム陰性桿菌です。

緑膿菌は湿潤環境を好みますが、アシネトバクターは湿潤環境だけではなく、乾燥環境でも長期間生存できます。

したがって、病院内では水回りなどの湿潤環境以外に、カーテンやシーツ、患者の皮膚、医療器具にも生息します。

アシネトバクター属は19種類ありますが、臨床上問題となることが多いのは、アシネトバクター・バウマニです。

アシネトバクターは弱毒菌で、健康な人に発症することはまれですが、緑膿菌と同じく、日和見感染症を起こします。

多剤耐性アシネトバクター（MDRA）は、厚生労働省の耐性菌判定基準では、MDRPの判定基準と同じく、カルバペネム、アミノグリコシド、ニューキノロン（フルオロキノロン）の3系統の抗菌薬すべてに耐性を示すアシネトバクターとされています。

MDRAは国内での分離はきわめて少ない菌（全分離菌中0.002%）です。

しかし、アジアの他の国の病院で治療を受けて、日本の病院に転院してきた重症患者がMDRAを持ち込んで、ICUや一般病棟でアウトブレイクを起こした例などが報告されています。この例では、人工呼吸器管理中のバイトブロックが院内拡散の原因であった可能性が高いと推測されています。

治療にはコリスチン、チゲサイクリンなどが使われます。

多剤耐性グラム陰性桿菌に対して、近年承認された抗菌薬

一般名	チゲサイクリン	コリスチン
分類	グリシルサイクリン系抗菌薬	ポリペプチド系抗菌薬
商品名	タイガシル	オルドレブ
略号	TGC	CL
適応菌種	他の抗菌薬に耐性を示し、本剤に感性の大腸菌、シトロバクター属、クレブシェラ属、エンテロバクター属、アシネトバクター属	他剤による効果が認められない、本剤に感性の多剤耐性緑膿菌（MDRP）、多剤耐性アシネトバクター属、その他多剤耐性グラム陰性桿菌
承認年月	2012年9月	2015年3月
承認条件	日本人での投与経験が極めて限られているため、一定の症例数のデータが集まるまでは、全症例に使用成績調査を実施して、使用患者の背景情報を把握し、本剤の安全性及び有効性に関するデータを早期に収集し、本剤の適正使用に必要な措置を講じること。	

チゲサイクリン、コリスチンともに、入院患者において他の抗菌薬が効かない多剤耐性グラム陰性桿菌による感染症治療では、「最後の切り札的存在」として位置づけられています。

出たら驚きの耐性菌

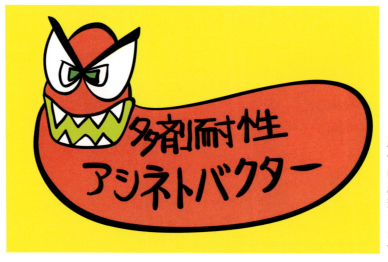

厚生労働省の院内感染対策サーベイランス（JANIS）では、2007年から3年間の臨床検体分離菌722万株中多剤耐性アシネトバクターは149株（0.002%）と、きわめてまれにしか検出されていませんでした。

■基質特異性拡張型βラクタマーゼ(ESBL)産生菌

1.「基質特異性を拡張する」とは

最近、病院内でMRSAと並んで、耳にすることの多い薬剤耐性菌にESBL産生菌があります。

当院の2014年のデータによると、外来患者に実施した血液培養から検出された大腸菌のなかでESBL産生大腸菌の割合は16.9％でした。

つまり、一般市民の感染症の原因となった大腸菌の1割以上がESBL産生大腸菌であり、市民のなかでESBL大腸菌が拡がっていることが推測されます。

一般市民もESBL産生菌を保菌しているため、入院患者の検体からもESBL産生菌が検出される機会が増えていることが推測されます。そのため病院内において「ESBL産生菌」という単語を聞く機会が多くなっていると思われます。

ESBL産生菌の本名は「基質特異性拡張型βラクタマーゼ産生菌」です。

「酵素の作用を受けて化学反応を起こす物質」を、その酵素の「基質」と呼びます。

ペニシリンという基質しか分解しないはずのペニシリナーゼが、セファロスポリン系の基質まで分解するようになったので、この酵素を「基質特異性を拡張したβラクタマーゼ(ESBL)」と呼びます。「基質を分解する」とは、その「基質に耐性を示す」ということです。

大腸菌や肺炎桿菌(クレブシェラ)などの腸内細菌科細菌の多くがESBLを産生しますが、緑膿菌やアシネトバクターなどの腸内細菌科以外のグラム陰性桿菌にもESBL産生能力があります。

このESBL産生遺伝子はプラスミド上に存在するので、ESBL産生能力は菌種を越えて広がっていきます。

ESBLは第3～4世代セフェムを含むほとんどのβラクタム系抗菌薬を分解します。

しかし、セフェム系の中でも構造がやや違うセフメタゾール(CMZ；セファマイシン系)とフロモキセフ(FMOX；オキサセフェム系)、またカルバペネム系の抗菌薬は分解されません。

したがって治療には、患者の状態が安定している場合は、感受性のあるCMZを使用します。

バイタルサインが不安定であったり、尿路感染以外の感染症(胆道系感染症、敗血症など)の場合は、カルバペネム系抗菌薬を使用します。

一般市民の1割以上はESBL産生大腸菌をもっていると推測される

大腸菌における
ESBL産生大腸菌の割合
(外来患者の血液培養)

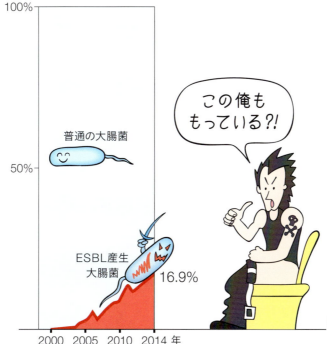

※ESBL産生菌は便を特別の培地で積極的に調べないとわかりません。

ESBL（基質特異性拡張型βラクタマーゼ）とは

ESBLを産生する代表的な3菌種
- 大腸菌
- 肺炎桿菌（クレブシェラ）
- プロテウス・ミラビリス

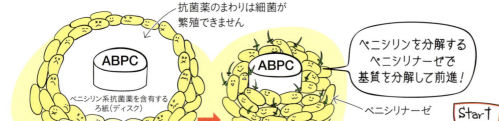

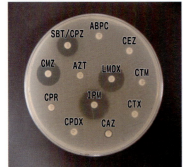

ESBL産生大腸菌を実際に培養したシャーレ

ABPC、CEZ、CTM、CTX、CAZ、CPDX、CPR、AZTのディスク周辺まで菌が発育して白っぽくなっています。

以前は、細菌が産生するペニシリナーゼが分解できる基質はペニシリン系だけでした。

ところが、ペニシリンしか分解しないはずのペニシリナーゼが、セファロスポリン系まで分解するようになったので、この酵素を基質特異性を拡張したβラクタマーゼ（ESBL）と呼びます。

上の写真のESBL産生大腸菌の薬剤感受性の判定

分類		薬剤略号	薬剤一般名	阻止帯	判定	
ペニシリン系		ABPC	アンピシリン	なし	耐性	ESBLによって分解されるペニシリン系薬、セファロスポリン系薬、モノバクタム系薬には阻止帯ができないので、判定は耐性（薬が効かない）となります。
セファロスポリン系	第1世代	CEZ	セファゾリン	なし	耐性	
	第2世代	CTM	セフォチアム	なし	耐性	
	第3世代	CTX	セフォタキシム	なし	耐性	
		CAZ	セフタジジム	なし	耐性	
		CPDX	セフポドキシム	なし	耐性	
	第4世代	CPR	セフピロム	なし	耐性	
モノバクタム系		AZT	アズトレオナム	なし	耐性	
βラクタマーゼ阻害剤配合薬		SBT/CPZ	スルバクタム/セフォペラゾン	あり	感性	一方、同じβラクタム薬でも、ESBLを阻害するSBTを配合した薬や、ESBLによって分解されにくいセファマイシン系薬、オキサセフェム系薬、カルバペネム系薬には阻止帯が形成されるので、判定は感性（薬が効く）となります。
セファマイシン系		CMZ	セフメタゾール	あり	感性	
オキサセフェム系		LMOX	ラタモキセフ	あり	感性	
カルバペネム系		IPM	イミペネム	あり	感性	

2 耐性菌

鶏肉のESBL産生大腸菌が人間にも広がっているという説がある

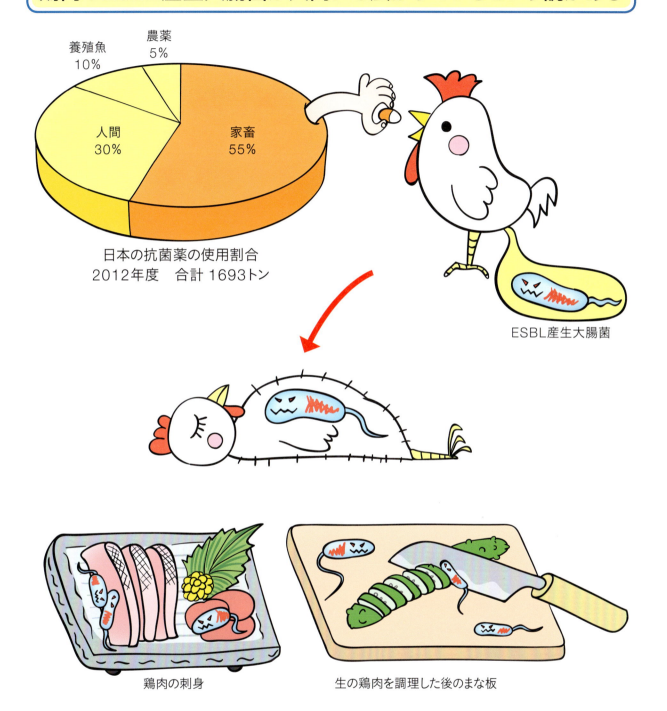

日本の抗菌薬の使用割合
2012年度 合計1693トン

ESBL産生大腸菌

鶏肉の刺身　　　生の鶏肉を調理した後のまな板

2.「鶏肉のESBL産生大腸菌が人間にも広がっている」という説がある

　日本では2013年度に1693トンの抗菌薬が使用され、そのうちの55％は家畜に、30％は人間に投与されました。

　養鶏場でも鶏に大量の抗菌薬が投与されるため、鶏の体内で薬剤耐性菌が増えて、市販の鶏肉からESBL産生大腸菌が20％程度分離されることがあります。生の鶏肉を調理した後の指やまな板には、ESBL産生大腸菌が付着している可能性があります。鶏肉のESBL産生大腸菌が、市中における人間の消化管内にも広がって増加しているとも推測されています。

メタロβラクタマーゼ(MBL)産生菌

1. メタロβラクタマーゼは菌種を超えて広がっていく

メタロβラクタマーゼ産生菌は、緑膿菌、セラチアなどのグラム陰性桿菌が多剤耐性となった菌で、尿などから検出されることの多い薬剤耐性菌です。

βラクタム環という化学構造式をもっている抗菌薬をβラクタム薬と呼びます。ペニシリン系、セフェム系、カルバペネム系の抗菌薬がβラクタム薬に属します。

メタロβラクタマーゼ産生菌はβラクタム環を加水分解する酵素であるβラクタマーゼを産生するため、βラクタマーゼ薬を投与しても効果がでません。

MBLはESBL以上に強力な加水分解酵素で、一般的なβラクタム系抗菌薬に加えてカルバペネム系抗菌薬やβラクタム阻害剤を配合した抗菌薬も分解します。

メタロβラクタマーゼの耐性遺伝子はプラスミドの上にあるので、菌種を超えて伝播していきます。

2013年に国内の病院の小児病棟で肺炎桿菌など6種類の腸内細菌科細菌において、プラスミドを介して耐性能力が伝播したことが報告されています。

この病院では調乳器具の洗浄に用いた流しのブラシからも同じプラスミドをもつ菌が検出されています。

緑膿菌や腸内細菌科細菌などグラム陰性桿菌は湿潤な環境を好んで生息するため、スポンジやブラシなど水気を十分に切りにくい物品を病院内で使用する場合は、細菌が繁殖しないように、よく乾燥させるなどの適切な管理が重要です。

なお緑膿菌は腸内細菌科細菌ではないので、MBL産生緑膿菌は後述のCREではありませんが、MBL産生腸内細菌科細菌はCREのグループに入ります。

2. 代表的なMBL産生菌

① IMP型MBL産生菌

カルバペネムに耐性を示す腸内細菌科の細菌として、1991年に愛知県で最初にIMP型MBLを産生するセラチアが分離されました。

日本で分離されるMBL産生菌の多くは、IMP型MBLです。

患者用の温水洗浄便座のノズルがMBL産生緑膿菌の便で汚染され、汚染されたノズルから噴出した水分中のMBL産生

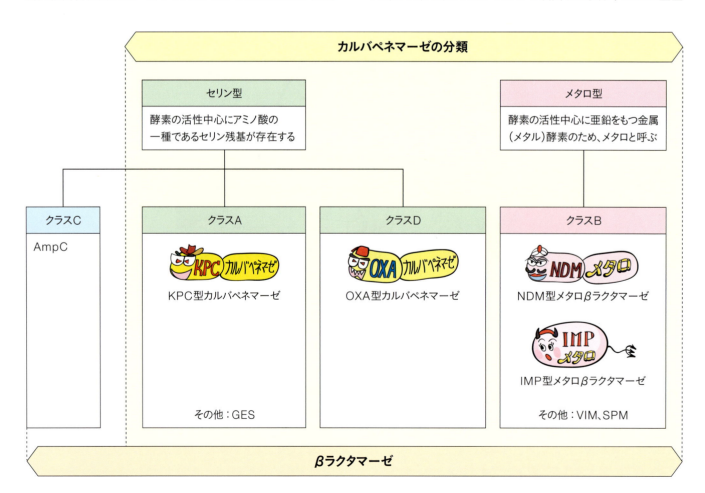

腸内細菌科細菌では、カルバペネム耐性遺伝子がプラスミドを介して、異なった菌種にも伝播する

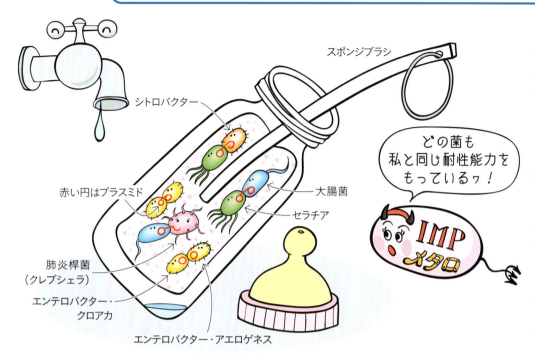

2013年に国内の小児病院のICUで、腸内細菌科細菌に属する異なる6種類の菌種からCREが検出されました。

調査の結果「IMP-1型メタロβラクタマーゼ遺伝子がプラスミドを介して異なる菌種間に広がった」とわかりました。

また、同じプラスミドをもつ菌が流しのブラシからも検出されました。

厚生労働省はこのような報告もふまえて、2014年12月に「医療機関における院内感染対策に関する留意事項」を通知しています。

緑膿菌が、次にこの便座を利用した患者の肛門粘膜に付着して、やがて消化管内に保菌されることで、この菌が伝播したと推測されるといった報告もあります。

② NDM型MBL産生菌

2010年、インドで美容整形手術などを受けてイギリスに帰国した人たちに、NDMと命名された新しいMBLを産生する肺炎桿菌（クレブシェラ）などが多数分離されたと報告されました。

NDの名はインドのニューデリー（New Dehli）に由来しています。

NDM型MBL産生菌は、インド、パキスタンからイギリス、ヨーロッパ、アメリカ、オーストラリアなど世界各地に急速に広がり問題となっています。

NDM型MBL産生菌が警戒されているのは、緑膿菌やアシネトバクターではなく、ヒトの腸管に定着しやすい大腸菌や肺炎桿菌（クレブシェラ）において多く見つかっており、今後、健康な一般市民においても難治性の感染症を引き起こす危険性があるからです。

病棟の温水洗浄便座も薬剤耐性菌を広げる可能性がある

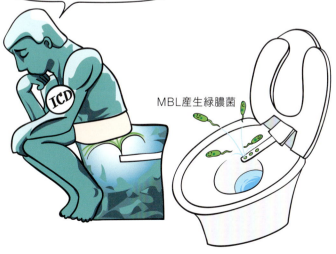

■カルバペネム耐性腸内細菌科細菌（CRE）

CREはカルバペネムが効かない大腸菌や肺炎桿菌（クレブシェラ）などの腸内細菌科細菌のことです。

CREの一部が産生するカルバペネマーゼ（カルバペネム分解酵素）は、カルバペネム系抗菌薬の炭素-窒素結合（C-N）を加水分解するため、カルバペネム系抗菌薬が効きません。

カルバペネマーゼ遺伝子（カルバペネム耐性遺伝子）の多くはプラスミド上に存在するため、ESBL産生菌やMBL産生菌と同様に、プラスミドを介して、腸内細菌科細菌を中心とした他のグラム陰性桿菌に広がっていく危険性があります。

CREはカルバペネム系抗菌薬以外に、ペニシリン系、セフェム系など多くの抗菌薬に耐性を示すため、いったん、感染症を引き起こすと治療に難渋します。

大腸菌や肺炎桿菌（クレブシェラ）は、一般市民にも尿路感染や肺炎などの感染症を引き起こす常在菌です。これらの菌に抗菌薬が効かない状況になると世界的な脅威になります。

2013年に米国疾病管理予防センター（CDC）は、CREを「悪夢の耐性菌（nightmare superbugs）」と呼び、警告を発しています。

CREの治療にはチゲサイクリンやコリスチンが使用されます。

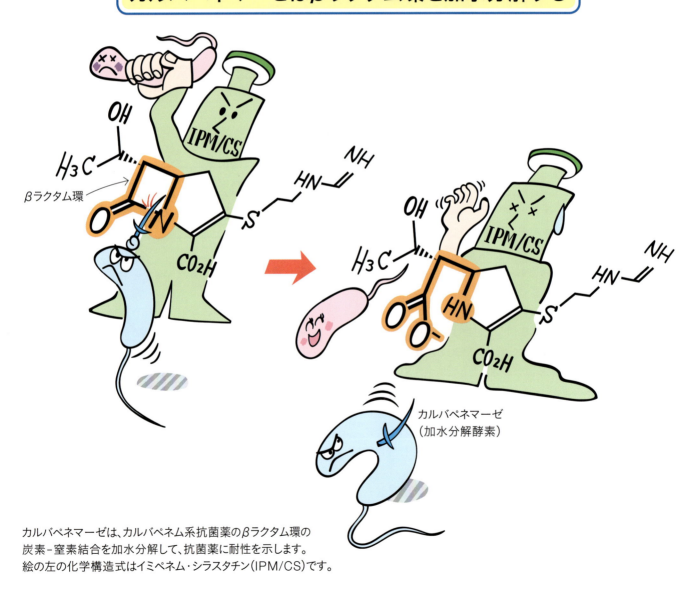

カルバペネマーゼはβラクタム環を加水分解する

カルバペネマーゼは、カルバペネム系抗菌薬のβラクタム環の炭素-窒素結合を加水分解して、抗菌薬に耐性を示します。
絵の左の化学構造式はイミペネム・シラスタチン（IPM/CS）です。

■薬剤耐性菌への対策

1. 薬剤耐性菌に対しては、標準予防策と接触感染対策を行う

2. 海外で医療を受けて帰国した患者には要注意

　海外、特にアジア地域は、抗菌薬の乱用などにより各種の薬剤耐性菌がまん延しています。

　海外で医療行為を受けて帰国した患者は、場合により薬剤耐性菌を保菌している可能性があります。

　薬剤耐性菌の「発見の遅れ」がアウトブレイクを引き起こして、「対策の遅れ」につながる場合もあります。

　海外から国内の病院に転院してきた患者には、状況によっては、便、尿、その他の監視培養を行い、陰性が確認されるまでは個室隔離し、接触感染対策を行います。

3. 薬剤耐性菌の陰性化確認の目安は？

　薬剤耐性菌は、基本的には3回陰性を確認した後に「耐性菌陰性」として、隔離や接触感染対策を解除します。

　しかしながら「耐性菌陰性」といっても、検体を採取したときに「菌量がたまたま培養で検出できる感度以下に減少していただけ」かもしれません。このような場合、細菌検査後に患者に抗菌薬が投与されたり、検査後の日時が経過すると、再び増殖して陽性となる場合もあります。

　耐性菌検出患者は免疫力が低下している場合も多く、基本的には「潜在的保菌患者」と見なした対応が必要な場合もあります。

参考文献

1. 日本環境感染学会, 多剤耐性菌感染制御委員会編：多剤耐性グラム陰性菌感染制御のためのポジションペーパー 第1版. 日本環境感染学会誌 2011；26(Suppl)：S1-S21.
2. 荒川宜親：多剤耐性菌の現状. 特集 多剤耐性グラム陰性桿菌感染症を考える, Animus 2011；69：3-10.
3. 藤本卓司：感染症レジデントマニュアル 第2版. 医学書院, 東京, 2013.
4. 深澤茂樹, 深澤巨樹：抗生物質の汎用と抗生物質不使用食品の展望. 城西国際大学紀 2013；21(8)：17-28.
5. 厚生労働省：プラスミドを介して伝播する院内感染対策について. 第11回院内感染対策中央会議(議事録), 2014年8月27日.
   http://www.mhlw.go.jp/stf/shingi2/0000058096.html
6. 厚生労働省医政局地域医療計画課：医療機関における院内感染対策について. 医政地発1219第1号, 2014年12月19日.
   http://www2.city.suginami.tokyo.jp/guide/detail/12279/kourou_tuuti_innaikansen261219.pdf
7. Department of Health and Prime Minister's Office, 10 Downing Street. Press release: Prime Minister warns of global threat of antibiotic resistance. GOV.UK. 2 July 2014.
   https://www.gov.uk/government/news/prime-minister-warns-of-global-threat-of-antibiotic-resistance
8. The White House, Office of the Press Secretary. Executive order: Combating antibiotic-resistant bacteria. 18 September 2014.
   https://www.whitehouse.gov/the-press-office/2014/09/18/executive-order-combating-antibiotic-resistant-bacteria
9. 鈴木里和, 松井真理, 鈴木仁人, 他：外来型カルバペネマーゼ産生腸内細菌科細菌の検出状況. IASR 2014；35(12)：287-288.
10. 青木眞：レジデントのための感染症診療マニュアル 第3版. 医学書院, 東京, 2015.
11. 中込治, 神谷茂編：標準微生物学 第12版. 医学書院, 東京, 2015.
12. 荒川宜親：忍び寄る多剤耐性菌の恐怖！. 特集 知らないでは済まされない！感染診療最前線 一類感染症 C型感染症 多剤耐性菌 どうなる感染症の医療現場, Animus 2015；85：17-24.
13. 荒川宜親：カルバペネム耐性腸内細菌科細菌(carbapenem-resistant Enterobacteriaceae, CRE)等新型多剤耐性菌のグローバル化と臨床的留意点. 日本化学療法学会雑誌 2015；63(2)：187-197.
14. 厚生労働省 院内感染対策中央会議：薬剤耐性菌対策に関する提言. 2015年4月1日.
    https://www.city.hakodate.hokkaido.jp/docs/2014030700029/files/imutaantou3.pdf
15. 林三千雄, 中井依砂子, 藤原広子：温水洗浄便座汚染が伝播の一因と考えられたmetallo-β-lactamase産生緑膿菌集団感染事例の検討. 日本環境感染学会誌 2015；30(5)：317-324.

3 アウトブレイク

アウトブレイクとは…

アウトブレイク（院内集団感染）とは、病棟などで、ある一定期間内に、特定の細菌、ウイルスや耐性菌が、普段よりも多く患者から検出されたり、普段よりも発病している患者がたくさんいる状態のことです。
また、通常、院内で発生しない感染症が1人でも発生した場合も、アウトブレイクといいます。

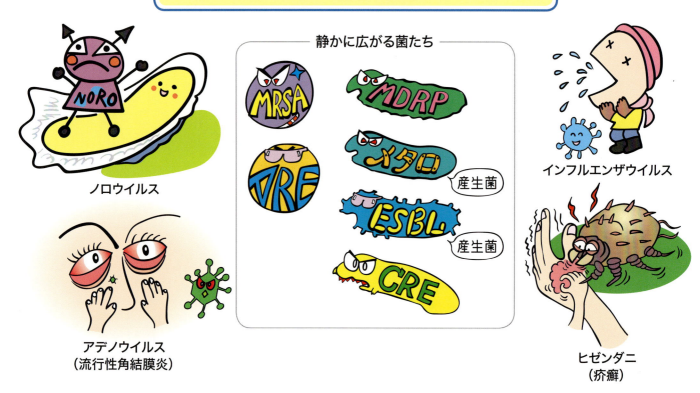

アウトブレイクを心配する菌とウイルス、虫

静かに広がる菌たち

ノロウイルス
アデノウイルス（流行性角結膜炎）
インフルエンザウイルス
ヒゼンダニ（疥癬）

アウトブレイクを起こしやすい病原微生物

感染経路	病原微生物
接触感染	・多剤（薬剤）耐性菌（MRSA、VRE、MDRP、ESBL産生菌、メタロβラクタマーゼ産生菌、CRE、多剤耐性アシネトバクターなど）、クロストリジウム・ディフィシル（CD）、セラチア ・ノロウイルス、アデノウイルス（流行性角結膜炎） ・ヒゼンダニ（疥癬）
飛沫感染	・インフルエンザウイルス、風疹ウイルス、ムンプスウイルス、百日咳
空気感染	・結核、麻疹ウイルス、水痘ウイルス ・レジオネラ（エアロゾル（霧状の水分）の吸入）
経口感染（食中毒）	・カンピロバクター、ノロウイルス、サルモネラ、腸炎ビブリオ、黄色ブドウ球菌、ウェルシュ菌　など

3 アウトブレイク

ノロウイルスのアウトブレイクはすぐわかる

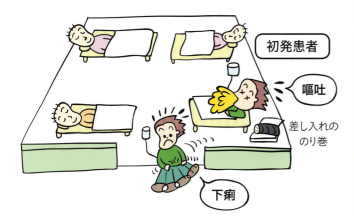

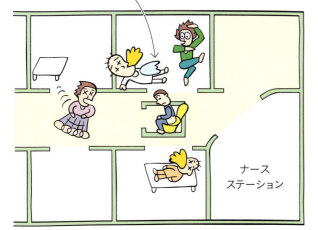

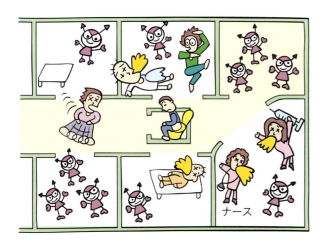

※ノロウイルス、インフルエンザのアウトブレイクはp.126〜133、134〜147で説明しています。
※院内感染サーベイランスもアウトブレイクを早期に察知するために行われます。

耐性菌は静かに広がる

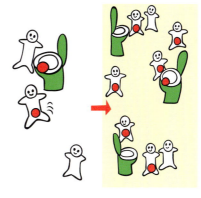

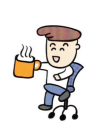

皆、症状なく耐性菌が定着した状態で過ごしています。

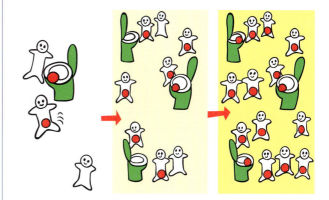

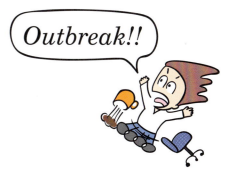

■「すぐわかるアウトブレイク」と「静かに広がるアウトブレイク」

アウトブレイクには「ノロやインフルエンザなど、症状が出てすぐわかるアウトブレイク」と、「多剤(薬剤)耐性菌が鼻腔や腸内などに定着しただけで、無症状のまま静かに広がるアウトブレイク」の2つがあります。

アウトブレイクの早期発見には、「普段の状況」を知ったうえで、「院内の異常な状況」にピン!とくることが大事ですが、これがなかなか難しいです。

多剤（薬剤）耐性菌のアウトブレイクの基準

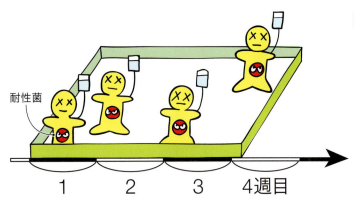

1人目の患者の発見から4週間以内に
3人以上発症したら、アウトブレイクを疑います。

■アウトブレイクを疑う基準

アウトブレイクにピン！とくるように、厚生労働省は2011年と2014年に「院内感染のアウトブレイクを疑う基準」を示しました。

それによると「1人目の患者の発見から4週間以内に、同じ病棟で、同じ多剤耐性菌による感染症が新たに3人以上発症したら、アウトブレイクを疑う」となっています。

CRE、VRSA、MDRP、VRE、MDRAの5菌種は、多剤耐性菌の中でも検出されることがまれな耐性菌なので、感染症の発症者だけではなく、その前段階の保菌の段階でいち早くアウトブレイクを疑う、とされています。

保健所に報告する目安

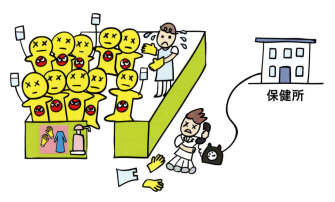

院内感染対策を実施しても、
発病者が10人以上出たら
すみやかに保健所に報告します。

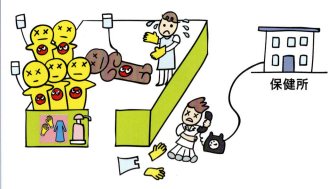

院内感染との因果関係が
否定できない死亡者が出た場合にも、
すみやかに保健所に報告します。

■保健所との連携が大切

院内で感染対策は実施したけれど、それでもまだ感染が広がるようなときには「目安として、同じ耐性菌による発病者が10人以上出たらすみやかに保健所に報告する」となっています。

なお、CRE、VRSA、MDRP、VRE、MDRAの5菌種は、発病者ではなく保菌者10人以上で報告対象です。

また「院内感染との因果関係が否定できない死亡者が出た場合」にも、すみやかに保健所に報告する。このような状況にならない時点においても、各病院の判断のもと、必要に応じて保健所に連絡、相談することが望ましい、とされています。

このように、アウトブレイクは単に1つの病院の中だけの問題ではなく、保健所とも連携して地域全体で問題とならないように、適切に対処することが大切です。

3 アウトブレイク

出たら驚きの耐性菌

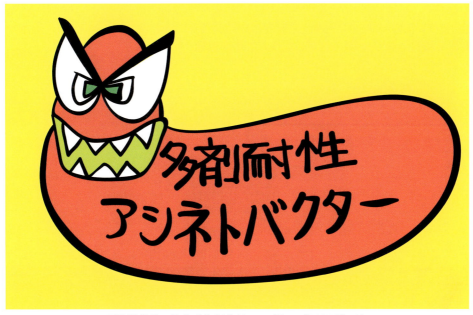

厚生労働省の院内感染対策サーベイランス(JANIS)では、2007年から3年間の臨床検体分離菌722万株中多剤耐性アシネトバクターは149株(0.002％)と、きわめてまれにしか検出されていませんでした。

■ **多剤耐性グラム陰性菌は、1人でも保菌者が確認されたらアウトブレイクを疑う**

　日本環境感染学会は、2011年に、多剤耐性グラム陰性菌による感染を制御するための「学会としての方針説明(ポジションペーパー)」を発表しています。

　その中で「多剤耐性グラム陰性菌(以下、MDR-GNB)はまれな耐性菌なので1人でも保菌者が確認されたらアウトブレイクを疑う」ことを推奨しています。

　多剤耐性緑膿菌(MDRP)や多剤耐性アシネトバクター(MDRA)などのMDR-GNBは、通常は院内に存在するような菌ではないので、検出ゼロが基準値です。

　1人でも検出されたら非常事態です。1人でも保菌者が見つかれば、すでに、周囲の患者に広がっているかもしれません。ひょっとしたら、1例目と思った患者が、じつは他の患者から二次感染した患者かもしれません。

　したがって、MDR-GNBが1人でも見つかれば、アウトブレイクが起こっていないかどうか保菌調査(スクリーニング)を行います。

　保菌調査の対象は、まず、MDR-GNBが検出された患者と同室であった患者です。状況によっては、同じ病棟の患者で、保菌しやすい条件を有する患者を調べます。

　保菌しやすい条件を有する患者としては、人工呼吸器使用中の患者、膀胱内留置カテーテルを挿入している患者、創傷のある患者などが挙げられています。これらの患者の気管内チューブの吸引物、喀痰、尿や便などを調べます。

参考文献

1. 厚生労働省課長通知：医療機関等における院内感染対策について．2011年6月17日．
2. 厚生労働省課長通知：医療機関における院内感染対策について．2014年12月19日．
3. 日本環境感染学会　多剤耐性菌感染制御委員会編：多剤耐性グラム陰性菌感染制御のためのポジションペーパー　第1版．環境感染誌2011；26(Suppl)．

3 アウトブレイク

アウトブレイクを起こさないためには…

アウトブレイクを起こさないためには、早期発見・早期対応が重要です。
情報を集め、その情報を職員全員で共有し、理解したうえで感染対策を実践します。

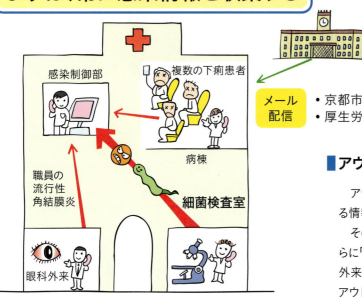

■アウトブレイクにいち早く気づく

アウトブレイクにいち早く気づくためには、常に「感染」に関する情報を院内全体から収集することが重要です。

その中心となるものは細菌検査室からの検査データです。さらに「病棟で下痢患者が同時に複数名出現している」とか、眼科外来から「職員が流行性角結膜炎と診断された」といったようなアウトブレイクにつながるかもしれない情報が感染制御部に迅速に連絡されることも大事です。

また毎週、行政からメール配信される感染症情報も、例えば地域や日本のインフルエンザの流行状況などを知ることができ、大変役に立ちます。

■細菌検査室は感染制御の屋台骨

細菌検査室から主治医に耐性菌検出の連絡をしても、個々の主治医には病院全体での耐性菌検出状況はわかりません。細菌検査室は、耐性菌の検出報告を主治医に報告すると同時に、感染制御部にも報告します。

細菌に関する専門的知識を有し、検査現場で生の情報を把握している細菌検査室と感染制御部が緊密に連携して、アウトブレイクの兆しにピン！とくることが大事です。

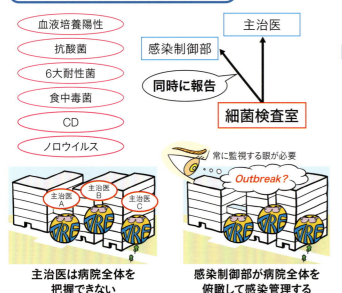

3 アウトブレイク

■ 職員が患者の感染症情報を共有していることが大事

職員が患者の感染症情報を知らなければ、「歩く院内感染源」となってしまうかもしれません。

耐性菌が検出された患者の部屋には「接触感染対策が必要である」ということが一目でわかるようにパネルを掲示します（p.35参照）。また、感染対策ソフトの各病棟の平面図では、検出された病原体に応じて必要な感染対策を示す色が病室のフロアについています（p.198参照）。

■ 職員が標準予防策、接触感染対策を理解して、実践できることが大事

標準予防策の中でも、手指消毒は大切です。

病室に入室するとき、退室するときは、確実に手指消毒をします。

耐性菌の検出された患者が隔離されている病室から耐性菌を外に持ち出さないように、病室内では確実に接触感染対策を行います。

また、耐性菌は便や尿中に存在することも多いので、おむつ交換や尿道カテーテルの留置、尿の廃棄、人工肛門（ストーマ）造設患者のパウチ交換、創傷処置などはマニュアルに従って確実に行うことが重要です。

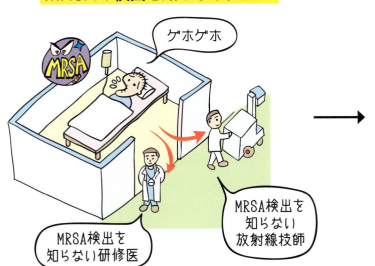

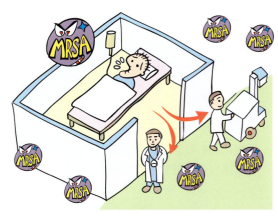

職員は個々の患者の耐性菌などの検出状況を把握して行動することが大切です。

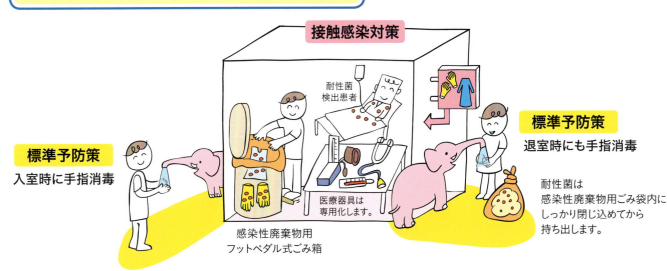

3 アウトブレイク

アウトブレイクが起こったときは…

アウトブレイク？と思われたら、関係者一同が集まって、
その原因、経過と現状、対策などを検討して、全職員が同じ認識のもとに行動します。
アウトブレイク対応マニュアルの内容を再度確認して、対策に漏れがないようにすることも重要です。

■アウトブレイク?!と思われたら…

1. 感染制御部内で、まず検討する
① ・本当にアウトブレイクなのか？
  ・検査上の間違いなどではないか？
  ・市中感染を院内感染としていないか？
② どれくらいの規模か？
③ いつごろから起こっているのか？
④ 現在も続いているのか？
⑤ 新規入院制限は必要か？
…など、アウトブレイクの存在、状況を確認し、対策を検討します。

2. 病棟におもむき、医師、師長、スタッフと協議し、現状を確認して対策を検討する
場合により、医師、病棟スタッフ、ハウスキーパー、その他関係職員が参加した会議を開いて情報を共有したうえで対策を検討し、意志を統一します。同時に、標準予防策、接触感染対策について再確認、指導します。

3. 患者の隔離、感染対策の確認
① 患者への対策
  ・感染患者を個室隔離または集団隔離（コホート隔離）します。
  ・ハイリスク患者をスクリーニング（保菌調査）します。
  ・まだ感染していない患者にワクチンを予防的に投与します。場合により逆隔離します。

② 感染源や経路に対する対策
  ・感染源・経路を特定し、汚染部位を消毒します。セラチアや緑膿菌などの場合は「水回り」も調査します。
  ・感染経路別の対策をとります。
  ・「標準予防策の順守」をさらに徹底します。

4. 新規入院制限、予防投与など経営に関係する内容は、病院長に報告し了解を得る

5. 院内グループウェア（コンピューター・ネットワーク）で、アウトブレイクに関する情報（アウトブレイクの発生、経過、終息など）を可能な範囲で広報し、病院全体で情報を共有する

6. 定例の会議で、アウトブレイクの発生、経過、終息などにつき適宜報告する

■本当に院内で広がったのか？　持ち込みではないのか？　遺伝子分析する

ある病棟で耐性菌が多数検出された場合、そのすべてが院内で伝播したものかどうかを推測するために、菌株を遺伝子分析する場合があります。

遺伝子分析には、パルスフィールド・ゲル電気泳動法が多く用いられます。パルスフィールド・ゲル電気泳動法は、細菌のDNAを切断して、ゲルの上で電気泳動して分離し、そのパターンにより遺伝子の型を解析する方法です。

次頁の図は、2011年に、実際にESBL産生大腸菌22株とVRE 11株をパルスフィールド・ゲル電気泳動法（外注検査）にて解析した結果を用いて作成された系統樹です。

系統樹の一番上に菌株の相同性を示す％が表示されています。系統樹とは家系図のようなもので、枝分かれの位置が右にあればあるほど親戚関係が近い、ということになります。

系統樹で70〜80％の相同性があれば、その菌株は院内で伝播した可能性があると推測されます。

VRE 11株のうち7株は100％同一の菌株、残り4株は90％以上の確率で単一の菌株から派生したもので、いずれも院内で伝播したと推測されました。

感染制御部では、これらの菌株が検出された患者11人の共通点を分析して、何が原因で広がったのか、その感染経路を推

測し対策を行いました。

一方、ESBL産生大腸菌の22株中、相同性70％以上は9株で、このうち100％同一株は2株でした。これらの菌株は院内で伝播した可能性があります。

しかし、緑色で示す残り13株の相同性は70％未満と低いものでした。

市中でESBL産生菌は年々増加しており、2011年当時、当院の外来患者から検出される大腸菌のうち約14％がESBL産生大腸菌でした。

プラスミド（p.85参照）の伝播による可能性は、さらに詳しく調べない限り否定できませんが、22株のうち半分以上の13株は、市中に広がっているESBL産生大腸菌が院内に持ち込まれた可能性が高いと推測されました。

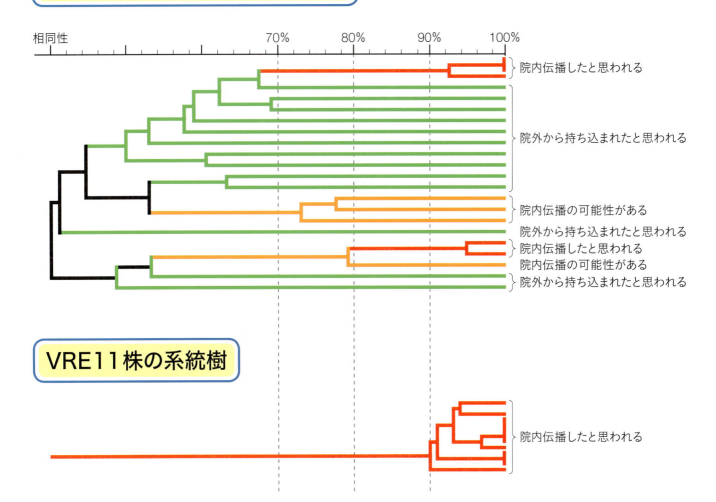

系統樹は家系図のようなもので、横棒1本が菌株1つに相当します。枝分かれの位置が右にあればあるほど、お互いが近い関係にあります。

系統樹で相同性が70％以上あれば、その菌株は院内で伝播した可能性があると推測されます。

※遺伝子分析には、パルスフィールド・ゲル電気泳動法以外にPOT法（p.77）があります。

重大な感染事例が発生したときは…（京都第二赤十字病院アウトブレイク対応マニュアルより抜粋）

重大な感染事例発生時の対応	
死亡例、大規模な集団感染につながる可能性の高い病原体、公衆衛生学的に問題となる病原体など、重大な感染事例が発生した場合は、すみやかに病院長に報告して、緊急の対策会議を開催して対応を検討する。	
緊急対策会議	
招集メンバー	① ICCメンバー ② 関係病棟の診療科部長、師長、主治医など ③ その他必要と考えられる職員
状況の説明	まず、感染制御部が患者の状況、原因微生物、感染経路、対策などにつき状況を説明する。
検討事項	① 職員が共通して認識できるように「症例定義」する。 ② 診療制限の要否の決定：早期終息にむけて、新規入院の制限、感染リスクの高まる医療行為の中止・延期など診療制限の必要性につき検討決定する。 　※新規入院制限（病棟閉鎖）の目的 　　1．感染者をこれ以上増やさない 　　2．入院患者数を減らして職員の負担を減らす 　　3．入院制限中に環境を徹底的に消毒する 　　4．1、2、3により感染対策を徹底する ③ 面会制限の要否、内容などについて検討する。 ④ 地域住民、地域の救急関係など院外への周知、広報などにつき検討する。 ⑤ 保菌調査、無症状の感染患者の発見および隔離などの予防策を検討する。
会議の継続	毎朝開催する、適宜開催する、ワーキンググループで検討するなど、会議の継続につき決定する。
その他	
専門家の支援	アウトブレイク対策の実施後も、新たな感染症の発病症例を認めた場合は、対策が不備である可能性があると判断し、すみやかに専門家に感染拡大の防止に向けた支援を依頼する。
保健所への報告	① 感染症法、食品衛生法に基づき報告する。 ② 対策をとった後も、同じ耐性菌による発病者が10人以上出た場合、CRE、VRSA、MDRP、VRE、MDRAの5菌種は、保菌者が10人以上出た場合、また、院内感染との因果関係が否定できない死亡者が出た場合、保健所に速やかに報告する。このような状況にならない時点においても、必要に応じて保健所に連絡、相談する。 ※赤十字病院の場合は、「院内感染および届出を要する感染症にかかる報告について」（日本赤十字社事業局長通知）に基づいて日本赤十字社本社にも報告する。
職員への周知	① 必要と判断された場合は、緊急に管理・業務連絡会議や全職員を招集して周知する。 また、随時、院内グループウェア等にて、職員に情報を伝達し共有する。 ② 場合により、特に重要と思われる部署（管理当直医師・師長、病床調整師長、救命センター事務、救急部、放射線科、リハビリ課、栄養課、地域医療連携室、医事課など）には感染制御部が連絡する。
終息	新規発生がなく、適切な感染対策が実施できているなど、疾患毎に感染制御部が判断する。 ＜終息の目安＞ 　1．標準予防策、接触感染対策が確実に行われていることを確認する 　2．潜伏期間の2倍以上の期間、新たな患者の発生がない 　3．MRSAなど耐性菌の検出状況が通常の発生と同レベルまたはそれ以下となった 　4．1か月間、多剤耐性グラム陰性菌の新規検出患者がいない
終息宣言	終息と判断された場合、感染制御部がICCに報告する。ICC報告に基づき、病院長が終息宣言し、診療制限の解除を行う。但し、アウトブレイク終息後も一定期間重点的にサーベイランスを継続し、予防策を評価する。
マスコミ対応	マスコミ等への公表は次頁の指針に従う。

3 アウトブレイク

	集団感染（アウトブレイク）発生時のマスコミ等への公表に関する指針
基本方針	当院が提供する医療に対して、地域住民の信頼性の向上に資するために、病院内での集団感染（以下、「アウトブレイク」という）を社会に進んで公表する。 (1) 医療の透明性を高め、社会に対する説明責任を適切に果たす。 (2) 医学的に的確な情報を提供することにより、同様のアウトブレイクの防止を図る。 (3) アウトブレイクの被害者である患者および家族ならびに医療関係者の個人情報を保護する。
公表の目安	以下に該当する場合、当院の院内感染対策委員会における検討結果を踏まえて、病院長が公表するか否かの最終判断を行う。公表の手段は、原則、当院のホームページとする。 (1) 医学的調査の結果、アウトブレイクの原因が病院内での感染によることが明確であるもの。 (2) 1名以上の患者が同種の感染症により死亡し、医学的調査の結果、その因果関係において病院内での感染との関連性が明確であるもの。 (3) 1名以上の患者が同種の感染症により永続的な後遺症が残り、医学的調査の結果、その因果関係において病院内での感染との関連性が明確であるもの。 (4) その他、当院の院内感染対策委員会からの上申により病院長が必要と判断したもの。

参考：八木哲也（名古屋大学医学部附属病院中央感染制御部教授）：アウトブレイクから学ぶこと、起こさないために、でも起こってしまったら…．第6回北陸地区感染対策セミナー特別講演（福井市），サラヤ株式会社，2012年12月1日．

©京都第二赤十字病院

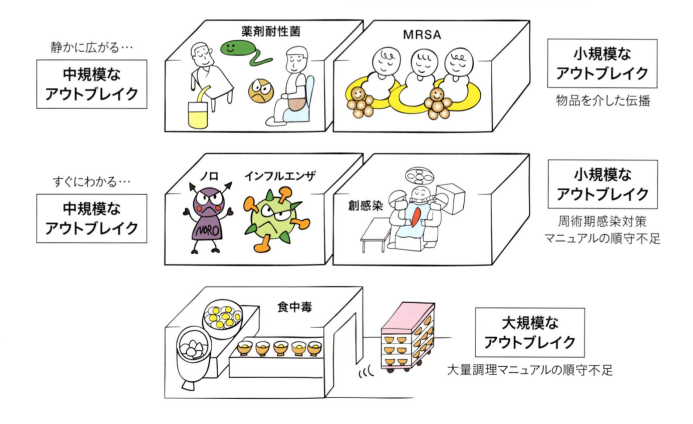

3 アウトブレイク

我々は、どのようにしてVREのアウトブレイクを終息させたか

アウトブレイクが起こってしまった場合、保菌調査、保菌者の隔離、手指衛生や接触感染対策の徹底など、これ以上広がらないように迅速に対策をとり、終息をめざします。
当院での対策例を紹介します。

■VREとは

VRE（バンコマイシン耐性腸球菌、vancomycin-resistant enterococci）は腸内に生息する腸球菌が特効薬のバンコマイシンに耐性となってしまったものです。1986年にヨーロッパではじめて分離（検出）され、日本では1997年に第1例目の分離が報告されています。

VREは患者や病院職員などの手指から他の患者へ直接的にうつります。また、VREは乾燥した環境でも4か月程度生きるといわれ、医療環境や医療器具を介して間接的にも広がります。

VREはもともと腸内にいる菌なので、下痢などの症状を起こしません。そのため、便を積極的に調べなければ、その存在はわかりません。

また、VREが尿路感染、心内膜炎、腹腔内感染など感染症を発症すれば、ザイボックス（LZD）など使える薬が限られています。

■VREのアウトブレイクから終息まで

当院では2005年に、はじめて入院患者の便からVREが検出されました。2006年には6例確認され、16日間病棟を閉鎖して対策しました。その後もVREが散発的に検出されるため、2007年12月に全病棟（14病棟）のVRE保菌リスクを有する入院患者316人の便の保菌調査をしました。その結果、39人（総入院患者528人中7％）がVRE陽性でした。

その後、入院患者の便の保菌調査を繰り返して、保菌者の隔離、手指衛生（主に手指消毒）の徹底、接触感染対策、環境の整備・消毒などさまざまな対策を行い、2010年夏に入院患者でVRE保菌者ゼロとなり、アウトブレイクは終息しました。

その後も毎年1～2回、入院患者の便を積極的に一斉調査するなどして、早い段階で対策をとることにより、院内では広がっていません。

■本当に院内で広がったのか？ 持ち込みではないのか？

2006年に院内で検出されたVRE（Van A型 *Enterococcus faecium*）をパルスフィールド・ゲル電気泳動法で遺伝子解析しました。13菌株は5つのパターンに分類され、グループAの8株（水色）とグループBの3株（オレンジ色）は院内伝播の可能性が高いと判断されました。

バンドパターンが明らかに違うグループCの1株（ピンク色）は院外から持ち込まれた可能性が推測されました。

菌の遺伝子解析

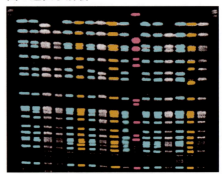

※バンドにはわかりやすいように色を付けています。

■VREは便を積極的に調べないとわからない

下記のVRE保菌リスクを有する患者の便保菌調査を繰り返しました。

1. おむつ患者
2. 経管栄養チューブ、尿路カテーテルを挿入されている患者
3. 2週間以内に抗菌薬を投与されている患者
4. 1か月以内に手術を受けている患者
5. 抗がん剤投与中など免疫力が低下している患者
6. 入退院を繰り返している患者

（参考：京都VRE調査班の指針）

3 アウトブレイク

> 便の保菌調査を繰り返して、
> VRE保菌患者を見つけては隔離し、接触感染対策を徹底した

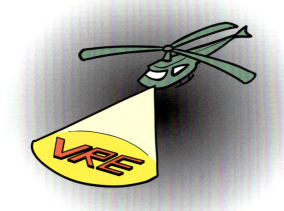

Search & Isolation 作戦

便を積極的に調べて探し出す

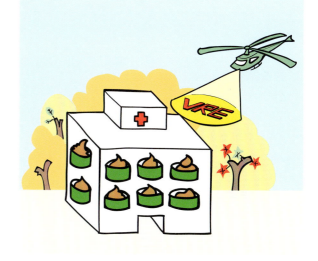

2007年12月から
全病棟の一斉保菌調査を開始しました。

アウトブレイクが終息するまでの2年8か月の間に1回220人、22回、計約5000検体の便を調査しました。

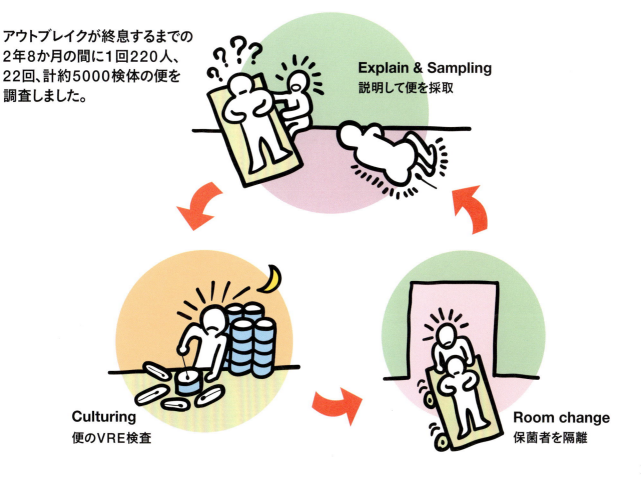

Explain & Sampling
説明して便を採取

Culturing
便のVRE検査

Room change
保菌者を隔離

具体的には何をしたのか？

1．環境からVREをなくした
① 便VRE保菌調査を繰り返して保菌者を隔離
　保菌者には、ヨーグルト、整腸剤などプロバイオティクス（腸内を正常な細菌叢に整えてくれる微生物を含む食品や医薬品）を投与しました。

② 設備の改善
- 便座除菌クリーナー、ペダル式ごみ箱、PPEラック、手洗い用液体石けん、ペーパーホルダーなどを設置しました。
- 小児科病棟を除く、全患者のベッドサイドに手指消毒剤を設置しました。

③ 業務の改善
- コンタクトポイントを毎日除菌シートで除菌しました。
- トイレ清掃回数を増やしました。

2．VREをうつさないように対策した
① 手指衛生の徹底＆接触感染対策
　「VRE検出時の対策チェックリスト」に従って対策しました。チェックリストは対策解除後に感染制御部に提出されます。

② スタッフの教育・指導、勉強会

③ 患者教育・指導、患者・家族用パンフレットの作成

VRE保菌者を集めて、スタッフを専任化

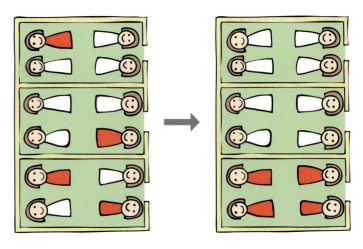

VRE保菌者を個室隔離できない場合は、総室に集めて集団隔離（コホート隔離）をしました。
コホート（cohort）とは「共通した因子をもつ集団」という意味です。

入室時は接触感染対策

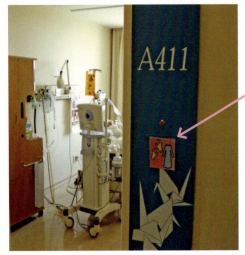

VRE検出患者の部屋

直感的に「接触感染対策が必要」とわかります。

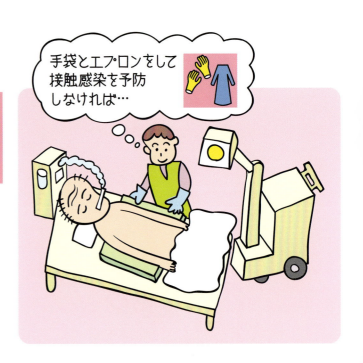

手袋とエプロンをして接触感染を予防しなければ…

3 アウトブレイク

VRE（バンコマイシン耐性腸球菌）検出時の対策チェックリスト

患者ID		VRE検出日	/	便・尿・その他（ ）	陽性・陰性
患者氏名			/	便・尿・その他（ ）	陽性・陰性
診療科			/	便・尿・その他（ ）	陽性・陰性
主治医			/	便・尿・その他（ ）	陽性・陰性
病室		対策解除日	/		

接触感染対策を実施する

	項目	内容	月/日	サイン
1	VRE検出の確認 パネル表示	① VRE検出時には、ICTメイトの「病室マップ」にVRE検出マークが点滅する。点滅を確認したら、病棟の感染管理担当者（師長、係長、ICTメンバー、リンクナース）がマークの点滅を点灯に変更する。 ② 患者・家族に説明後、病室入口にピンク色の「接触感染対策」のカラーパネルを掲示する。		
2	手指消毒の徹底（標準予防策）	① VREはヒトからヒトへ接触感染でうつる。サニサーラをベッドサイドに配置する。 ② 患者に接触する前後には手指消毒を徹底する。 ③ 検温、処置（尿路カテーテルの留置、経腸栄養チューブの挿入など）、ケア（おむつ交換など）毎に手指消毒する。		
3	ベッドコントロール	① 原則、トイレ付きの個室。保菌者が複数いる場合は同室にする（コホート隔離）。 ② 部屋がなければ、総室でカーテン隔離する。ベッド間隔は1m以上あける。 ③ 保菌者と非保菌者間を移動しないように、看護師の受け持ちもできるだけ分ける。		
4	個人用物品 PPE（個人防護具）	体温計、血圧計、聴診器、駆血帯、便器、尿器、陰部洗浄ボトルなどは専用化する。 ① PPE（手袋、エプロン、ガウンなど）を室内に設置して処置毎に交換する。 ② 感染性廃棄物用の「フタ付きごみ箱」を室内に設置し、使用後のPPEを捨てる。		
5	トイレ	① 保菌患者は個室トイレ、ポータブルトイレを使用する。共用トイレは使用しない。 ② 使用後は、便座を便座除菌クリーナーで除菌する。 ③ 便器、尿器、ポータブルトイレは使用後、洗浄・消毒・乾燥する。		
6	おむつ	おむつ交換は「おむつ交換手順」に従う。使用後のおむつはビニール袋に入れて持ち出す。		
7	リネン	① 標準処理。便、尿汚染のある場合は、専用の水溶性バッグに入れる。 ② マットレス、カーテンは、患者退室後に洗濯に出す。		
8	食事	① 経口摂取できる場合は、ヨーグルトをつける。 ② 経腸栄養器具は標準処理（洗浄後、次亜塩素酸ナトリウム消毒）する。		
9	環境消毒	VREはベッド周辺の汚染を介して広がる。コンタクトポイント（ベッド柵、オーバーテーブル、ドアノブ、手すりなど）を1日2回、アルコール含有の除菌シートで消毒する。		
10	ハウスキーパーの指導	① トイレ清掃やコンタクトポイント（ドアノブ、手すり）の清拭を徹底するように依頼する。 ② 患者退室後の部屋清掃時は、特にトイレ周り、ベッド周囲の徹底を依頼する。		
11	患者・家族指導	① 患者・家族用のVREに関する説明用紙を用いて説明する。 ② 部屋の出入り時、食事前、トイレの後などに手指衛生（手指消毒、石けんと流水による手洗い）を徹底するように指導する。 ③ 洗濯物はナイロン袋に入れて持ち帰り、家で漂白剤（ハイターなど）を用いて洗濯する。 ④ 1週間毎の便VRE検査について説明する。		
12	他部門への連絡	CT撮影など他部門に移送する前には、移送先にVRE保菌であることを連絡する。		
13	対策の解除	① 1週間以上の間隔をあけて、便検査で3回連続陰性となれば、対策を解除する。 ② 対策解除後、チェックリストを感染制御部に提出する。		

©京都第二赤十字病院

こんなところに、VREが…！

あるとき、整形外科病棟で保菌者が6人も急増しました。

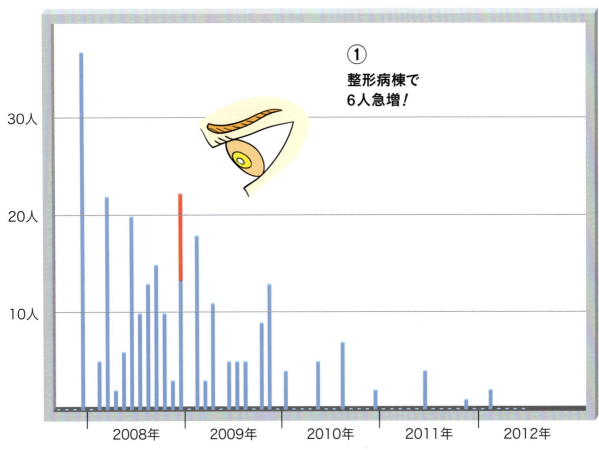

① 整形病棟で6人急増！

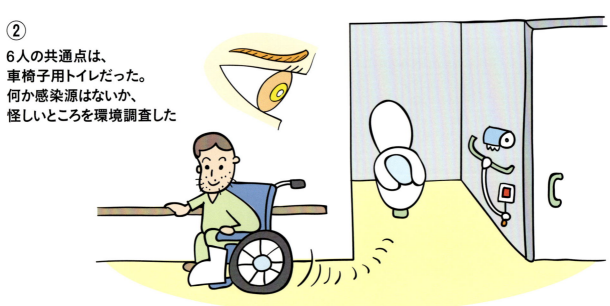

② 6人の共通点は、車椅子用トイレだった。何か感染源はないか、怪しいところを環境調査した

③
トイレのナースコールにくくりつけていたヒモが感染源だった！

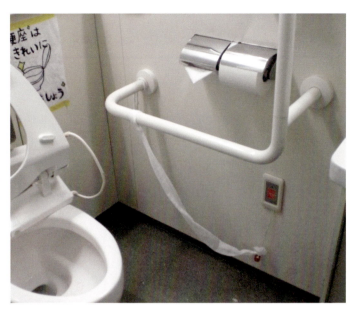

　手すりや便座は毎日、消毒できてもヒモはそのままでした。倒れても呼べるようにナースコールが低い位置につけられていました。
　また、座っても引けるように、ナースコールにガーゼでヒモをくくりつけていました。
　改善策として、便座に座っていても押すことのできる位置にナースコールをもう1つ設置しました。

④
長い間、腸内にVREを保菌している車椅子患者が感染源として疑われた

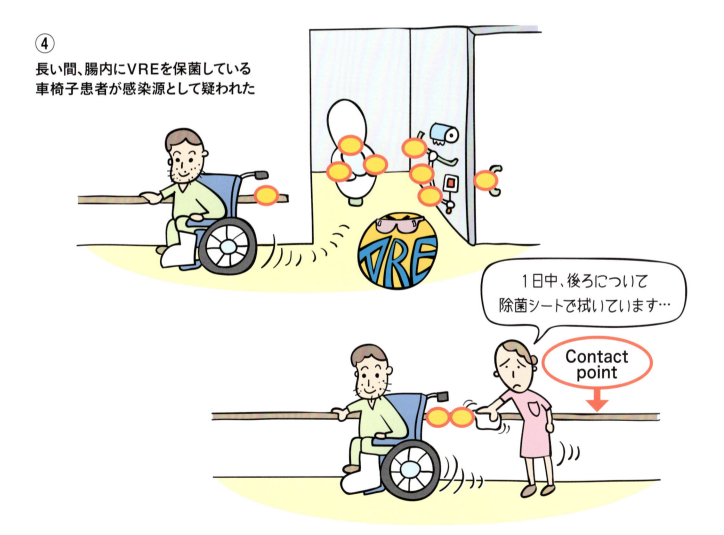

アウトブレイク終息後も、継続した監視が大事

アウトブレイクがいったん落ち着いても、気をゆるめてはなりません。
いつでもひそかに、再びVREが、広がっている危険性があります。
定期的に便の保菌調査をすると同時に、他院からの転入患者、保菌患者の再入院時などにも、
便を調べることが大事です。

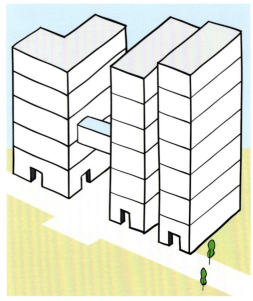

アウトブレイク終息後は、年1回、全病棟のVRE保菌リスクを有する患者の便検査を行っている。

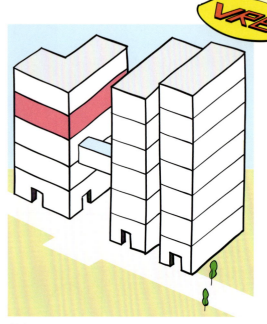

普段は…
VRE保菌者が確認された場合に、状況によっては当該病棟でトイレを共有しているなど関連のある他の患者の便を保菌調査している。

他院からの転入時、保菌者の再入院時にも便検査する

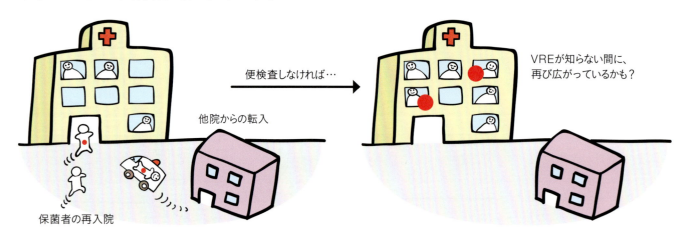

3 アウトブレイク

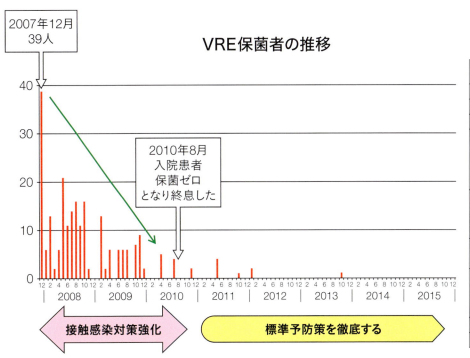

VRE感染症を発症した患者はいなかった

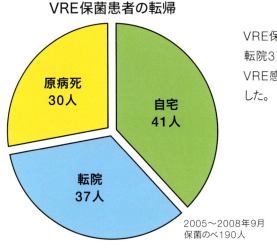

VRE保菌患者のべ190人の転帰は、自宅へ退院41人、転院37人、原病による死亡30人でした。
VRE感染症を発症した患者は1人もなく、全員が保菌でした。

参考文献

1. 京都VRE調査班：京都におけるVRE感染対策指針 2007年2月21日確定版.
2. 下間正隆, 森下ひろえ, 西川靖之, 他：当院におけるバンコマイシン耐性腸球菌(VRE)問題の経過と対策, 課題. 京都第二赤十字病院医学雑誌 2008；29：73-76.
3. 藤沢市民病院VRE対策会議・感染対策チーム編：バンコマイシン耐性腸球菌(VRE)院内感染アウトブレイクに関する報告書. 2012年3月.
4. 下間正隆：VREのアウトブレイク対策. 平成24年度 感染管理担当者会議(資料), 日本赤十字社, 東京, 2012年12月15日.

3 アウトブレイク

医師も積極的に参加した ICUのMRSAアウトブレイク対策

抵抗力の低下した重症患者が入室するICUにおいて、
ある日、MRSA新規検出患者が複数出現しました。
ICUを一時閉鎖して、医師も積極的に参加したアウトブレイク対策を紹介します。

ICUには院内で最も抵抗力の低下した患者が入室している

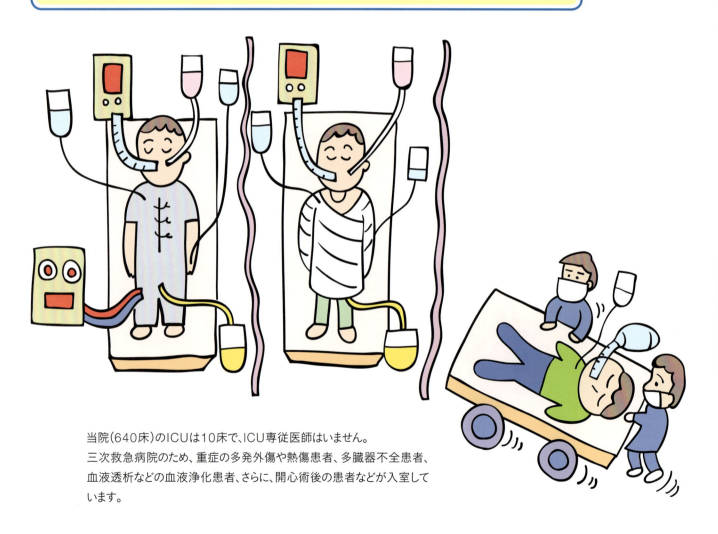

当院（640床）のICUは10床で、ICU専従医師はいません。
三次救急病院のため、重症の多発外傷や熱傷患者、多臓器不全患者、
血液透析などの血液浄化患者、さらに、開心術後の患者などが入室しています。

MRSA新規検出者が3人出て、1日のうちにICU9人中6人がMRSA感染・保菌者となった

　2010年秋のある日、ICU入院中にMRSAを新規に検出した患者が同時に3人出現しました。
　その日はすでに、他病院からMRSA創感染重症患者1人、院内の一般病棟からMRSA保菌患者2人がICUに入室していたため、ICU9人中6人がMRSA感染・保菌者となりました。

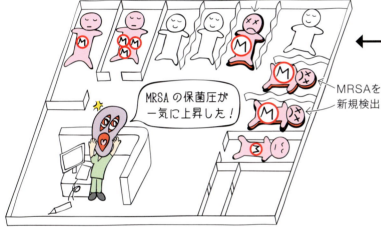

保菌者の割合（保菌圧）が高くなると、伝播のリスクが高くなるといわれています。

その日の夕刻、緊急対策会議が開かれた

　緊急ICC会議が開かれ、これ以上、感染者（保菌者）が発生しないように、ICUは、いったん閉鎖することとなりました。このとき、医師達ははじめて「感染対策に協力しないと、自由に自分達のやりたい診療ができない」と認識しました。
　VREのアウトブレイクが生じたとき（p.108〜115参照）は、ICN、病棟師長、細菌検査技師達が中心となって対策し、医師の関与はほとんどありませんでした。
　しかし今回は、今まで感染対策に無頓着であった医師達も積極的に感染対策に協力せざるを得ませんでした。

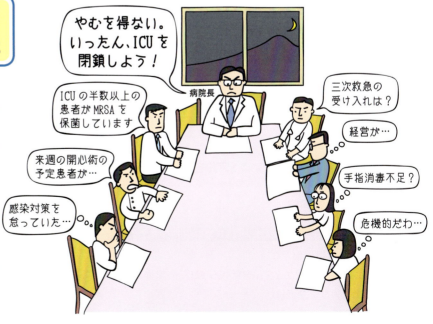

■ICUでの感染対策の実際

ICUで実施した感染対策は、以下のとおりです。

1. 新規患者の入室制限
   （院内発生の重症患者だけを入室させる）

2. 標準予防策、接触感染対策の再教育

3. ICUを徹底して消毒（環境から除菌）

4. ワーキンググループを結成して、
   ICU感染対策マニュアルを作成

5. MRSAの積極的監視培養を開始
   その目的は、
   ① 「保菌者」を判別し隔離するため
   ② ICUへの「持ち込み」か否かを判別するため
   ③ ICU入室中に「新規にMRSAを保菌していないか」どうかを判別するため

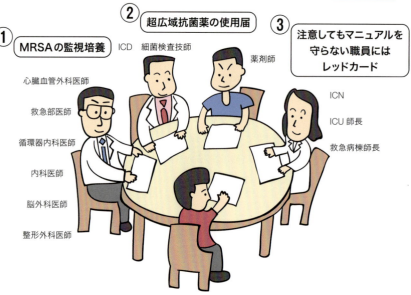

ICUに関係する職員のみんなでマニュアルを作りました。

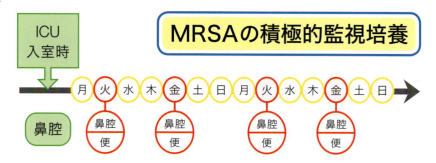

6. マニュアルを守らない職員の入室を禁止
   当院ではこれまで、素手でガーゼ交換する、時計をしたまま入室する（手指衛生をしない）などを繰り返す医師2人が入室禁止になっています。

7. 超広域抗菌薬の使用届出を開始
   使用届出を提出しないと入室禁止になります。

8. 心臓血管外科感染対策マニュアルを改訂

■ICU閉鎖解除の目安

以下の①②③を対策、確認し、4週間後にICUの閉鎖を解除しました。
① MRSAの新規検出がない
② ICUの感染対策マニュアルを新規作成し、心臓血管外科の感染対策マニュアルを改訂した
③ ICUに関係する職員が感染対策を順守できることを確認

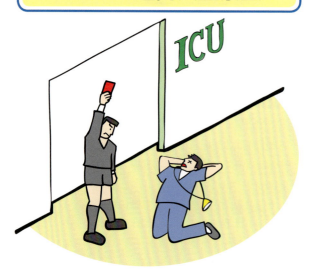

3 アウトブレイク

ICU　指定抗菌薬使用届(注射用広域抗菌薬使用届)		
下記に指定した抗菌薬は抗菌作用が広いため、その投与により体内の常在菌環境が著しく変化し、耐性菌の出現を助長します。使用に際しては届出が必要です。下記に記載またはチェックをお願いします。		
患者		患者ID
診療科		処方医師
提出日時	月　　日	指示受け看護師
カルバペネム	□ メロペネム　　□ イミペネム/シラスタチン　　□ カルベニン	
超広域ペニシリン	□ ゾシン	
第4世代セフェム	□ マキシピーム　　□ ファーストシン　　□ ブロアクト	
ニューキノロン	□ シプロフロキサシン	
感染症治療の標的 (想定を含む)	主病名	
	臓器・部位	
	病原微生物	
投与理由	□ 血液培養結果　1セット目(　　　　)　2セット目(　　　　) □ 喀痰培養結果　(　　　　　　　) □ 尿培養結果　　(　　　　　　　) □ その他(　　　　　　)の培養結果(　　　　　　) □ 他剤での治療は再発・難治であるため □ 検査結果を待たずに、上記抗菌薬が必要であるため □ その他の理由(　　　　　　　　　　　　　　　)	
投与終了の目安	□ 血液培養の陰性化 □ 喀痰培養の陰性化 □ 尿培養の陰性化 □ その他(　　　　　　　)培養の陰性化 □ その他の目安(　　　　　　　　　　　　　　)	

©京都第二赤十字病院

この届出用紙は、処方医が記入するときに、抗菌薬の使用に関して、頭の中が整理できるように工夫されています。

■ 多剤耐性菌の2段階対策

CDCは2006年に「医療現場における多剤耐性菌対策のためのガイドライン」を公表しています。

このガイドラインでは、多剤耐性菌のアウトブレイクを2段階で対策するようになっています。第1段階で一般的な対策を実施しても耐性菌が減少しないときや新たな耐性菌が出現、流行したときには第2段階の強化策に進みます。

このガイドラインによると、当院のVREアウトブレイクの対策(p.108～115参照)は第1段階の一般的な対策であり、ICUのMRSA対策はおおむね第2段階の強化策であったと考えられます。

	一般的対策 (第1段階)	当院の VREの場合	強化策 (第2段階)	当院ICUでの MRSAの場合
管理者	人・財政的援助	○	専門家に相談	×
教育	入職時・定期的	○	回数を増やす	○
抗菌薬	医師に任せる	○	コントロール	○
サーベイランス	発生状況の監視	○	積極的監視培養	○
感染対策	標準・接触予防策	○	新規入院制限	○
環境対策	器具の専用化 コンタクトポイントの 頻回消毒	○	病棟閉鎖	○
除菌療法	なし	○	保菌者を除菌する	×

参考：CDC編, 矢野邦夫, 向野賢治訳・編：医療現場における多剤耐性菌対策のためのCDCガイドライン. メディカ出版, 大阪, 2007.

ICU感染対策マニュアル

本マニュアルについて

1. 本マニュアルは、各科が利用するICUにおいて、普遍的に使用可能な感染対策マニュアルを作成し、その実践を推進することを目的として結成されたワーキンググループ（以下、WG）が中心となって作成したものである。
2. 病院感染で最も頻度の高いMRSA感染対策に重点をおいているが、他の感染についてはMRSA対策に準じる。
3. 本マニュアルはICUの特性上必要とする内容に限定して作成されている。
   病院全体で共通する内容については、別に作成されている当院の医療関連感染対策マニュアルに従う。
4. 本マニュアルの改訂が必要と判断された場合には随時改訂する。

本マニュアルの項目

Ⅰ　ICU入室患者の特性とICUに関係する医療従事者に求められる条件
Ⅱ　感染成立の3要素
Ⅲ　感染源を排除する対策
Ⅳ　感染経路の遮断対策
Ⅴ　患者の免疫力を向上させる対策
Ⅵ　患者・家族への説明・指導
Ⅶ　アウトブレイク発生時の対策
Ⅷ　その他

Ⅰ　ICU入室患者の特性とICU医療従事者に求められる条件

ICU入室患者の特性

① 疾患の重症度が高く、複数の臓器障害を有し、免疫能が低下し、易感染性である。
② 気管内挿管、各種カテーテル留置など侵襲的処置が多数行われる。
③ 医療従事者がベッドサイドで濃厚に接触する。
④ オープンフロアの中にあり、使用医療機材が多く、感染症患者が隣接して入室するなど感染リスクの高い環境下にある。
⑤ 緊急入院症例では、入室後にはじめて感染性を有する患者であることが判明する場合が少なくない。
⑥ 患者の中には、難治性の感染性疾患を有する場合もあり、他の患者または職員に対して感染源となりうる可能性がある。
⑦ オープンフロア内に、易感染性患者と感染源となりうる難治性感染症患者が、やむをえず混在する場合がありうる。
⑧ 患者の体内から培養検体などが頻回に採取されるため、病原体を体外へ持ち出す機会が多い。

ICU医療従事者に求められる条件

ICUに関係する医療従事者は、上記ICU入室患者の特性を十分理解し、感染対策の確実な知識のもとに、適切な医療行為を行える者でなくてはならない。

Ⅱ　感染成立の3要素

下記3要素がそろったときに感染が成立する。	対策
① 感染源（感染患者とその排泄物などからの病原体）があること	感染源の排除、治療など
② 感染源から感染経路（道すじ）を通じて広がること	感染経路を遮断する • 標準予防策（スタンダード・プレコーション） • 接触感染対策（コンタクト・プレコーション）
③ 感受性のある人（免疫低下患者・高齢者など）が存在すること	患者の免疫力を向上させる。

※本マニュアルも「感染成立の3要素」を踏まえて対策をたてる。

Ⅲ	感染源を排除する対策		
1	積極的監視培養　（active surveillance culture）		
	ICUにおいて、MRSAの積極的監視培養を実施する目的は以下の3点である。 　1.「保菌者」を判別し隔離するため 　2. ICUへの「持ち込み」か否かを判別するため 　3. ICU入室中に「新規にMRSAを保菌していないか」どうかを判別するため		
A	入室時のMRSA保菌調査		
	ICU入室を決定した医師が責任をもって、患者に説明のうえ、診療上の一環として鼻腔MRSA検査を行う。 「説明と同意」書は取得しない。 ① **初療室から入室の場合：** 　初療室でICU入室を決定した医師（研修医は不可）が鼻腔MRSA検査をオーダーする。 　すでに紹介医からMRSA保菌・感染の情報があった場合にも当院でも検査する。 　入院時にMRSAが確認された場合には「持ち込み」と判定する。 ② **他病棟から入室の場合：** 　ICU入室が決まった時点で、主治医（研修医は不可）が鼻腔MRSA検査をオーダーする。 　すでに今回の入院でMRSAの保菌や感染が判明している場合は不要 　※鼻腔検体は不十分な採取では偽陰性となるので確実に採取する。 　　『綿棒で鼻中隔を軽く押し、ゆっくり5秒待つ。鼻腔内を十分に擦過したのち抜去する。』		
B	入室患者の継続監視培養		
	MRSA検出の有無に関係なく、ICU入室患者には、毎週、火曜日と金曜日の2回、MRSAの監視培養を行う。 主治医（研修医でも可）が、鼻腔、便の2種類の検体をオーダーする。 便が出た場合は、火、金でなくても、臨機応変に提出する。　感染制御部が検査実施状況を監視する。		
C	監視培養でMRSA陽性（保菌）となった場合の対応		
除菌の適応 について		MRSAを除菌するか否かは、個々の症例毎に、主治医とICU管理者、感染制御部が協議して決定する。 ①開心術、食道再建術などの術前、②移植患者、③免疫不全患者、④侵襲の高い処置を受ける患者などの場合は、 除菌も考慮する。	
除菌方法	鼻腔陽性	バクトロバン軟膏1日3回3日間塗布	
	便陽性	バンコマイシン散、1回0.5g、1日4回、3日間	
		※各除菌終了翌日に継続培養を提出する。	
MRSA陽性 患者、家族 への説明		主治医が患者・家族に、①MRSAの性質・概要、②治療方針、③二次感染予防の手段、④プライバシーの厳守などにつき説明し、 患者・家族の不安を取り除くとともに、MRSA拡散の予防にも理解と協力が得られるように指導する。	
2	職員に対する対策		
A	職員のICU入室時について		
	① 長い白衣は裾が床をすってMRSAを付着している危険があるのでICU内では着用しない。 　（長い白衣は白衣掛けにかけてから入室する。　白衣内の貴重品は所持して入室する） 　※患者の診療に直接関係しない短時間の入室の場合（例：物品の搬入・搬出、検査器機の点検など）は、長い白衣でも入室可とする。 ② 時計、指輪ははずし、手指衛生を確実に行う。 ③ サージカルマスクをする。 ④ 面談室を通路としない。		

©京都第二赤十字病院

「ICU感染対策マニュアル」つづき

B	職員のICU入室禁止について

マニュアル順守推進のため、職員のICU入室禁止に関して取り決める。
職員はICUスタッフからの指摘には真摯な態度で応じること

① 入室時に関して：1. 手指衛生の不履行、2. 面談室を通路として利用する、3. 長い白衣の着用、
　　　　　　　　　4. 医療人として非常識な服装での入室（例：アロハシャツ、ぞうりなど）
② ICU内での医療行為に関して：1. 標準予防策の不履行、2. 接触感染対策の不履行
③ 監視培養の不履行　　　　　　　④ 指定抗菌薬届出の提出不履行
⑤ ICU感染対策上問題となるその他の行為

　上記の項目が意図的に順守されていない場面（⑤はその行為）が見うけられた場合、感染制御部にその情報が寄せられ、
感染制御部が本人または所属長に確認のうえ、2回以上の違反となった場合、その職員に入室禁止を通達する。
入室禁止期間は、「月の前半の場合は当該月末まで」、「月の後半の場合は次月の前半まで」とする。
　3回以上入室禁止となった職員については、ICU-WGでその取り扱いを検討する。
（例）10月1日－10月15日の間に禁止となった場合は、10月31日まで入室禁止
　　　10月16日－31日の間に禁止となった場合は、11月15日まで入室禁止

Ⅳ	感染経路の遮断対策

「標準予防策」および「接触感染対策」を順守する。
「標準予防策」および「接触感染対策」は、医療関連感染対策マニュアルに掲載している。

MRSA検出患者の分類とその対策		
	MRSAの排出程度によって、対策を2段階に分ける。	
	グレード　1	グレード　2
	MRSAの排出がほとんどない	MRSAの排出がみられる状態
対策	標準予防策	接触感染対策　ピンクのパネルを掲示する
具体例	① 鼻腔定着、② カテーテル尿、③ 閉鎖式ドレーン（腹腔、胸腔）、④ 穿刺液、など	① 喀痰に保菌している、② 気管切開、③ 広範囲熱傷、④ 創感染、⑤ MRSA肺炎、⑥ 便MRSA陽性、⑦ 開放式ドレーン、⑧ 褥瘡、など
ベッド	① 可能な限り個室に収容する。	② MRSA未検出患者から離す。
ガウン	MRSA陽性の尿やドレーンの排液を処理するときなど、飛沫拡散の危険がある場合には、ビニールエプロン（両袖なし）を着用する。	常時エプロンまたはガウンを着用する。① 患者の体位変換・移動介助など、介助者の腕が患者と接触する場合、② 大量の排菌、飛散がある場合などは、両袖のあるガウンを着用する。
手袋	適宜着用する。着用しない場合は、接触前後に手指消毒を行う。	患者および患者の環境に接触するときに着用する。人工呼吸器など患者につながれている医療器具は、患者の一部とみなす。

陰性化の基準	1回目の培養結果が出てから、その結果を確認したうえで2回目の検査を行い、MRSAが連続2回陰性となった場合に陰性化したとみなす。	一週間以上の間隔をおいて3回陰性が確認され、かつMRSA拡散のリスク因子がなくなった場合、陰性化したとみなす。 ※検体は適切に採取がされていることが条件である。気道感染では深部喀痰を採取する。唾液（肉眼的評価のM）は不適切な検体であり、M評価の喀痰しか採取できない場合は、鼻腔検査で代用する。 ※「MRSA拡散のリスク因子がなくなった状態」の例とは、 ① 抗菌薬の使用を中止した。 ② MRSA検出創が完全に上皮化した。 ③ MRSA検出部位の挿管チューブ、カテーテルが抜去された。 ④ 喀痰MRSA陽性患者の咳がおさまった。 ⑤ 便MRSA陽性患者の下痢がおさまった。

※複数部位から検出されている場合は、全部位が陰性化した場合に陰性化したとする。
※MRSAが確実に陰性化したと判断された場合、個室隔離を解除する。

V	患者の免疫力を向上させる対策

① 栄養サポートチーム（NST）と協働して患者の栄養状態向上に努める。
② 術後早期からのリハビリ、ADLの向上に努める。

VI	患者、家族への説明、指導

① ICU患者への面会者を適切に制限する。面会時間を順守させる。
② ICU入室時の手洗い（手指消毒）を指導する。
③ ペーパーマスクを着用させる。
④ 面会者の健康状態を把握し、感冒などの感染症が疑われる場合には面会を断る。

©京都第二赤十字病院

「ICU感染対策マニュアル」つづき

VII	アウトブレイク発生時の対策
1	アウトブレイクの基準

ICU内で、持ち込みを除き、MRSAを新規に検出または感染したと判断される患者がおおむね2週間以内に2例目が検出された場合、アウトブレイクを疑う。

ただし、多剤耐性グラム陰性菌(CRE カルバペネム耐性腸内細菌科細菌、VRSA バンコマイシン耐性黄色ブドウ球菌、MDRP 多剤耐性緑膿菌、VRE バンコマイシン耐性腸球菌、MDRA 多剤耐性アシネトバクター)は1例でもアウトブレイクを疑う。

2	ICUの利用制限・閉鎖について

アウトブレイクの発生が疑われた場合は、ICU-WGがその原因、規模、ICUの状況等を総合的に判断してICCに報告する。ICCは緊急に会議を開催して、感染の伝播を予防するために、①ICU利用制限、②ICU閉鎖の2段階に分けて対策をとる。また、他病院からMRSA感染症の患者の集中治療を引き受けるなどしてICU患者の5割以上からMRSAが検出されるようになった場合(保菌圧が上昇した場合)も同様の2段階対策をとる。

(1) ICU利用制限

ICU入室患者の条件を設定し、入室制限しつつ感染対策をとりながら3次救急医療を継続する。

ICU利用制限中は、下記の患者はICUを利用できない。
① ICU入室を前提とする定期および緊急手術患者。ただし、院内発生患者までは制限しない。
　(例)術後にICU管理を必要とする各科手術、等
② 他病院からの転院依頼症例(当院医師への直接依頼、地域医療連携室経由の依頼)で、当院のICUへ入室が必要と考えられる緊急患者。　※開業医など入院病床を持たない診療所医師などからの依頼までは制限しない。

(2) ICU閉鎖

「ICUを閉鎖するに相当する明らかに大きなアウトブレイクが出現している」と判断された場合にはICUを閉鎖する。

その原因を解明し十分な対策を講じた上で、「ICU閉鎖」を「ICU利用制限」に移行したのち、ICUを再オープンする。

3	職員への通知について

ICCでICU閉鎖、再オープンなどにつきその詳細が決定された場合、以下の方法で職員に通知する。
1. 総務課を通じて、院長名でグループウェア(院内掲示&院内メール)で病院全体に広報する。
2. 同時に、救命センター長は、救急部長(ICU管理者)を通じて、利用制限・閉鎖・再オープンの決定日の①管理当直医(病院全体)、
　②救命センターの外来管理当直医、③救命センターの入院当直医、④管理師長にその情報を伝達する。
　※週末、年末等の場合は、情報が順番に確実に伝達されるように留意すること

4	アウトブレイクの原因の解明(感染経路の解明)
A	MRSA遺伝子の相同性解析(POT法)

当院では2013年から、新規検出MRSAは、全例、POT法(PCR-based ORF typing法)により遺伝子を分析し、感染経路を検索している。

B	職員のMRSA鼻腔検査

アウトブレイク発生時に職員の保菌もその一因と考えられる場合には、WGで職員のMRSA鼻腔検査の必要性につき協議し
ICCで決定の上実施する。検査結果は感染制御部が厳重に管理し、MRSA保菌者には上司を通じて結果を伝える。
保菌者は病院支給のムピロシン軟膏による除菌(1日3回3日間)を行う。除菌後の陰性化確認は行わない。
※1. 職員の鼻腔MRSA検査は、より有効な感染対策の確立に必要な検査であり、保菌者探しではない。
　2. 医療従事者に除菌を行った場合、4週間後には26%、6か月後には48%に再保菌がみられたとの報告がある。

C	ICUの環境調査

アウトブレイク発生時には行う場合がある。

5	アウトブレイク終息の判定

感染経路の解明、感染対策の見直しを行ったうえで、ICU内で新規MRSA検出患者が一定期間出現しなかった場合、
WGが終息につき判断しICCに報告する。ICC報告に基づき、病院長が終息宣言し、診療制限の解除を行う。

Ⅶ		その他
MRSAについて		「MRSA感染対策マニュアル」は医療関連感染対策マニュアル（院内感染対策マニュアル）内に掲載している。
創処置マニュアル		「創処置マニュアル」は医療関連感染対策マニュアル内に掲載している。
抗菌薬の適正使用について	以下の指定抗菌薬処方時は「使用届出」を提出する。 届出提出の有無は感染制御部が確認する。 | カルバペネム	メロペネム、イミペネム・シラスタチン、カルベニン | | 超広域ペニシリン | ゾシン | | 第4世代セフェム | マキシピーム、ファーストシン、ブロアクト | | ニューキノロン | シプロフロキサシン |	
	医療関連感染対策マニュアル（院内感染対策マニュアル）内に下記マニュアルを掲載している。 ① 当院の抗菌剤使用指針 ② 抗MRSA薬使用の手引（日本感染症学会） ③ MRSA関連書類および抗MRSA薬のTDMについて ④ ザイボックス（リネゾリド：LZD）院内適用基準 ⑤ 血液培養からGPCが検出された場合における抗菌薬選択のための当院でのフローチャート ⑥ 院内肺炎ガイドライン（日本呼吸器病学会）	

参考
1. 北海道大学病院：北大病院感染対策マニュアル（第4版），2010．
2. 浅利誠志：MRSA消毒・除菌と治療─チーム医療で退治できるMRSA─改訂増補第2版．最新医学社，大阪，2000．
3. 小林寛伊責任編集：最新感染対策Q&A．照林社，東京，2004．
4. 草地信也，桐林孝治：チャートで考えるMRSAの対応．加來浩器編，特集 チャートで考えるアウトブレイクの初期対応マニュアル，インフェクションコントロール 2008；17(3)：232-234．
5. 奥村徹，木村文彦，三橋和則，他：MRSAのアウトブレイクへの対応．矢野邦夫編，特集 アウトブレイクへの対応．インフェクションコントロール 2003；12(7)：702-705．
6. 厚生労働省課長通知：医療機関における院内感染対策について（医政地発1219第1号），2014年12月19日．
7. 日本環境感染学会 多剤耐性菌感染制御委員会編：多剤耐性グラム陰性菌感染制御のためのポジションペーパー 第1版．環境感染誌2011；26(suppl)．

©京都第二赤十字病院

3 アウトブレイク

ノロウイルスのアウトブレイクを起こさないための感染対策

ノロウイルスによる感染性胃腸炎や食中毒は、特に冬季に増加します。
ノロウイルスは感染力が強く、アウトブレイクが発生しやすいため、
嘔吐物や下痢便を処理する際の手順も大切です。

ノロウイルス食中毒は11月～1月に多く発生する

ノロウイルス胃腸炎、ノロウイルス食中毒は1年を通じて発生していますが、11月～1月の寒い時期に多く、冬季嘔吐症とも呼ばれます。
この期間は、入院患者への持ち込み食を禁止します。

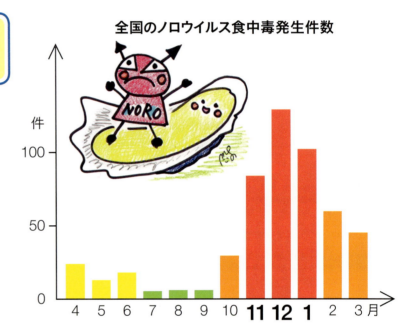

全国のノロウイルス食中毒発生件数

冬に嘔吐・下痢を見たら「ノロかも?!」とピンとくることが大事

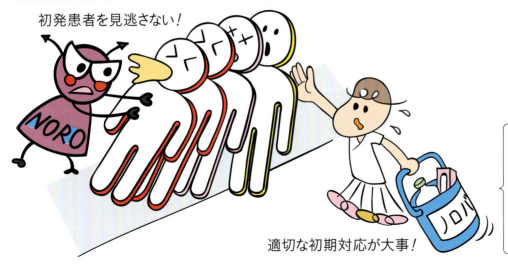

初発患者を見逃さない！

適切な初期対応が大事！

ノロ・バケツの中身
1. ハイター
2. 手袋、マスク、エプロンまたはガウン、ヘッドキャップ、シューズカバー
3. ペーパータオル
4. ビニール袋
5. ノロウイルス対応マニュアル（ラミネート仕上げ）

3 アウトブレイク

■ノロウイルスとは…

1．感染経路

ノロウイルスの感染経路は3つあります。

① 経口感染（oral infection）
生ガキを食べて起こる経口感染です。

② 接触感染（contact infection）
患者の便や吐物に含まれるノロウイルスが手指に付着して、やがて口に入り感染します。

③ 塵芥感染（dust infection）
患者の吐物が乾燥すると、吐物中のノロウイルスがチリやホコリとともに空気中をただよい、これを吸い込んで感染します。

2．潜伏期間、症状、治療

わずか10個のノロウイルスでも感染すると、ヒトの小腸内で急速に増殖し、1〜2日間の潜伏期間を経て、嘔吐、下痢、腹痛、発熱などの症状を呈します。小児や高齢者では重症化したり、吐物を気道に詰まらせて死亡することもあります。

症状消失後も3〜4日、長い場合は1〜2週間もウイルスが便に排出されます。

ワクチンや抗ノロウイルス薬はありません。脱水が強い場合は、輸液など対症療法を行います。

また、ノロウイルスに感染しても長期間にわたる免疫が獲得できないため、繰り返し感染する可能性があります。

一方で、軽い風邪症状で終わったり、感染しても発症しない不顕性感染の人が30〜50％もいるといわれています。

また、不顕性感染患者でも、便1gにノロウイルス10〜100万個をもっているといわれています。

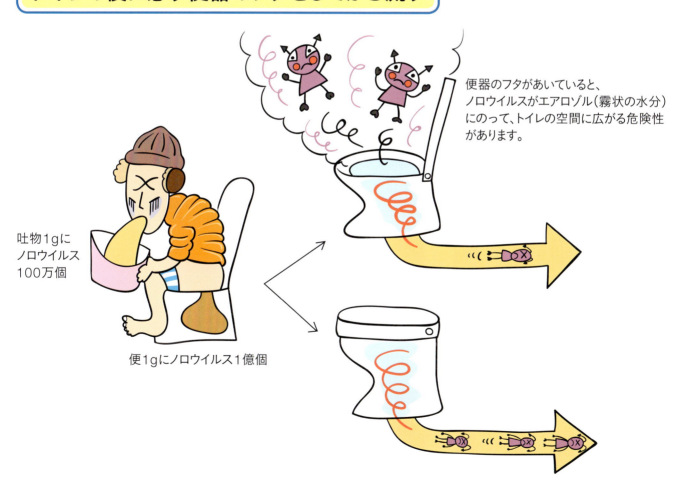

ノロウイルスの患者は、トイレの後に必ず便器のフタをしてから流す

便器のフタがあいていると、ノロウイルスがエアロゾル（霧状の水分）にのって、トイレの空間に広がる危険性があります。

吐物1gにノロウイルス100万個

便1gにノロウイルス1億個

3. ノロウイルスの検査

ノロウイルスの精密検査には、ノロウイルス遺伝子を増幅して、感度高く、遺伝子群別まで判定できる逆転写PCR法があります。しかし、特別の装置を必要とし、結果判明まで最短で数時間かかるため、一般病院での臨床検査としては利用できません。

一方、便中のノロウイルス抗原をイムノクロマト法で検出する迅速診断検査は、一般検査室で簡単に実施できます。

ノロウイルス迅速診断検査は、3歳未満の乳幼児、65歳以上の高齢者などのハイリスクグループには保険適用があります。しかし、保険適用にあてはまらない場合でも、感染対策上、必要な場合には迅速検査を実施します。

ノロウイルス迅速診断キットの1つ、クイックナビ-ノロ2（デンカ生研社）は感度92.0％、特異性98.3％とされています。直腸便用滅菌綿棒による直腸便も検査可能です。

しかし実際の臨床現場では、採取した便の性状や採取の時期、検体中のウイルスの量、検査手順の慣れ不慣れなど、同じキットであっても、さまざまな条件によって感度が低下して陰性（偽陰性）の判定となる可能性があります。

したがって、ノロウイルス胃腸炎症状様の患者の便を迅速検査して1人でも陽性であれば、まわりの同様の症状の患者もノロウイルスに感染していると判断して接触感染対策をとります。

4. 今後予想されるノロウイルスの流行株

ノロウイルスには7つの遺伝子群（Genogroup Ⅰ〜Ⅶ）があります。このうちヒトに感染するのは、主にGⅠの9種類の遺伝子型とGⅡの19種類の遺伝子型です。

これまで日本ではGⅡ.4が流行していました。しかし、2015年秋以降に発生している集団感染事例は、これまで検出の少なかった遺伝子型のGⅡ.17で、この型のノロウイルスが今後流行する見込みとされています（2015年10月時点）。

5. 職員の就業制限

職員がノロウイルスに感染して嘔吐・下痢症状のある場合、症状が軽快して48時間経過するまで就業を禁止します。

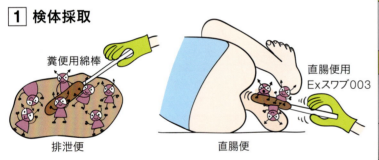

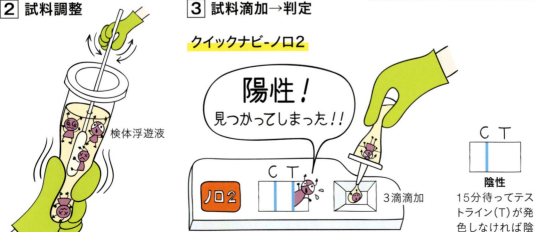

©京都第二赤十字病院

3 アウトブレイク

■病棟にノロウイルス患者が発生した場合

1. 消毒薬は、次亜塩素酸ナトリウム

病棟にノロウイルス患者が発生した場合、病室環境、トイレ環境、汚物処理室などの感染対策を強化します。

ノロウイルスはアルコールでは不活化されないので、消毒には次亜塩素酸ナトリウム(以下、ハイター)を用います。

吐物・下痢便など目に見える汚染は0.1％ハイターで消毒します。ハイターには金属腐食作用と漂白作用があるので、材質が劣化したり、色落ちしないように10分後に水拭きします。

コンタクトポイント(ドアノブ、手すりなど高頻度接触表面)などの環境消毒には0.02％ハイターを使用します。

2. アウトブレイク(集団感染)発生時の消毒

アウトブレイクが起こったときは、床などの水平面の清掃は1日2回に増やします。

コンタクトポイントの清拭消毒は1日3回に回数を増やします。

ノロウイルスの消毒	
環境の消毒	目に見える吐物・下痢便
0.02％ハイター	0.1％ハイター
水5Lにハイターのキャップ1杯分(20mL)を入れて、250倍にうすめます。 赤い部分はコンタクトポイント(ベッド柵、枕頭台、ドアノブ、手すり)	水1Lにハイターのキャップ1杯分(20mL)を入れて、50倍にうすめます。 吐物や下痢便
アウトブレイク発生時には、コンタクトポイント(高頻度接触表面)を1日3回消毒します。	0.1％ハイター使用時は、床や便器などの材質が劣化したり色落ちしないように、10分後に水拭きします。

※ハイターは、花王株式会社の液体塩素系漂白剤の商品名です。
ハイター、キッチンハイターには、次亜塩素酸ナトリウムが5％含まれています。キッチンハイターにはハイターの成分に汚れ落としのための洗浄成分が加えられています。
医療施設用には、希釈せずにそのまま使えるスプレー式の「泡洗浄ハイター1000」もあります。
ハイターはトイレ用洗剤など酸性のものと一緒に混ぜると、有毒な塩素ガスを発生します。ハイターには皮膚刺激作用があるので、手袋をして取り扱います。
なお、ワイドハイターは酸素系漂白剤です。塩素系漂白剤ではありません。

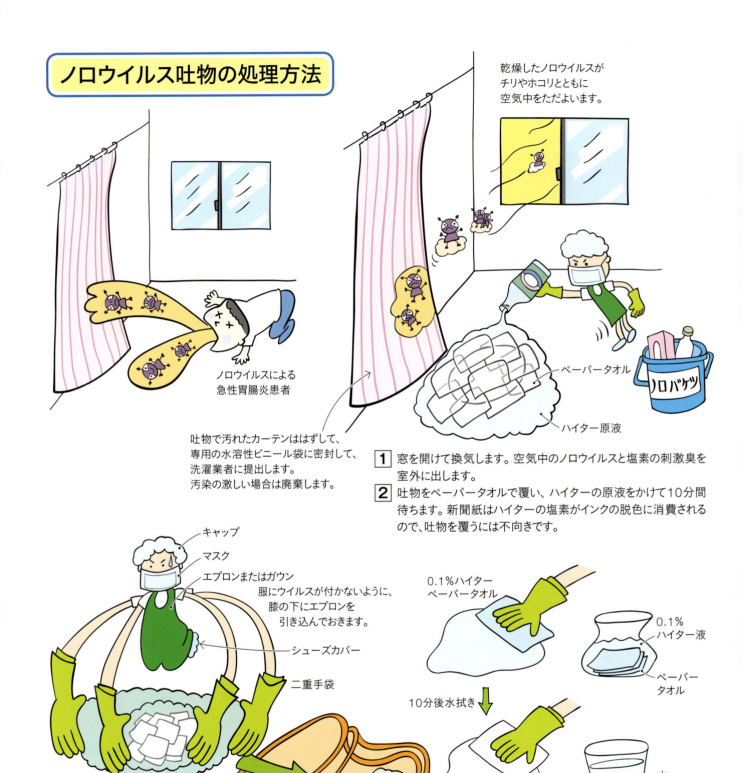

3 アウトブレイク

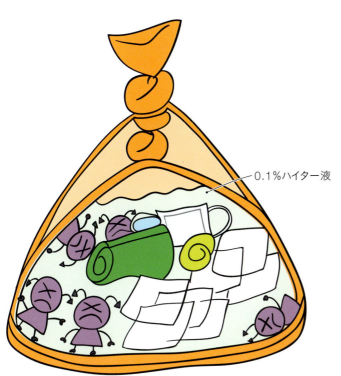

5 手袋、マスク、エプロンなど個人防護具（PPE）もすべて二重ビニール袋に入れます。0.1％ハイターは多めに作っておいて、ビニール袋の内容物が十分に浸るまでビニール袋に注ぎ込みます。二重ビニール袋の口をしっかりとくくります。

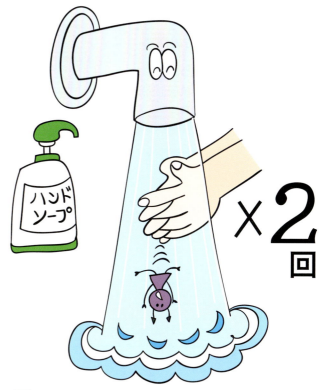

6 「石けんと流水」で2回、手を洗います。15秒間の手洗いでウイルスは99％除去できますが、ノロウイルスはウイルス量が多いので、手洗いを2回繰り返すと効果的です。
露出していた前腕も十分に洗いましょう。

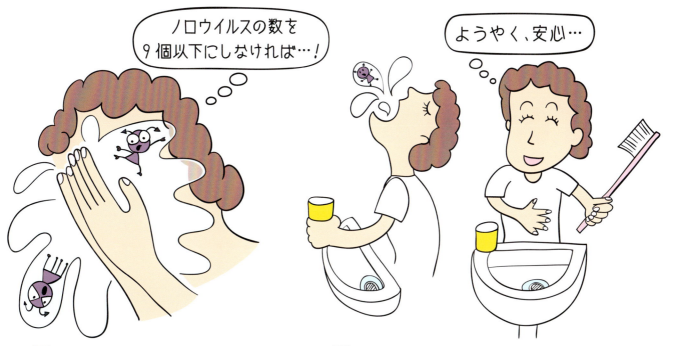

7 洗顔して顔に付いたウイルスを落とします。

8 うがいや歯磨きを十分に行って、口腔内もきれいにします。

■ノロウイルス胃腸炎のアウトブレイク発生時の対応

1. アウトブレイクを疑う指標
① 発症した患者のうち半数以上が嘔吐している
② 潜伏期間が半日～2日程度
③ 症状が半日～3日程度
④ 入院患者だけでなく職員も発症している

2. 保健所への報告の目安
① ノロウイルス感染患者（疑いを含む）が、1つの病棟で10名以上発生した場合
② ノロウイルス感染（疑いを含む）の死亡者または重篤患者が、1週間に2名以上発生した場合
③ 上記に該当しなくても、通常の発生を上回る数の発生が疑われ、特に病院長が報告を必要と認めた場合

3. アウトブレイク後の対応
ノロウイルスの新たな有症状者が6日以上出現しなければ「終息」とします。さらに有症状者が出現せず、平常状態に戻って2週間以上経過するまでは、手洗いの徹底、トイレ・ドアノブなどの環境の清掃・消毒の徹底など「まん延防止策」を続けます。まん延防止策を解除した後、病院は保健所に報告書を提出します。

※赤十字病院の場合は、日本赤十字社・本社にも報告書を提出します。

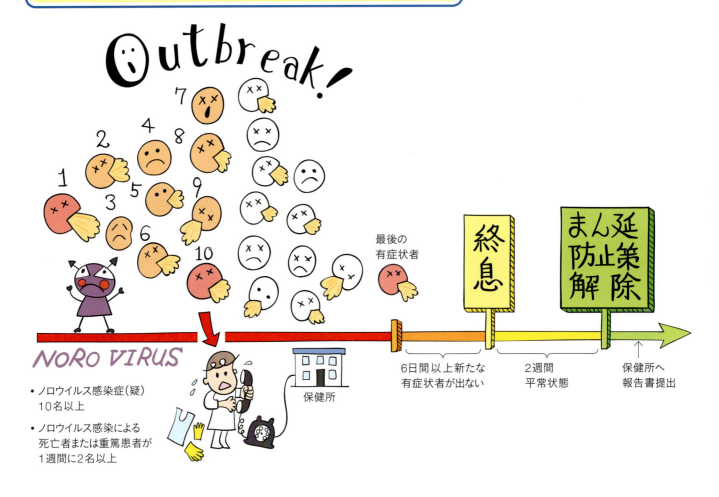

ノロウイルス集団感染 保健所への報告の目安

ノロウイルス患者の届出

1. 感染性胃腸炎

ノロウイルスやロタウイルスなどによる感染性胃腸炎は、5類感染症のうちの定点把握対象疾患に分類されています。定点医療機関（全国3000か所の小児科）は毎週月曜日に、感染性胃腸炎と診断した患者の週単位の数を保健所に報告します。

2. ノロウイルス食中毒

ノロウイルス食中毒は、年間の食中毒患者数の半分を占めています。その原因の多くは、調理従事者を介したものです。

定点医療機関以外の一般の医療機関には「感染症法」に基づく感染性胃腸炎の届出義務はありません。しかし、カキなどによるノロウイルス食中毒が疑われた場合は、被害の拡大を防ぐために「食品衛生法」に基づき24時間以内に保健所に届け出る必要があります。

2014年に日本で発生した食中毒約1000件のうち、第1位は鶏肉などによるカンピロバクター食中毒でした。ノロウイルス食中毒は約300件で件数は第2位でしたが、患者数は約1万人で第1位でした。

※感染症法、食品衛生法については、p.208〜211ページで説明しています。

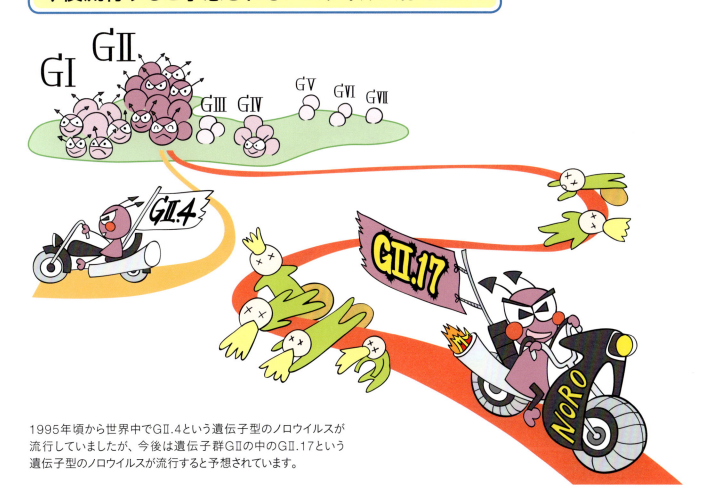

今後流行すると予想されるノロウイルスはGⅡ.17

1995年頃から世界中でGⅡ.4という遺伝子型のノロウイルスが流行していましたが、今後は遺伝子群GⅡの中のGⅡ.17という遺伝子型のノロウイルスが流行すると予想されています。

参考文献

1. 厚生労働省：ノロウイルスに関するQ&A 平成27年6月30日改定版.

3 アウトブレイク

インフルエンザのアウトブレイクを起こさないための感染対策

インフルエンザは、院内でアウトブレイクしやすい感染症の1つです。
市中でインフルエンザが流行する前から備えておくことが大切であり、
入院患者や入院予定の患者、外来患者、面会者、職員など、病院全体でさまざまな対策を行います。

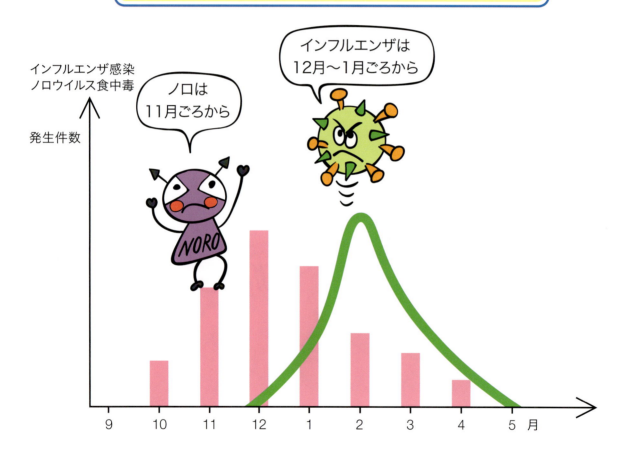

■インフルエンザとは

1．インフルエンザの特徴

　インフルエンザは、インフルエンザウイルスの感染による急性気道感染症です。なお、鳥インフルエンザの原因となるA型インフルエンザウイルスや新型インフルエンザ等感染症の原因となるインフルエンザウイルスは除かれます。

　上気道炎症状に加えて、突然の高熱、全身倦怠感、頭痛、筋肉痛を伴うことが特徴です。わが国では、例年11月〜4月に流行します。流行期に、これらの症状がある場合はインフルエンザと考えられますが、非流行期での臨床診断は困難とされます。合併症として、脳症、肺炎などがあります。

3 アウトブレイク

土・日・祝日はノロ、インフルエンザを見逃しやすい

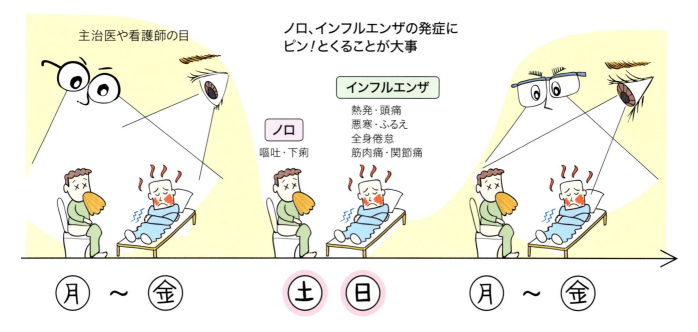

土曜、日曜、祝日は、平日と比べて病棟スタッフの数が少なく、主治医の診療の機会も減るため、患者の症状の変化に気づいたり、いち早い対応を取りにくいことがあります。
特に冬季は「ノロ、インフルエンザの発症を見逃さないように」職員に呼びかけておくことが大切です。

2. インフルエンザの診断

インフルエンザは5類感染症のうちの定点把握対象疾患に分類されています。

インフルエンザ定点医療機関（全国約5000か所の内科・小児科）および基幹定点医療機関（全国約500か所の病床数300以上の内科・外科医療機関）は毎週月曜日に、インフルエンザと診断した患者の週単位の数を保健所に報告します。

定点医療機関のインフルエンザの報告基準は、①突然の発症、②高熱、③上気道炎症状、④全身倦怠感などの全身症状の4つの症状をすべて満たすか、あるいは、症状をすべて満たさなくても迅速診断キットにより病原体の抗原が検出され、インフルエンザ患者と診断した場合、とされています。

迅速診断キットでは、鼻腔吸引液、鼻腔拭い液、咽頭拭い液を検査します。

3. インフルエンザワクチン

2014/2015シーズンまでのインフルエンザワクチンはA型インフルエンザ2種類、B型インフルエンザ1種類の計3種類のウイルスに対するワクチンでしたが、2015/2016シーズンのワクチンではB型が2種類に増えて、計4種類のインフルエンザウイルスに対するワクチンとなっています。

インフルエンザワクチンは接種後2週間目ごろから効果を発揮し、約5か月間効果があるとされています。

ワクチンには、ある程度の発病阻止効果と重症化を防ぐ効果があるといわれています。

4. 妊婦に関して

インフルエンザワクチン、タミフル、リレンザは妊婦に投与しても問題はないとされています（国立成育医療センターの妊娠と薬情報センター）。

病院がインフルエンザのシーズンを乗り切る方法

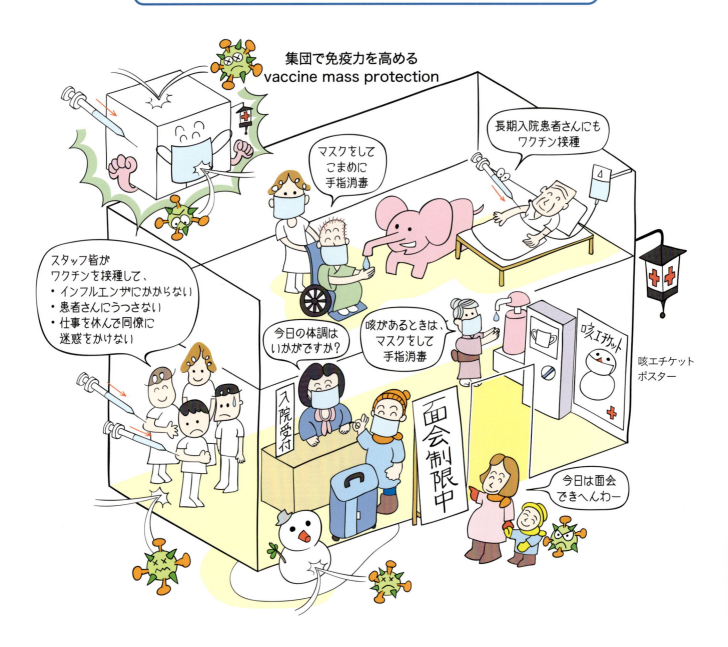

インフルエンザの流行シーズンまでに、毎年、インフルエンザ感染対策セミナーを開催して、職員みんながインフルエンザに関して共通した知識・認識をもっておくことが大切です。

3 アウトブレイク

インフルエンザに備えての対策

I	入院患者	1. 長期入院患者にインフルエンザのシーズン前にワクチンを接種しておく。 2. 入院患者用に「マスク着用、手指消毒(手指衛生)励行」を促すポスターを掲示する。　→ 資料A 3. インフルエンザシーズン中は、不要不急の外出・外泊を制限する。 4. インフルエンザシーズン中に、患者が熱発すれば常にインフルエンザを鑑別診断する。
II	入院予定の患者	1. 入院予定患者の体調を調べて、ウイルスの院内持ち込みを防ぐ。 2. 入院申込み段階で、患者・家族に説明書を渡して「入院前は体調を崩さない」ように説明しておく。　→ 資料B 3. 患者・家族に入院日時を連絡するときに、患者の体調を確認する。 4. 入院当日、受付で患者の体調を確認する。

資料A　入院患者用ポスター

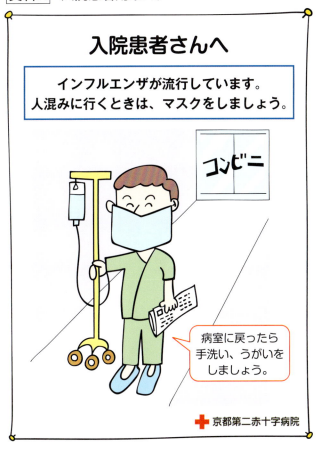

資料B　入院予定患者への説明書

「インフルエンザに備えての対策」つづき

Ⅲ	外来患者・面会者	1. 病院玄関や外来に「咳エチケットポスター」を掲示する(p.29参照)。 2. 病院玄関や外来に、マスクの自動販売機や手指消毒剤を設置する。 3. 咳のある患者は、他の患者から離して待機させる。 4. 面会者用に「マスク着用、手指消毒励行」のポスターを掲示する。　　　　　　　　　　　→ 資料C
Ⅳ	面会制限	1. 病院入口に「市内でインフルエンザが流行しているため、面会制限中」などの立て看板を立てる。 2. 「市内でインフルエンザが流行しているため、当院は現在、面会制限中です。不要不急の面会はご遠慮ください」と1日数回、院内放送する。 3. 病院ホームページのトップ画面に、「面会制限中」のNEWSを掲示する。

資料C　面会者用ポスター

ご面会の方へ
インフルエンザが流行しています

手を消毒して、マスクをしてから面会してください

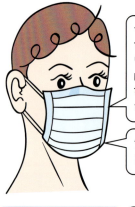

マスクと顔の間に
すきまができないように
ワイヤーを鼻の形にあわせて、
山折り、谷折りして
ぴったりとフィット
させてください

プリーツはあごまで
しっかり伸ばしてください

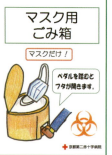

マスク用ごみ箱

マスクだけ！

ペダルを踏むとフタが開きます。

マスクは「マスク用ごみ箱」に捨ててください。

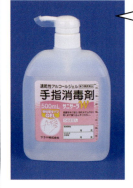

ポンプの頭部分を最後まで
しっかり一押しして
消毒剤を手掌にうけて、
手全体に擦り込んでください

病院内感染の予防、
拡大防止のため、
不要不急のご面会は、
できる限りご遠慮
くださいますよう
ご理解とご協力を
お願いいたします。

✚ 京都第二赤十字病院

V	職員	(1) インフルエンザに罹患しない対策、他人にうつさない対策 1. 職員にインフルエンザワクチンを接種する。　　　　→ 資料D 2. サージカルマスクについて ・地域がインフルエンザ流行レベル（定点医療機関から1週間に1人以上のインフルエンザ患者の報告）になれば、職員に、飛沫感染距離（2m）内で患者や職員に接するときは、マスクの着用を推奨する。 ・地域がインフルエンザ注意報レベル（定点から1週間で10人以上の報告）になれば、職員のマスク着用を徹底する。　　　　→ 資料E ・外来や職員通路に、マスク専用の感染性廃棄物用ごみ箱を設置する（p.48参照）。 (2) インフルエンザに関する情報共有 1. インフルエンザシーズンまでに、全職員対象に「インフルエンザ感染対策セミナー」を開催して、全職員がインフルエンザに関して共通した知識、認識をもつようにする。 2. 職員がいつでも閲覧できるように「インフルエンザ院内感染対策マニュアル」（p.143～147参照）を感染対策ソフト（ICTメイト）のマニュアル集に収載しておく。 3. 感染対策ソフト（ICTメイト）の病室マップで、患者のインフルエンザ罹患情報を職員が共有できるようにする。 4. 地域のインフルエンザ流行状況を院内グループ・ウェアなどを用いて適宜、全職員に広報する。 5. 職員がインフルエンザに罹患した場合、上司などから感染制御部に連絡するシステムを構築する。
VI	その他	1. 病棟ボランティア*をインフルエンザの流行がおさまるまで一時中止する。 2. 医薬品外部業者など病院の業務に関係のない営業者の病院敷地内立ち入りを制限する。

*病棟ボランティア：病棟の談話室でレクリエーションや絵本の読み聞かせなどを行うボランティア。

資料D　問診票

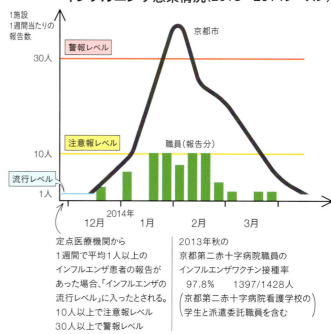

資料E　京都市と京都第二赤十字病院職員の
インフルエンザ感染情況（2013-2014シーズン）

定点医療機関から1週間で平均1人以上のインフルエンザ患者の報告があった場合、「インフルエンザの流行レベル」に入ったとされる。10人以上で注意報レベル 30人以上で警報レベル

2013年秋の京都第二赤十字病院職員のインフルエンザワクチン接種率 97.8%　1397/1428人
（京都第二赤十字病院看護学校の学生と派遣委託職員を含む）

・地域がインフルエンザ流行レベルになれば、職員にマスクの着用を推奨します。
・地域がインフルエンザ注意報レベルになれば、職員のマスクの着用を徹底します。
・インフルエンザの流行シーズンが終了すれば、職員にインフルエンザ対策目的のマスク着用は不要であることを広報します。

インフルエンザ患者出現時の病床調整

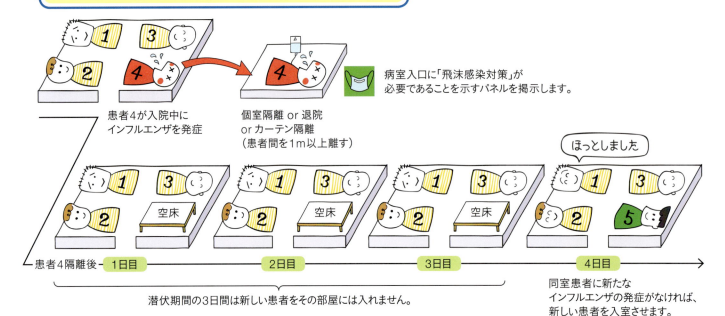

■病棟にインフルエンザ患者が発生した場合

1. 総室に入院中の患者がインフルエンザを発症した場合

個室に隔離もしくはカーテン隔離して飛沫感染対策をとります。患者の病状が許せば、抗インフルエンザ薬を投与して退院のうえ、自宅療養とします。

インフルエンザ患者が多数発生した場合には、インフルエンザ患者を集めて大部屋に収容する集団隔離（コホート隔離）も検討します。

2. インフルエンザ迅速診断キットの結果が陰性であっても、周囲の流行状況や症状からみてインフルエンザが疑われた場合

個室に隔離のうえ、翌日に再度、迅速診断キットで確認します。

3. 予防投与

日本感染症学会は2012年に提言を発表し「インフルエンザが院内で発生した際は、他の入院患者に早期から積極的に抗インフルエンザ薬の曝露後予防投与を行いましょう」と提言しています。

予防投与は、できるだけ早期から開始します。可能であれば、インフルエンザ初発患者の発症から12～24時間以内に予防投与を行うべきである、と提言されています。

病院の職員は本来健康であるため「ワクチン接種は必須であるが、予防投与は原則として必要ない」とされています。

4. 職員の就業制限

職員がインフルエンザを発症した場合には、早期に治療を開始し、家庭での十分な療養に心がけます。インフルエンザと診断された場合、職員は「発症後5日間、かつ、解熱後2日間」は原則、就業制限します。

■インフルエンザのアウトブレイク発生時の対応

インフルエンザがアウトブレイクすると、患者も職員も罹患して病院機能は低下します。自宅療養中の病棟スタッフが増えると、残されたスタッフは、自分自身の発症も心配しながら、病棟業務に追われることになります。現場の状況はますます悪循環となり、徹底した感染対策を行うことができません。アウトブレイクの拡大を防ぐために、新規の入院を制限します。

新規入院制限の目的

① 感染者をこれ以上増やさない
② 入院患者数を減らして、少ない職員数で対応できる患者数にする
③ 入院制限中に環境を徹底的に消毒する
④ ①、②、③により感染対策の徹底をはかる
　など

インフルエンザのアウトブレイクが起こってしまうと…

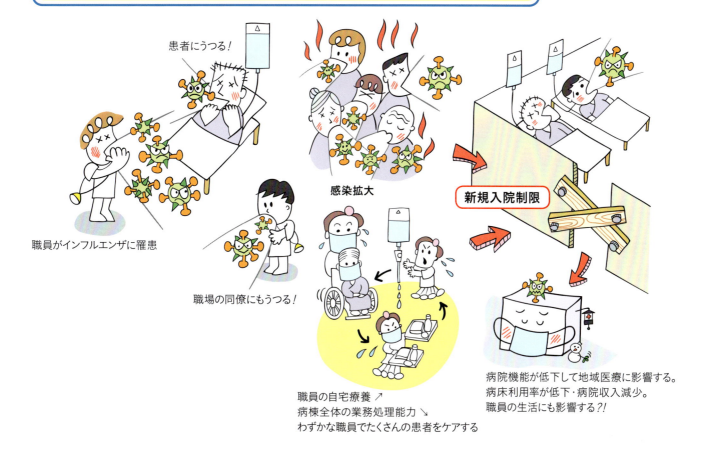

病棟でのインフルエンザ・アウトブレイク対応の一例

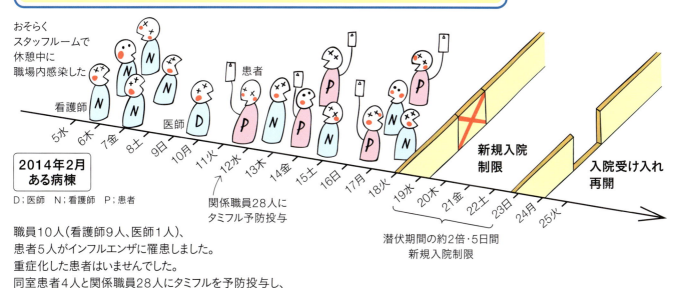

職員10人（看護師9人、医師1人）、
患者5人がインフルエンザに罹患しました。
重症化した患者はいませんでした。
同室患者4人と関係職員28人にタミフルを予防投与し、
5日間の新規入院制限を行い、アウトブレイクは終息しました。

■インフルエンザ対策における病院内でのサージカルマスクの意義

インフルエンザ対策におけるマスクの効用には、

① **インフルエンザウイルスの拡散防止**
- インフルエンザウイルスを含んだ咳やくしゃみによる飛沫（つばき）の拡散が防止される
- 飛沫拡散が防止されることにより、まわりの物品を介した接触感染も予防される

② **一般的な効果**
- 鼻腔や咽頭粘膜を保湿して、粘膜の防御機能を維持する
- 飛沫の吸入が減少する

③ **マスクがあるため、ウイルスが付着した手指を鼻腔にもっていかない**

などがあります。

また、マスクをすることにより衛生意識が向上する、という意見もあります。

免疫力の低下した患者がたくさん入院している病院内におけるマスクの着用は重要な意義をもちます。

インフルエンザは感染後のまだ症状が出ない潜伏期間中であっても、発症の1日前から感染力があると考えられています。明日、あなたがインフルエンザを発症した場合、今日、担当した患者にインフルエンザウイルスをうつしてしまっている可能性があります。

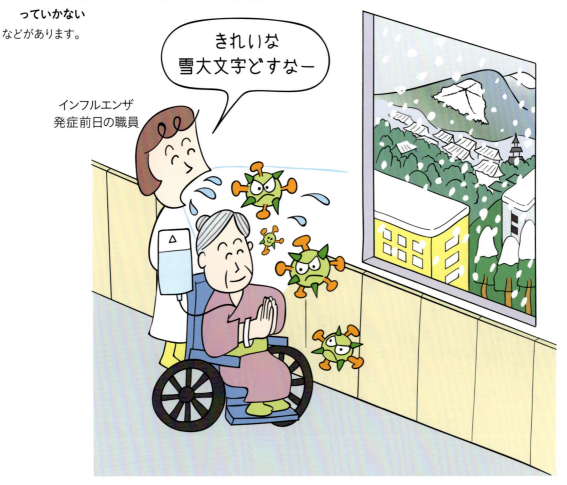

明日、あなたがインフルエンザを発症した場合、今日、担当した患者にインフルエンザウイルスをうつしてしまっている可能性があります。

参考文献

1. 日本感染症学会：日本感染症学会提言 2012～インフルエンザ病院内感染対策の考え方について～（高齢者施設を含めて），2012年8月20日．

インフルエンザ院内感染対策マニュアル

目次	
I	インフルエンザについて
II	発生の予防：入院患者、職員のワクチン接種、咳エチケットポスター
III	入院患者にインフルエンザを疑う場合の対応
IV	職員にインフルエンザを疑う場合の対応
V	成人の入院予定患者がインフルエンザに罹患したら
VI	インフルエンザ流行期に成人の入院予定患者が熱発したら
VII	インフルエンザ・アウトブレイク時の対応

I インフルエンザについて

インフルエンザの感染経路は、気道分泌物からの飛沫感染が中心であるが、飛沫で汚染された手指や器具を介して接触感染する場合もある。

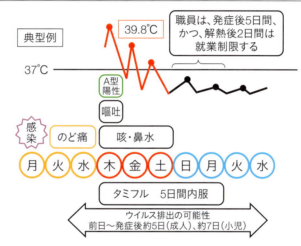

典型的なインフルエンザは、急激な経過で、高熱、頭痛、筋肉痛、全身倦怠感などの全身症状が現れる。
同時に、または、やや遅れて、鼻汁、咽頭痛、咳などの呼吸器症状が出現する。
発熱は2〜3日ほど続き、その後次第に症状は軽快し、1週間程度で治癒する。
しかし、軽度の症状で経過する場合や不顕性感染もありえる。
潜伏期間は通常1〜3日間である。発症後5日たてばウイルスはほとんど検出されなくなる。

ハイリスクグループとはインフルエンザ感染により、重症化や合併症を引き起こす可能性の高いグループのこと
1. 65歳以上　2. 妊婦　3. 慢性肺疾患　4. 心疾患　5. 腎疾患
6. 代謝異常（糖尿病、アジソン病など）　7. 免疫不全状態の患者

治療薬	タミフル（経口）	リレンザ（吸入）	イナビル（吸入）	ラピアクタ（点滴）
一般名	オセルタミビル	ザナミビル	ラニナミビル	ペラミビル
治療 （成人の場合）	1回1カプセル（75mg） 1日2回　5日間	1回2ブリスター（10mg） 1日2回　5日間	4回の吸入を1度だけ行う （40mg）	単回（300mg）投与 重症化が予想される場合は、倍量・複数回投与も可
予防 （保険請求不可）	1日1回1カプセル 7〜10日間	1日1回2ブリスター 10日間	1日1回1容器 2日間吸入	予防投与の適応はない

©京都第二赤十字病院

「インフルエンザ院内感染対策マニュアル」つづき

Ⅱ	発生の予防：入院患者、職員のワクチン接種、咳エチケットポスター

入院患者のワクチン接種

ハイリスクグループと考えられる入院患者には、シーズンの前にワクチン接種を勧める。
※入院患者へのワクチン接種実施期間は、原則、外来患者へのワクチン接種期間（例年、11月初旬～12月初旬の約1か月間）と同じ期間とする。

歩ける入院患者	「他科受診」の形で、内科外来のインフルエンザワクチン予約枠を申し込む。 接種期間、接種曜日、接種場所は内科外来に問い合わせる。
歩けない入院患者	主治医がインフルエンザワクチンを病棟に取り寄せて接種する。 「薬品請求伝票（紙）」に必要バイアル数を記載して「薬品管理課」に提出する。 ※インフルエンザワクチン1バイアルには2人分（0.5mL×2）の薬液が入っているので、 　偶数人（2人、4人…）の患者を集めてから請求することが望ましい。
接種費用	接種費用は、居住地、年齢等により異なるので、入院保険係に問い合わせる。
予診票	予防接種前に患者（または家族）が予診票を記入し、医師が診察し、接種が可能と判断・署名した後に接種する。 予診票は退院時に電子カルテにスキャンする。 ※予診票は「医療関連感染対策マニュアル」の「インフルエンザ対策」項目内に掲載している。

職員のワクチン接種

職員は、職員から患者への伝播を防ぐために、アレルギー等で接種が適当でないと判断された場合以外は、
インフルエンザシーズンの前にインフルエンザワクチン接種を受けること。
インフルエンザの院内での流行の原因の多くは、職員による持ち込みと考えられている（日本感染症学会提言2012）。

「咳エチケット」ポスター

「咳エチケット」ポスターを病院入口、外来、病棟などに掲示し、患者や家族に「咳エチケット」の励行を促す。

Ⅲ	入院患者にインフルエンザを疑う場合の対応

インフルエンザの迅速診断キットによる診断について

① 「オーダー入力」→「検査」→「※9. 一般細菌」→「インフルエンザAB抗原IC」をクリックして、「採取指示票」をプリントアウトする。
② キットを用いて迅速検査を実施する。
③ 検査結果を診察記事に入力し、かつ、プリントアウトされた「採取指示票」に結果を手書きする。
　採取指示票が細菌検査室に届くことにより、電子カルテ（メガオーク）の細菌検査結果に反映される。

迅速検査が陽性であった場合

① 退院できる状態であれば、抗インフルエンザ薬（保険適用）を処方して、退院・自宅療養させる。
② 退院できなければ、抗インフルエンザ薬（保険適用）を処方し、「発症後5日間、かつ、解熱後2日間」は個室隔離を原則とする。
③ 主治医は感染制御部に「入院患者がインフルエンザに罹患した」ことを連絡する。

迅速検査が陰性であった場合

迅速検査が陰性の場合でも、インフルエンザを臨床的に疑う場合には個室隔離とし、主治医の判断で治療を行う（保険適用）。
主治医は感染制御部に「入院患者がインフルエンザに罹患した可能性があること」を連絡する。

同室患者への対応について

① 同室患者は、3日間、発熱やインフルエンザ様症状出現の有無を注意深く観察する。
　病室外へ行くときは、サージカルマスクを着用する。
② 経過中、臨床的にインフルエンザ感染が疑われたり、迅速診断キット陽性となった場合は、抗インフルエンザ薬を治療的に投与する（保険適用）。
③ 当該病室への新たな入室や当該病室から他の総室への転室は制限する。

3 アウトブレイク

曝露後の予防的投与について

日本感染症学会の提言（2012年8月）では、「インフルエンザが院内で発生した際は、他の入院患者に早期から積極的に抗インフルエンザ薬を曝露後予防投与を行いましょう」とされた。
予防投与の効果は70〜80％程度とされる。

1. インフルエンザ患者発生が1つの病室に留まっている場合は、同意取得のうえ、当該病室に限定して予防投与。
2. 病室を超えた発生が見られたら、病棟全体での予防投与を考慮する。
3. 予防投与後も経過観察を行い、発症したら通常量で治療する。
4. 特に高齢者では、発症しているか、潜伏期なのか判断できない場合もあるので、判断が難しい場合は、当初、治療量で開始することも考慮する。
5. 高度の免疫不全患者（白血球減少、リンパ球減少が著明な場合など）では、ウイルス排泄が長引き、タミフル耐性ウイルスが患者間で伝播したことが報告されている。
   血液病や悪性腫瘍患者が多く入院している病棟では、予防投与にリレンザまたはイナビルの使用が勧められる。
6. 副作用：高齢患者では、嘔気、嘔吐、下痢などの副作用に注意が必要であるが、予防投与による利益がはるかに大きいと考えられる。
   タミフルは腎排泄なので、腎機能低下患者にはリレンザ投与を考慮する。

※投与法（通常、成人に対して）：
　　タミフル　　1日1カプセル　　　　　　（最大）10日間
　　リレンザ　　1日1回吸入（2ブリスター）　（最大）10日間
　　イナビル　　1日1回1容器（2か所に充填）吸入　2日間

※院内伝播を防止する目的があるため、迅速検査や予防投与の費用は病院負担とする。
　予防投与は保険請求できない。ラピアクタに予防投与の適応はない。

＜予防内服を処方する場合＞
① 当該患者の診察記事に「同室者にインフルエンザ患者が発生したため予防的に投与した」等の記載をする。
② 原則、@タミフルを処方する。@を付けるとコストは発生せず、薬の費用は病院負担となる。

職員がインフルエンザ患者と濃厚接触した場合の対応

濃厚接触とは	インフルエンザ患者と1〜2m以内でマスクを着用せずに診療・対応した場合をいう。 マスクを着用して診療・対応した場合や1〜2m以上離れて対応していた場合は、濃厚接触には当てはまらない。
予防内服	**原則、基礎疾患を有していない場合は予防内服を行わない。** 職員がハイリスクグループに属する場合は、その職員の診療を担当している医師に相談する。 3日間程度、マスク着用と自ら健康観察をしながら勤務を続行する。 その間に発熱と咳などの呼吸器症状が出現した場合は、内科を受診する。 発症した場合は早期の治療開始と家庭での十分な療養を心がける。 ※院内伝播に職員が関与していると考えられる場合や、特に職員間でインフルエンザ発症が続く場合は、入院患者と同様に、予防投与を行う。 ※抗原変異が予測されるようなシーズンや現実に抗原変異が確認されたシーズンには、ワクチンの効果が低下するので、そのような場合には、患者だけでなく、職員への予防投与が必要となる場合もある。

＜予防内服を処方する場合＞
① 電子カルテ（メガオーク）の当該職員のカルテ記事に、「インフルエンザを発症した職員と濃厚接触していた。基礎疾患を有しているため、予防投与する」等の記載をする。記載することにより、外来患者としての扱いは不要とする。
② 原則、@タミフルを処方する。@を付けるとコストは発生せず、薬の費用は病院負担となる。

©京都第二赤十字病院

「インフルエンザ院内感染対策マニュアル」つづき

| Ⅳ | 職員にインフルエンザを疑う場合の対応 |

出勤前に38℃以上の発熱があった場合

① 近医を受診し「インフルエンザ」と診断された場合は、上司に連絡し勤務を控える。
※医療機関を受診してインフルエンザと診断されて、抗インフルエンザ薬が処方された場合には、
　「インフルエンザ感染」と判断する。　インフルエンザ迅速検査の結果は問わない。
② 連絡を受けた上司は、感染制御部にその情報を伝える。
③「発症後5日間、かつ、解熱後2日間」は就業制限し、3日目からはマスクを着用して職場復帰する。
　　なお、解熱後3日目は3〜4割の患者がウイルスを排出していると言われている。
※最近は、インフルエンザ治療薬投与により、発症後5日以内に解熱する場合がある。
　例外として、当該職員が休むことにより院内のその部署において医療体制を維持できないと想定される場合、
　＜発症後5日以内だが、解熱後3日目の職員＞も、その部署のリーダーと管理部門・感染制御部が協議のうえ、
　マスク着用、手指消毒などを順守することを前提に職場復帰可能とする。

就業中に38℃以上の発熱、上気道炎症状、全身倦怠感などを自覚した場合

① サージカルマスクを着用する。
② 上司に症状を報告し、速やかに内科外来を受診する。
③ インフルエンザ迅速検査＜陽性＞の場合：
　　当該職員は「発症後5日間、かつ、解熱後2日間」の自宅療養の後、職場復帰する。
④ インフルエンザ迅速検査＜陰性＞の場合：
　　当該職員は、自宅にて解熱まで療養し、通常の感冒と同様に解熱後、職場復帰する。念のため、職場復帰後2日間はマスクを着用して勤務する。
　　発熱が持続する場合は、近医を再度受診し、診断・加療を受ける。

| Ⅴ | 成人の入院予定患者がインフルエンザに罹患したら |

主治医が患者に＜発症日、迅速検査結果、治療薬の有無、内服開始日、解熱の有無などの臨床経過＞をたずねたうえで、感染制御部に連絡する。
院外の患者が当院に電話してきた場合、まず外来で一次対応し、その後、主治医が対応する。
原病に対する治療に緊急性がなければ、入院予定日を発症後5日経過し、かつ、解熱後3日目以降に延期する。
個々の事例において事情が異なるため、主治医と感染制御部とが個別に検討する。

| Ⅵ | インフルエンザ流行期に成人の入院予定患者が発熱したら |

①「インフルエンザに罹患している、あるいは、罹患が疑わしい」と主治医が判断した場合は、原病に対する治療に緊急性がないかぎり、
　入院予定日を発症後5日経過し、かつ、解熱後3日目以降に延期する。
②「インフルエンザに罹患していない」と主治医が判断した場合は、予定どおりの入院とする。
③「入院後に発熱していたことが判明した場合」は、主治医が症状、迅速検査の結果等から、インフルエンザに罹患しているかどうかを判断し、
　「罹患している、あるいは、疑わしい場合」は、原病に対する治療に緊急性がなければ、いったん退院とし、外来で経過をみる。

3 アウトブレイク

Ⅶ	インフルエンザ・アウトブレイク時の対応
インフルエンザ感染の診断	迅速検査陰性の場合でも、患者や職員が同一症状を呈している場合は、インフルエンザ感染の可能性があると考えて対応する。
対策会議	関係者が一同に集まって対策をとる。大規模な感染の場合は、緊急にICCを開催して対策する。
病室管理	目安として、潜伏期間中(インフルエンザ患者出現翌日から3日間)は、当該病室への新規入院を制限する。しかし、アウトブレイクの状況に応じて、潜伏期間の2倍以上の期間を目安とする場合もある。入院制限中、当該病室へ入院予定の患者は、入院を延期したり、他病棟への入院手配をとる。
報告	病院長、事務部長、看護部長等に感染制御部が随時、状況を報告する。
院内広報	職員全員に広報した方が良いと判断される場合は、感染制御部が職員全員に院内メールまたは院内掲示する。
初療室(救急室)	初療室からの入院患者を制限する必要がある場合は、救急部長に状況を連絡して協議する。
ボランティア	病棟ボランティアを一時中止する。
ポスター	入院患者用に「マスク着用、手洗いを促すポスター」を掲示する。
看板	病院入り口に「インフルエンザ流行時期のため面会制限中」などのポスターを掲示する。
保健所への報告	目安として「1週間以内に10名以上の感染者が出た場合」、または「因果関係が否定できない死亡者が確認された場合」は、保健所へ速やかに報告する。また、感染の状況により保健所への連絡が望ましいと判断された場合も適宜連絡する。
日本赤十字社・本社への報告	日本赤十字社・本社へは、アウトブレイク確認時に第一報し、終息後に最終報告する。
その他、当院の「アウトブレイク対応マニュアル」(「医療関連感染対策マニュアル」内に収載)に従う。	

参考
1. 厚生労働省 新型インフルエンザ対策推進本部:医療の確保、検疫、学校、保育施設等の臨時休業の要請等に関する運用指針(改定版). 平成21年6月26日.
2. 厚生労働省 新型インフルエンザ対策推進本部:「医療の確保、検疫、学校、保育施設等の臨時休業の要請等に関する運用指針」の改定版に関するQ&A. 平成21年7月9日.
3. 日本赤十字社 感染対策専門部:インフルエンザ感染制御対策に関する参考意見(医安第25号の2). 平成23年1月28日.
4. 日本感染症学会提言:「インフルエンザ病院内感染対策の考え方について(高齢者施設を含めて)」. 平成24年8月20日.

©京都第二赤十字病院

4 細菌と抗菌薬

細菌の混乱は、グラム染色ですっきり

一般的に細菌は、グラム染色による染まり方と形状によって、グラム陽性菌とグラム陰性菌に大別されます。
これらの分類は、抗菌薬の感受性と重要な関連性をもっており、
グラム陽性菌とグラム陰性菌とでは、治療に用いる抗菌薬の種類が異なります。

細菌はグラム染色ですっきり分類

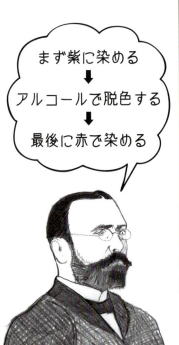
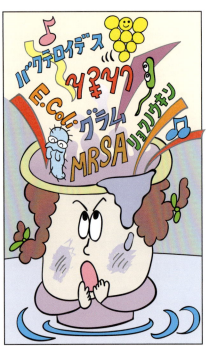
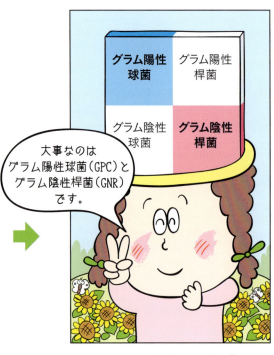

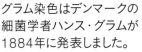
Hans Gram (1853-1938)

グラム染色はデンマークの細菌学者ハンス・グラムが1884年に発表しました。

GPCとGNRに分類される細菌は、日常的によく検出され、病原性も比較的高い細菌が多いです。

■グラム染色とは

　グラム染色は、喀痰や尿などの検体をスライドグラスに塗り、染色して顕微鏡で見る塗抹検査です。
　染色液と染色を行うスペース、そして顕微鏡さえあれば、10数分程度で結果が出ます。
　グラム染色では「細胞表面の構造の違い」を利用して、細菌が青く染まる（陽性）か、染まらない（陰性）かで2分類します。
　さらに、菌の形が丸い（球菌）か、棒状（桿菌）かで分けて、最終的に4分類します。
　グラム陽性菌とグラム陰性菌とでは、治療に使う抗菌薬の種類が異なるので、グラム染色は細菌分類において基本的に重要な染色法です。

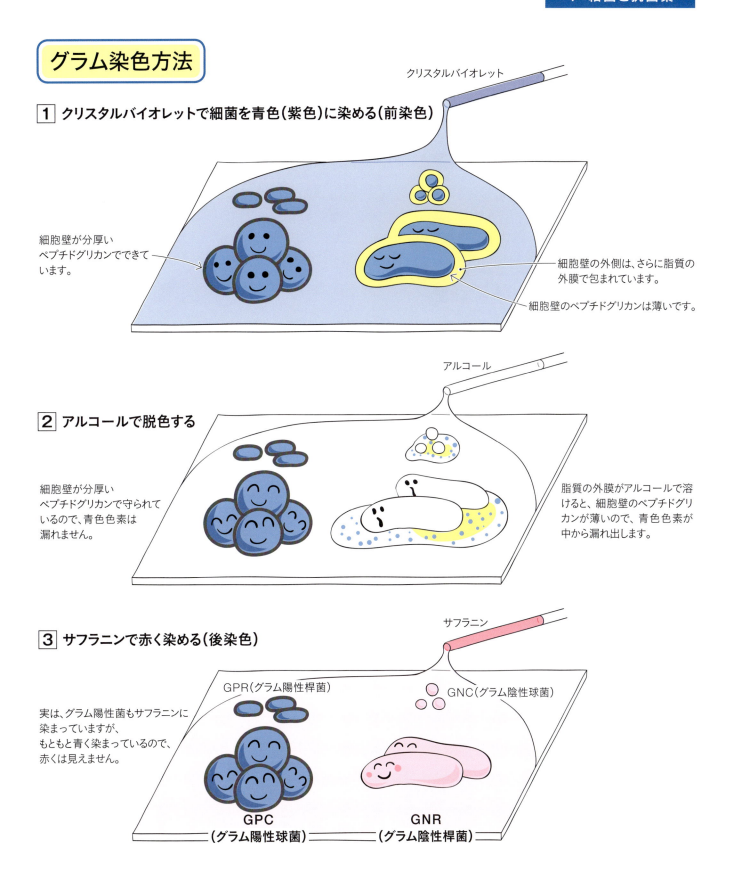

グラム陽性球菌(GPC)とグラム陰性桿菌(GNR)のイメージ

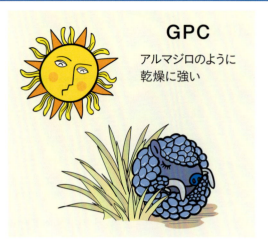

GPC アルマジロのように乾燥に強い

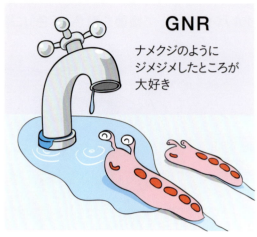

GNR ナメクジのようにジメジメしたところが大好き

グラム染色分類

	球菌 ☺		
	GPC　グラム陽性球菌		
	属名	代表的な菌	
グラム陽性	Staphylococcus (スタフィロコッカス)	S. aureus (アウレウス)	黄色ブドウ球菌
		S. epidermidis (エピデルミディス)	表皮ブドウ球菌
	Streptococcus (ストレプトコッカス)	S. pyogenes (ピオゲネス)	A群β溶連菌(化膿性連鎖球菌)
		S. pneumoniae (ニューモニア)	肺炎球菌
		Viridans group streptococci (ビリダンス ストレプトコッキィ)	緑色連鎖球菌(口腔連鎖球菌)
	Enterococcus (エンテロコッカス)	E. faecalis (フェカーリス)、E. faecium (フェシウム)	腸球菌
	GNC　グラム陰性球菌		
	属名	代表的な菌	
グラム陰性	Moraxella (モラキセラ)	M. catarrhalis (カタラリス)	モラキセラ・カタラリス
	Neisseria (ナイセリア)	N. gonorrhoeae (ゴノレ)	淋菌

	桿菌 ☺		
	GPR　グラム陽性桿菌		
	属名	代表的な菌	
	Clostridium (クロストリジウム) 嫌気性菌	C. tetani (テタニ)	破傷風菌
		C. difficile (ディフィシル)	ディフィシル菌
	Bacillus (バシラス)	B. anthracis (アンスラキス)	炭疽菌
	Propionibacterium (プロピオニバクテリウム)	P. acnes (アクネ)	アクネ菌
	Corynebacterium (コリネバクテリウム)	C. diphtheria (ジフテリア)	ジフテリア菌
	Mycobacterium (マイコバクテリウム)	M. tuberculosis (ツベルクローシス)	結核菌
	GNR　グラム陰性桿菌		
	属名	代表的な菌	
腸内細菌科細菌	Escherichia (エシェリキア)	E. coli (コリ)	大腸菌
	Klebsiella (クレブシエラ)	K. pneumoniae (ニューモニア)	肺炎桿菌
	Proteus (プロテウス)	P. mirabilis (ミラビリス)	プロテウス(変形菌)
	Salmonella (サルモネラ)	S. Typhi (チフィ)	チフス菌
	Shigella (シゲラ)	S. boydii (ボイディー)	赤痢菌
	Serratia (セラチア)	S. marcescens (マルセッセンス)	セラチア
	Enterobacter (エンテロバクタ)	E. cloacae (クロアカ)	エンテロバクター
	Citrobacter (シトロバクタ)	C. freundii (フロンディ)	シトロバクター
ブドウ糖非発酵菌	Pseudomonas (シュードモナス)	P. aeruginosa (エルジノーサ)	緑膿菌
	Acinetobacter (アシネトバクター)	A. baumannii (バウマニ)	アシネトバクター
	Burkholderia (バークホルデリア)	B. cepacia (セパシア)	セパシア
	Stenotrophomonas (ステノトロホモナス)	S. maltophilia (マルトフィリア)	マルトフィリア
	Legionella (レジオネラ)	L. pneumophila (ニューモフィラ)	レジオネラ
嫌気性菌	Bacteroides (バクテロイデス)	B. fragilis (フラジリス)	バクテロイデス
その他	Haemophilus (ヘモフィルス)	H. influenzae (インフルエンザ)	インフルエンザ菌
	Helicobacter (ヘリコバクター)	H. pylori (ピロリ)	ピロリ菌

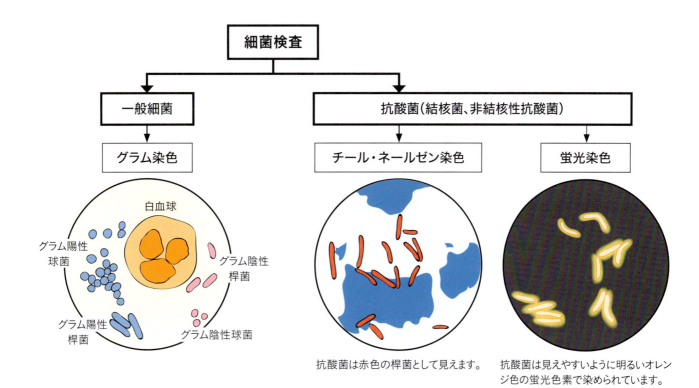

抗酸菌は赤色の桿菌として見えます。

抗酸菌は見えやすいように明るいオレンジ色の蛍光色素で染められています。

■グラム染色の意義
―菌種の推定と初期抗菌薬の選択に役立つ―

グラム染色により、菌の大きさ、形、ブドウ状か連鎖状か、双子（ペアー）かなどの配列、白血球による細菌の貪食像などから、細菌の種類や起炎性の可能性などが推測できます。

グラム染色の結果を基にして、培養結果が出る前の初期治療段階での抗菌薬の選択や治療方針を決めます。

また、抗菌薬投与中にも再度、グラム染色をすることにより、治療効果の判定や途中経過を知る手がかりにもなります。

しかし「喀痰として提出された検体が実は唾液であった」場合などのように、検体自体の質がよくなければ、正しい評価はできません。また、グラム染色で観察された菌が、耐性菌かどうかまではわかりません。

■嫌気性菌

バクテロイデスはグラム陰性桿菌（GNR）で、破傷風菌とクロストリジウム・ディフィシルはグラム陽性桿菌（GPR）です。ともに酸素があると増殖できないため、まとめて嫌気性菌と呼ばれています。

穿孔性虫垂炎や壊死腸管による腹膜炎、膿瘍などで悪臭が放たれる場合は、バクテロイデスなどの嫌気性菌感染の可能性が高いです。

■グラム染色の盲点…結核菌は染まりにくい！

結核菌は細胞壁に脂質が多く、クリスタルバイオレットが染み込まないため、グラム染色ではうまく染まりません。そのため、チール・ネールゼン染色や蛍光染色などの別の染色方法が必要です。

したがって、結核菌も想定して喀痰などの細菌検査をオーダーする場合は、〈一般細菌〉検査の項目に、さらに〈抗酸菌〉検査の項目も追加してオーダーする必要があります。

■診療報酬改定におけるグラム染色の位置づけ

平成26年度の診療報酬改定は、実質的に6年ぶりのマイナス改定となり、検体検査においても250項目以上の点数が引き下げられました。そのような状況下にあって、微生物学的検査のうち①排泄物、滲出物または分泌物の細菌顕微鏡検査（グラム染色や抗酸菌染色など）と、②抗酸菌分離培養（液体培地法）の2項目は、点数が引き上げられました。

このことは「グラム染色は感染症診療において欠かすことのできない重要な検査である」ことを示しています。

参考文献
1. 山本剛：グラム染色を用いた感染症診療支援について．日本臨床微生物学雑誌 2015；25(4)：265-276．
2. 中込治，神谷茂編：標準微生物学 第12版．医学書院，東京，2015．

4 細菌と抗菌薬

血液培養は、異なる部位から最低2セット(ボトル4本)採取する

無菌であるべき血液中に細菌や真菌が存在していたら一大事です。
菌血症を早期に診断し、治療を開始するために血液培養を行います。
原則「2セット以上を」「異なる2か所の静脈から」採取します。

■菌血症と敗血症

血液は本来、無菌です。しかし、細菌感染症や真菌感染症が進行すると、菌が血中に入って菌血症(bacteremia)となり、悪寒、戦慄、発熱などの症状が出ます。菌血症がさらに進行して、全身に炎症が広がって敗血症(sepsis)になると、種々の臓器が障害されて、高熱や低体温、ショック症状、多臓器不全が出現します。

■菌血症の種類

菌血症には、一過性、間欠性、持続性の3種類があります。

1. 一過性菌血症

例えば、抜歯をすると、口腔内の細菌が抜歯跡の歯肉出血面から血中に入りますが、すぐに細網内皮系で殺菌処理されるため、通常は一過性菌血症に終わります。

2. 間欠性菌血症

最も一般的な菌血症の原因は、肺や胆嚢、腎臓、腹腔内など血管外に存在する感染巣です。血管外の感染巣からの細菌は、リンパ系を経て血中に入りますが、短時間のうちに細網内皮系で殺菌処理されます。しかし、時間が経つと細菌がまた血中に流入するため、間欠性に発熱します。血中に菌量が増加して悪寒、戦慄など発熱の前駆症状の認められるときが、採血の最もよいタイミングとされています。しかし、いつもタイミングよく採血できるとは限りません。

菌血症を疑えば、発熱時期にこだわらず、血液培養結果が陽性となるまで何回か採血することが重要です。

3. 持続性菌血症

心臓弁に菌が付着して感染巣を作る感染性心内膜炎など、血管内に感染巣があれば、持続的に血中に菌が流入して持続性菌血症が生じます。

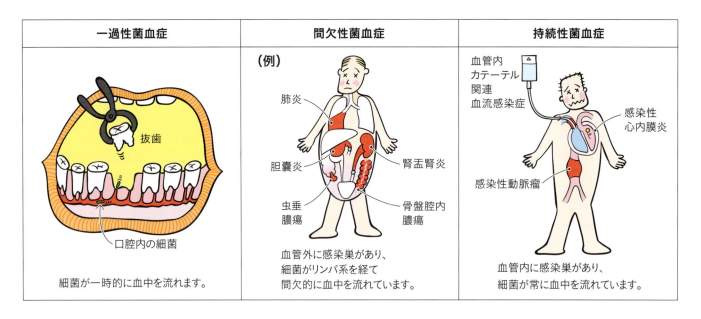

4 細菌と抗菌薬

■血液培養とは

血液培養とは、菌血症が疑われる患者から採取した血液を液体培地の入ったボトルで培養して、血液中に細菌や真菌がいるかどうかを調べる検査です。

診断や治療方針に直結する検査であり、抗菌薬を投与する前に採血することが重要です。

■いつ血液培養をとるのか？

以下のすべてのときに血液培養をとります。
① 肺炎、腎盂腎炎、腹膜炎など感染症の診療を開始する前
② 菌血症、敗血症に由来する可能性のある症状があるとき（発熱、低体温、頻呼吸、意識障害、低血圧など）
③ 抗菌薬を変更する前

■動脈血か？静脈血か？

血液培養の感度は動脈血か静脈血かではなく、採取する血液量に依存します。

第1選択として「静脈」から採取します。

血液培養の採血手順

採血するまで

1 患者に2回採血することを説明する

2 手指消毒をする

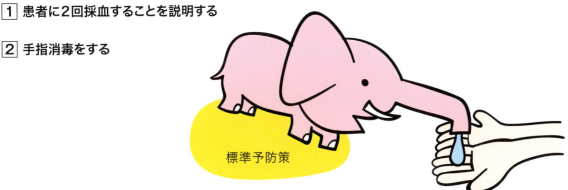

3 血液培養ボトルのキャップをはずしてゴム栓部分をアルコールで消毒する

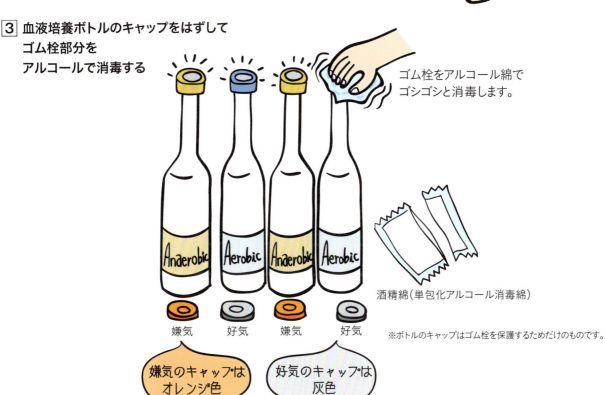

ゴム栓をアルコール綿でゴシゴシと消毒します。

酒精綿（単包化アルコール消毒綿）

※ボトルのキャップはゴム栓を保護するためだけのものです。

4 アルコールで採血部位の
皮脂や汚れをとりつつ消毒する

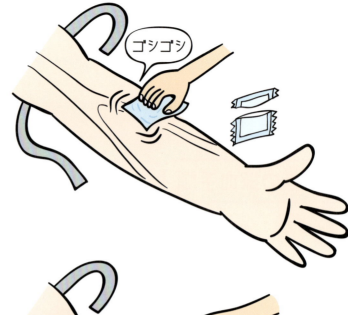

5 10%ポビドンヨードで採血部位を消毒する

　採血時に皮膚常在菌によるコンタミネーション（汚染）を起こさないためには、皮膚の消毒が大変重要です。
　ポビドンヨードが乾燥し、十分な消毒効果を発揮するまで2分間待ちます。
　ヨード過敏の場合はクロルヘキシジンで消毒します。

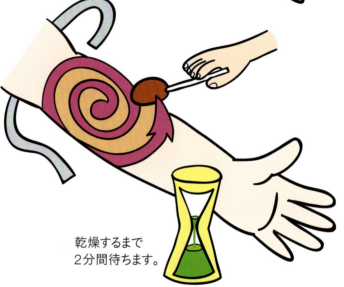

乾燥するまで
2分間待ちます。

6 もう一度、手指消毒してから、
滅菌手袋を着用して採血する

1回で2本分20mLを採血します。

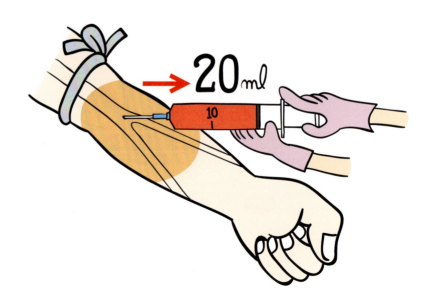

4 細菌と抗菌薬

採血した後

1 採血した注射器の針をはずして、針捨てBoxに捨てる。
注射器を血液分注用器具(ブラッド・トランスファー・デバイス)に接続する

2 空気が入らないように注意して、まず嫌気ボトル内に血液を注入する。
次に、好気ボトルに注入する

1本分しか採血できなかった場合は好気ボトルに入れます。
ただし、嫌気性菌感染の可能性が高い場合は嫌気ボトルに入れます。

注射器から針をはずして、ブラッド・トランスファー・デバイスに接続します。

このデバイスの針をボトルのゴム栓に差し込んで検体を注入します。

血液が空気にふれないようにして、まず、嫌気ボトルから注入します。

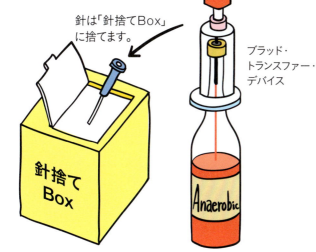

針は「針捨てBox」に捨てます。

ここの空気が嫌気ボトルに入らないように注意します。

ブラッド・トランスファー・デバイス

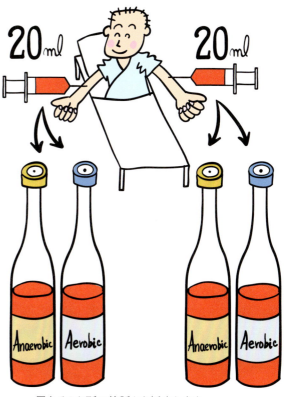

Orange Cap First!

異なる2か所の静脈から採血します。
嫌気ボトルと好気ボトルのペアで1セットです。
2セット以上採血しましょう。

3 ボトルを静かに数回混和してから、すみやかに細菌検査室に提出する

理想的には、採取後2時間以内に培養を開始します。
病棟でやむなく保管する場合は、室温で保管します。

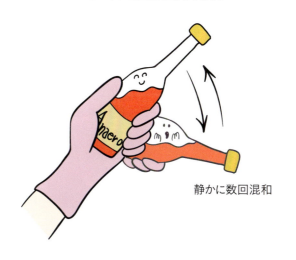

静かに数回混和

4 手袋をはずした後、手指消毒する

血液培養ボトル

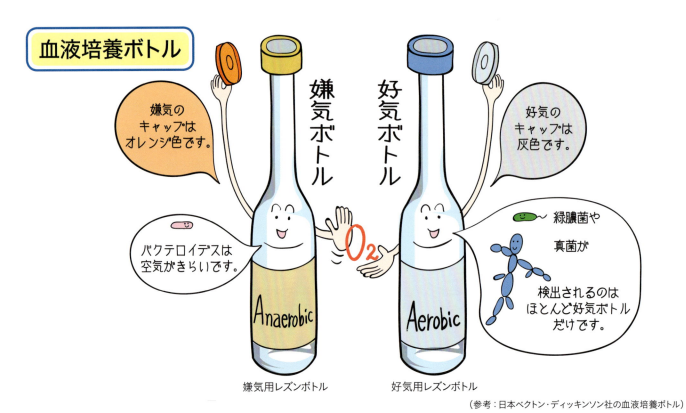

（参考：日本ベクトン・ディッキンソン社の血液培養ボトル）

嫌気性菌の関与が多い感染症

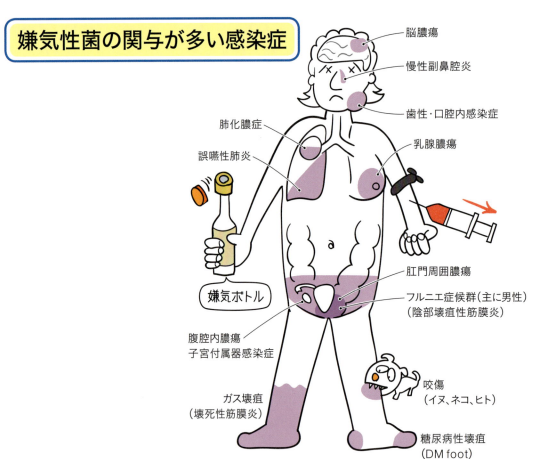

なぜ、異なる部位から最低2セット、ボトル4本分を採血するのか？

理由① 検出感度（sensitivity）を上げるため

起炎菌の検出率を上げる最大の要因は、培養に用いる血液量です。そのため、1セット20mLではなく、最低2セット40mL採血します。

理由② 特異度（specificity、陰性のものを正しく陰性と判定する確率）を上げるため

皮膚消毒が十分でなかった場合、皮膚の常在菌も採取して培養してしまう危険性があります。1か所からしか採血していなければ、検出菌が起炎菌か汚染菌かの判断に迷う場合があります。異なる2か所の部位から採血して両方から検出されていれば、皮膚常在菌であっても起炎菌の可能性もあります。

どういうときに、コンタミネーション（汚染菌）を疑うのか？

1．検出菌が、皮膚常在菌であった場合

ただし、中心静脈カテーテルや脳室シャント、人工弁、人工骨頭など人工物が挿入されている場合は、皮膚常在菌であっても起炎菌の可能性があるので、いちがいに汚染菌とはいえません。

2．2セットのうち1セットだけから菌が検出されている場合

1セットだけから検出されている場合でも、起炎菌の可能性が高い菌があります。

3．陽性になるまで4、5日かかる場合

一般に、血液培養は自動血液培養装置で5日間培養します。菌は、培養開始後1日以内に74％、2日以内に94％、3日以内に98％が陽性となります。

菌量が少ないと4日目、5日目に陽性となることもありますが、残念ながらコンタミネーションの可能性が高いです。

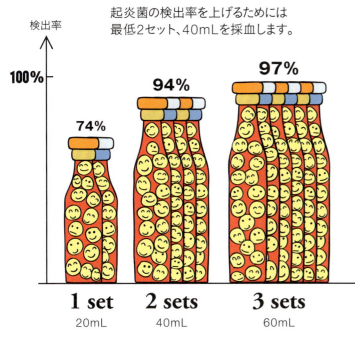

起炎菌の検出率を上げるためには最低2セット、40mLを採血します。

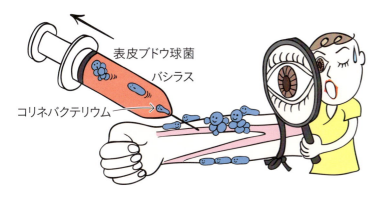

コンタミネーション（汚染菌）の可能性の高い細菌

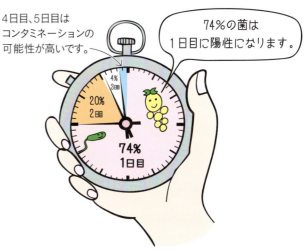

培養を開始して何日目に陽性になるか？

1セットだけから検出されても起炎菌の可能性の高い菌

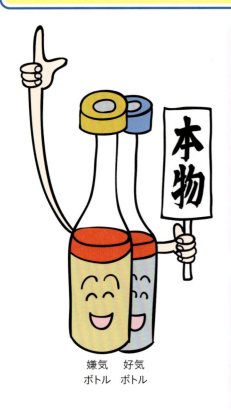

嫌気ボトル　好気ボトル

GPC グラム陽性球菌

 黄色ブドウ球菌

 肺炎連鎖球菌

 腸球菌

 β-溶血性連鎖球菌

真菌

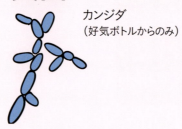 カンジダ（好気ボトルからのみ）

GNR グラム陰性桿菌

 大腸菌

肺炎桿菌（クレブシェラ）

 セラチア

アシネトバクター

 緑膿菌（好気ボトルからのみ）

バクテロイデス（嫌気ボトルからのみ）

緑膿菌は嫌気的状態では生えない偏性好気性菌です。
一方、バクテロイデスは好気的状態では生えない偏性嫌気性菌です。

菌名一覧

グラム陽性球菌（GPC）	黄色ブドウ球菌	*Staphylococcus aureus*
	肺炎連鎖球菌	*Streptococcus pneumoniae*
	腸球菌	*Enterococcus* spp.
	β-溶血性連鎖球菌	beta-hemolytic streptococci
	緑色連鎖球菌	viridans group streptococci
グラム陽性桿菌（GPR）	コリネバクテリウム	*Corynebacterium* spp.
	バシラス	*Bacillus* spp.
グラム陰性桿菌（GNR）	大腸菌	*Escherichia coli*
	肺炎桿菌（クレブシェラ）	*Klebsiella pneumoniae*
	セラチア	*Serratia* spp.
	アシネトバクター	*Acinetobacter baumannii*
	バクテロイデス	*Bacteroides* spp.
真菌	カンジダ	*Candida* spp.

4 細菌と抗菌薬

> 感染性心内膜炎の血液培養は
> 24時間以内に間隔をあけて3セット採血する

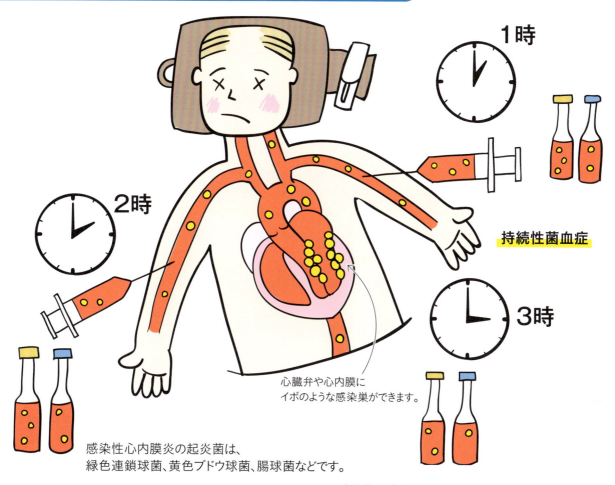

持続性菌血症

心臓弁や心内膜に
イボのような感染巣ができます。

感染性心内膜炎の起炎菌は、
緑色連鎖球菌、黄色ブドウ球菌、腸球菌などです。

■感染性心内膜炎の血液培養

　心臓の拍動に伴って1分間に60回前後開閉している心臓弁や心内膜に傷が生じて、そこに血液中の菌が付着すると感染巣を作り、感染性心内膜炎を生じることがあります。

　感染性心内膜炎の発生頻度は1万人に1～5人/年程度で、その初期には診断がつきにくい感染症です。

　感染性心内膜炎を診断するためには、24時間以内に間隔をあけて最低3セット採血し、持続性の菌血症であることを証明します。

　感染性心内膜炎の起炎菌は、緑色連鎖球菌、黄色ブドウ球菌、腸球菌などです。

　血液培養からこれらのグラム陽性球菌が検出された場合は、感染性心内膜炎も疑う習慣が大切です。

■血液培養の診療報酬上の扱いは？

　平成26年度の診療報酬改定で、「血液培養は、異なる2か所から血液を採取した場合に2セットまで算定可能」となりました。

参考文献
1. 藤本卓司：感染症レジデントマニュアル 第2版. 医学書院, 東京, 2013.
2. 日本ベクトン・ディッキンソン：BD Diagnostic Club special edition 血液培養編. 2014.
3. 青木眞：レジデントのための感染症診療マニュアル 第3版. 医学書院, 東京, 2015.

4 細菌と抗菌薬

思いがけずに患者が発熱したら…

患者が発熱したら、まず訪床して患者を診察します。
発熱の原因が、入院しているもともとの病気によるものではなく、
新たな感染症を起こしていると思われる場合は、院内感染の可能性を探ります。

■患者が発熱したら…

入院中の患者が発熱した場合、まずは患者を診察します。

発熱が原疾患によるものでなければ、院内感染によるものか、感染症以外の原因によるものか、どちらであるかを考えます。

感染症以外で発熱する原因としては、腫瘍、薬アレルギー、中枢神経系、膠原病、詐病など、さまざまなものがあります。

院内感染であれば、その原因を検索します。
- 呼吸状態はどうか？　頻呼吸ではないか？　痰は出ていないか？
- 血管内留置カテーテルの挿入部位は発赤していないか？
- 膀胱内留置カテーテルが入っていれば、尿は混濁していないか？
- 術後であれば、手術創は発赤していないか？　縫合した皮下に膿がたまっていないか？
- 下痢をしていないか？
- 褥瘡はないか？

など、感染源を探り、どの程度の重症度であるかを推測します。

6つの院内感染

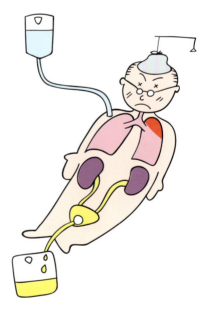
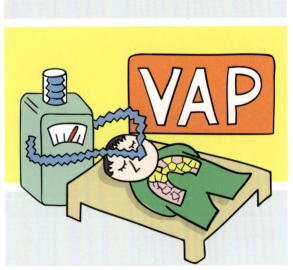

① カテーテル関連血流感染
② 院内肺炎
③ カテーテル関連尿路感染
④ 人工呼吸器関連肺炎 (VAP)
⑤ 手術部位感染
⑥ *C. difficile* 関連腸炎
　（クロストリジウム・ディフィシル下痢症）

発熱したら…まず患者を診る

まず、患者と会話をしながら、
意識状態、バイタルサインなどの
全身状態から重症度合を推測します。

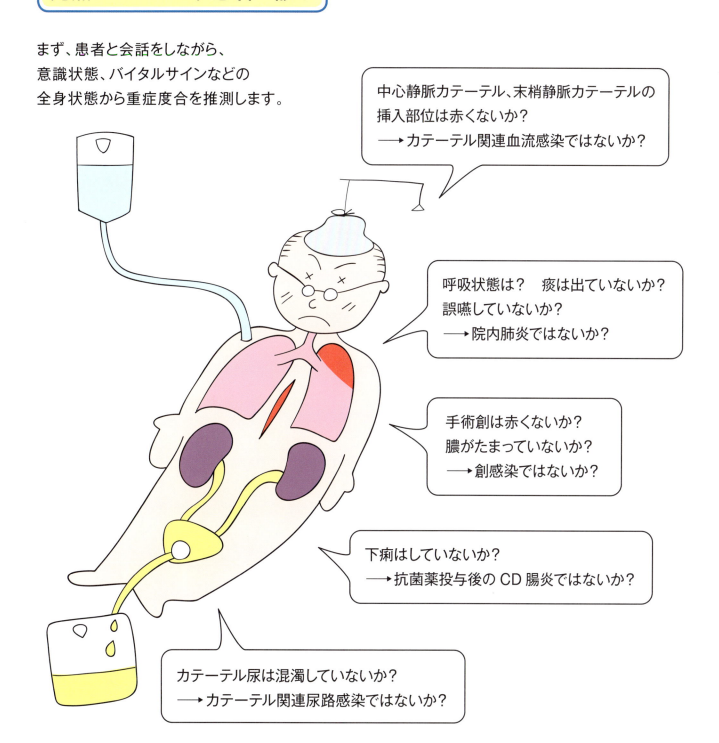

中心静脈カテーテル、末梢静脈カテーテルの挿入部位は赤くないか？
→ カテーテル関連血流感染ではないか？

呼吸状態は？　痰は出ていないか？
誤嚥していないか？
→ 院内肺炎ではないか？

手術創は赤くないか？
膿がたまっていないか？
→ 創感染ではないか？

下痢はしていないか？
→ 抗菌薬投与後のCD腸炎ではないか？

カテーテル尿は混濁していないか？
→ カテーテル関連尿路感染ではないか？

抗菌薬を投与する前に行う検査

院内感染の中では、血流感染、肺炎、尿路感染の頻度が高いので、抗菌薬を投与する前に、血液、喀痰、尿の3点セットを検査します。

肺炎が疑われる場合は胸部X線検査などの画像検査、抗菌薬投与後の下痢で*C. difficile*腸炎が疑われる場合にはCD検査、長期間の絶食で胆嚢炎が疑われる場合には腹部超音波検査など、病状により検査を組み合わせて行います。

発熱したときの考え方の順番

1. 血流感染かどうか（死亡率が高い）
① 血液培養2セット（4本）採取
② 血流感染が疑わしい場合は、血管内留置カテーテルを抜去し、その先端を細菌培養検査

2. 肺炎か尿路感染かどうか
① 胸部単純X線撮影などの画像検査
② 喀痰塗抹・培養検査
　結核も想定される場合は、一般細菌検査（グラム染色）に抗酸菌検査を追加してオーダーします。
③ 尿の一般検査と塗抹・培養検査

3. CD腸炎かどうか
抗菌薬を使って下痢していたらCD検査（迅速抗原検査と培養検査）

4. 術後であれば、創感染かどうか

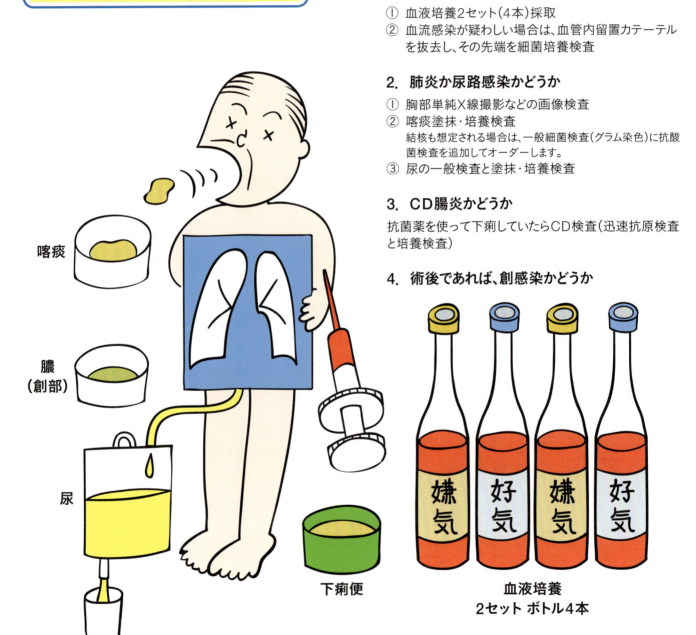

血液培養 2セット ボトル4本

4 細菌と抗菌薬

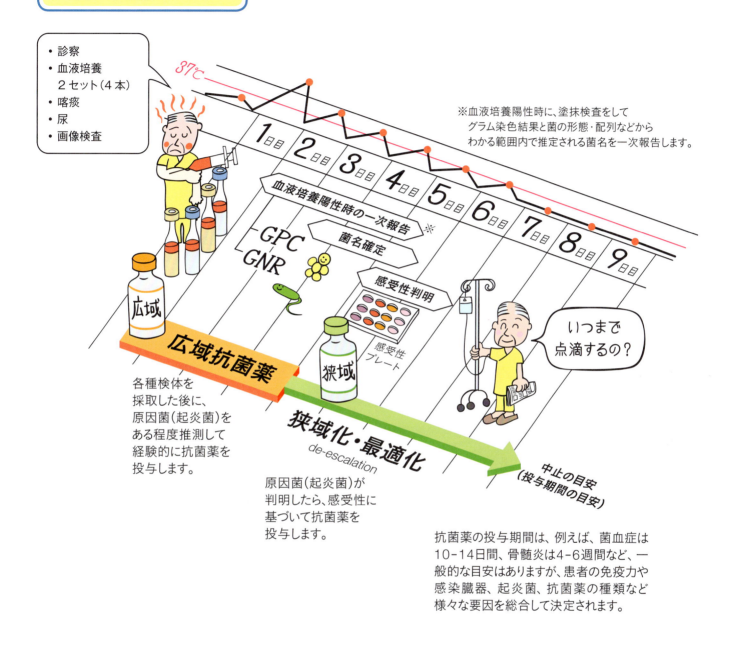

5 職務感染の予防

針刺し損傷は、ワクチンで予防して、常に身構えて、適切に行動して防ぐ

針刺し・切創、皮膚・粘膜の汚染は、予測不可能で避けがたい「事故」ではなく、起こらないように予防策を講じるべき「損傷」です。
血液由来感染は患者に迷惑はかけませんが、家族に影響する場合があります。

針刺しは刺した時点で、労働災害

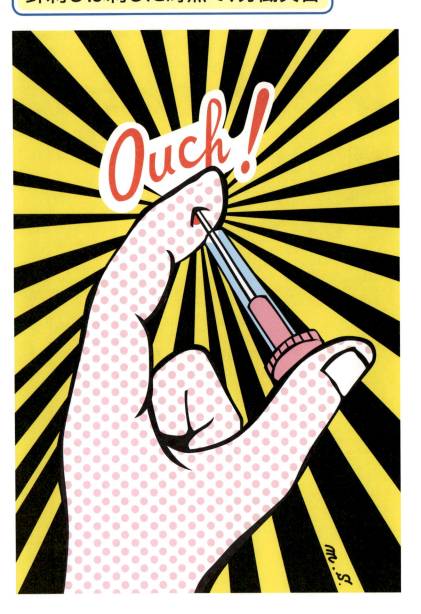

■「針刺し」は「事故」ではなく「損傷」

患者の採血に使用した針で、職員が思いがけず自分の指を刺してしまうなど、業務中に発生する外傷を総称して「針刺し」と呼びます。

「針刺し」には、針刺し以外に切創、皮膚・粘膜の汚染も含まれ、毎年、約5万件発生していると推測されています。

針刺しは、以前は「予測困難で、避けがたい事故（accident）である」と受けとめられていましたが、現在では「予測可能で予防策をとることができる損傷（injury）である」と考えられています。

■「病院の宝、活動の源である職員を感染から守る」ことは、感染対策の大きな柱の1つ

職員を感染から守ることは、患者や職員の家族を感染から守ることにつながります。

針刺しの予防対策として、採血時の安全器材や採血後の針捨てBoxなどが導入されています。

また、血液が目に飛んで感染する場合もあるため、手術や血の出る処置の際にはゴーグルやフェイスシールド付きのマスクを着用して、目を防御することも重要です。

5 職務感染の予防

2004年に、C型肝炎患者の外科手術中に、目に血液が飛散したことにより、女性医師がC型肝炎に罹患しました。そして翌年、その医師が出産した子どもにC型肝炎ウイルスが母子感染したという事例が報道されています。女性医師が、標準予防策の1つである感染を防ぐためのゴーグルを着用していなかったことが、この出来事のはじまりでした。

■ 針刺し損傷は労働災害

針刺し損傷は労働災害の1つです。

例えば、職員のAさんが仕事中にC型肝炎患者の採血に使用した注射針で指を刺したとすると、針刺しが起こってしまった段階で「業務上の負傷」となります。

これは例えば、レストランの調理場で調理師がレモンを切っていた際に、包丁がすべって指を切ってしまった場面などに相当します。

Aさんがその後、針刺しが原因でC型肝炎を発症した場合、労働災害では「業務上疾病」となります。

なお、ハウスキーパーが病院内で清掃中に、針刺し損傷を受けた場合も労働災害となります。

■ 血液由来感染を予防するためには

血液から感染する病原体には、B型肝炎ウイルス、C型肝炎ウイルス、HIVウイルス、梅毒があります。

血液に由来する感染を予防するためには、①B型肝炎ワクチンを接種して免疫力をつける、②常に身構える（標準予防策）、そして、③針はリキャップせずにただちに針捨てBoxに捨てるなど、器具を適切に使用することが大切です。

血液でうつる病気

	曝露後の発症率	
B型肝炎	30%	予防ワクチンがあるのはB型肝炎だけ
C型肝炎	3%	
HIV	0.3%	針刺し損傷が発生したら、最も緊急性が高い病気で、迅速な対応が必要
梅毒		

血液検査に関する説明と同意書の一例

血液に由来する感染症の血液検査に関する「説明と同意」についてのお願い

京都第二赤十字病院

説明者氏名：＿＿＿＿＿＿＿＿＿＿
所属：＿＿＿＿＿＿＿＿＿＿科

当院では、公的保険による様々な診療行為に際して、血液の出るような手術や処置の場合、以下に示すような感染症スクリーニング検査をうけていただいています。

これらの感染症スクリーニングは、患者さんやそのご家族の健康管理において、又、診療にあたる医師や看護師などの感染予防の上でも、大事な意味があります。

従って、検査結果は、原則的に患者さんご本人にお知らせします。但し、未成年者の場合や意識障害や精神障害など判断能力のない方の場合には、ご家族にお伝えいたします。

以上、ご了解の上、検査の実施にご協力をお願いいたします。

血液検査でチェックする感染症の種類：
1. B型肝炎ウイルス感染症 ：HBS抗原(定性)
2. C型肝炎ウイルス感染症 ：HCV抗体(精密)
3. 梅毒感染症 ：梅毒RPR法(定性)、梅毒TP抗体(定性)
4. HIVウイルス感染症 ：HIV1,2抗体(ELISA法)

上記の感染症スクリーニングを実施する診療行為
1. 中央手術室における手術 （　　　　）
2. 産婦人科における分娩・その他の処置 （　　　　）
3. 放射線科における検査・処置(血管造影など) （　　　　）
4. 内視鏡室における検査・処置 （　　　　）
5. 外来における手術・処置(形成外科、耳鼻咽喉科など) （　　　　）
6. 救命センター・初療室における検査・処置 （　　　　）
7. 病棟における処置(気管切開など) （　　　　）
8. その他
   なお、各項目の具体的な処置名は右欄(　)内に記載。例：左全人工股関節置換術

以上について、担当者から説明を受けましたので、上記の血液検査を受けることに同意します。

　　　　　　　　　　　　　　　　　　　年　　月　　日

患者または家族氏名　＿＿＿＿＿＿＿＿＿＿＿＿＿
立会人氏名　＿＿＿＿＿＿＿＿＿＿＿＿＿
（患者さんとの関係：　　　　　　　　　）

©京都第二赤十字病院

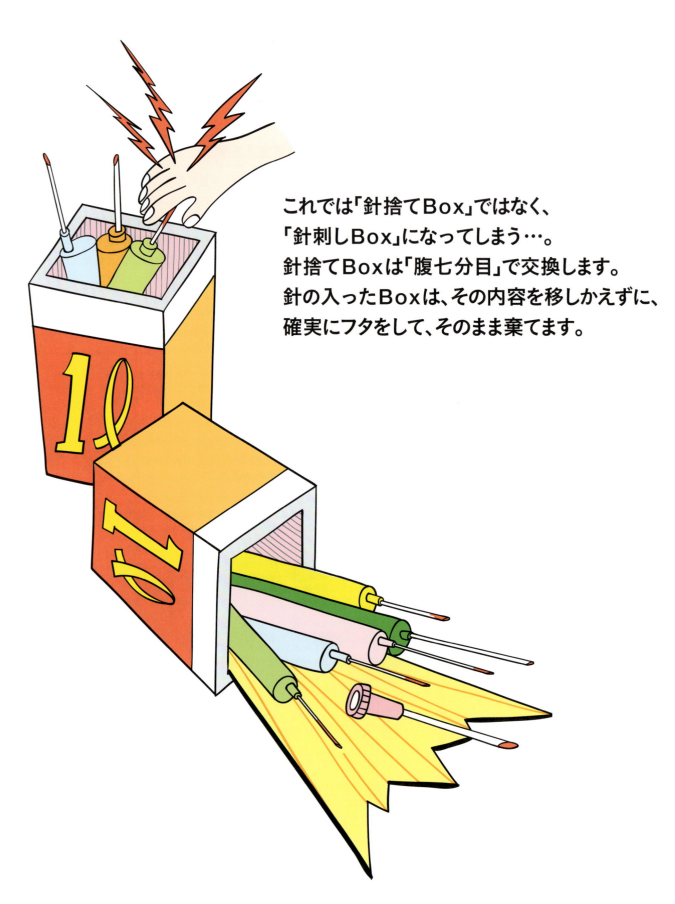

これでは「針捨てBox」ではなく、
「針刺しBox」になってしまう…。
針捨てBoxは「腹七分目」で交換します。
針の入ったBoxは、その内容を移しかえずに、
確実にフタをして、そのまま棄てます。

5 職務感染の予防

針捨てBoxは
1. 針が突き抜けない しっかりとした容器
2. 倒れにくい安定した形
3. 「口が大きい」ことが大切です。

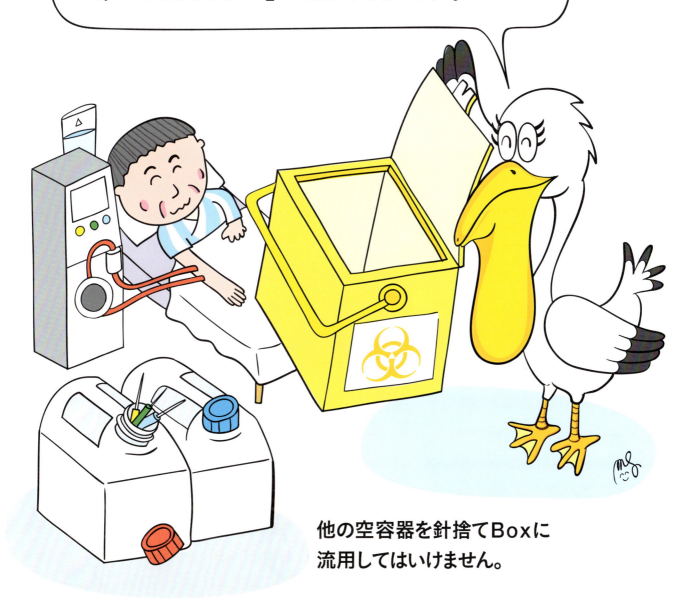

他の空容器を針捨てBoxに流用してはいけません。

■ 針を扱うときは…

① 十分な明るさと作業スペースを確保します。
② 針捨てBoxを手元に置きます。
③ 手袋を着用します。
④ 動脈穿刺時など目に入りそうなときはゴーグルをします。
⑤ 介助者は針を扱う術者から一定の距離を保ちます。そして、針捨てBoxに針が捨てられてから介助します。
⑥ 針の延長線上に術者や介助者の手を持っていかないように注意します。
⑦ 患者に「終了を告げるまで動かないよう」に説明し協力を得ます。協力を得ることができない場合は、スタッフの応援を求めます。

安全機構付き翼状針の正しい抜針の仕方

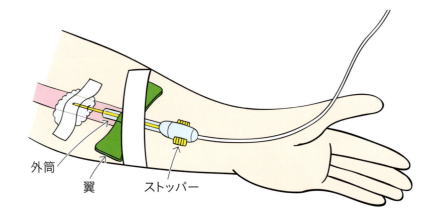

外筒　翼　ストッパー

1. 翼をテープに固定したままで、ストッパーの両側を押さえてロックをはずして、「カチッ」と音がするまで針を引く。

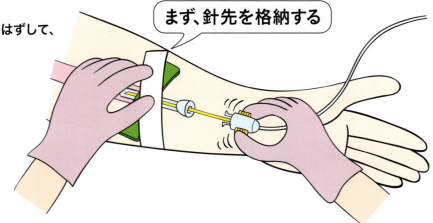

まず、針先を格納する

2. 皮膚の抜針部位をしっかりと止血した後、翼を固定しているテープをはがす。

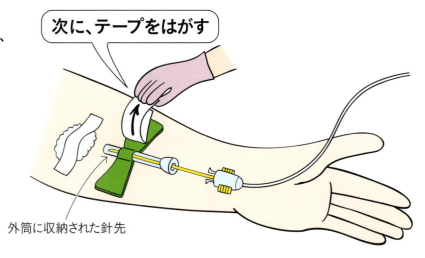

次に、テープをはがす

外筒に収納された針先

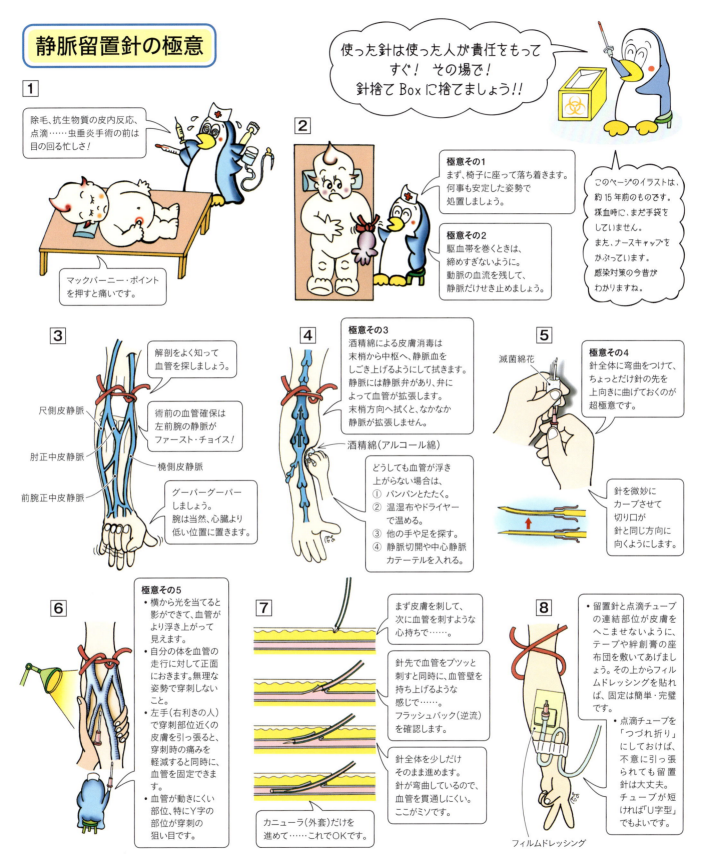

針刺しをしてしまったら…

その場は他のスタッフに任せて、ただちに傷口を流水で洗い流します。
血液が目に入った場合には、ただちに水道水で洗眼します。

ただちにすること

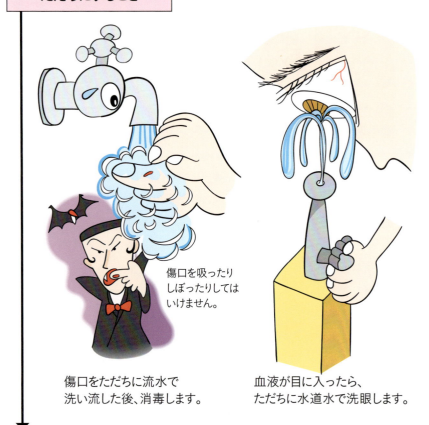

傷口を吸ったりしぼったりしてはいけません。

傷口をただちに流水で洗い流した後、消毒します。

血液が目に入ったら、ただちに水道水で洗眼します。

感染の有無のチェック

① 患者の病歴から感染症の有無を確認します。

② その病院の「針刺し・切創発生時の対応チャート」に従い対応します。

2つ報告する

① 上司に報告し、事故証明書を人事課に提出します。
事故証明書は労働災害申請に必要です。

② 感染対策ソフトの職務感染管理の発生報告に入力します。
集積された針刺し損傷時のデータは、改善方法の検討に活用されます。

針刺し損傷報告 反省文 ベスト3

①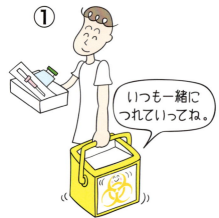

いつも一緒につれていってね。

針捨てBoxを持っていけばリキャップをしなかったのに…

②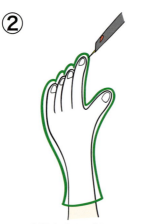

手袋をすればよかった…

③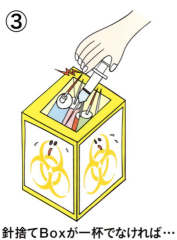

針捨てBoxが一杯でなければ…

5 職務感染の予防

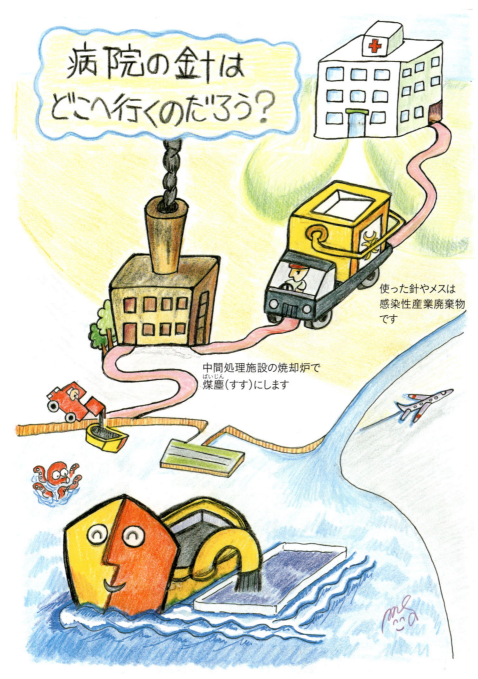

注射針、メス、鋭利なものなど病院から出る感染性産業廃棄物は、各施設から中間処理施設に集められて、危険のないものに処理されます。そして最終処分地に運ばれて処分されます。

最終処分地は沖合いの埋め立て地です（近畿の場合）

大阪湾フェニックス計画：
近畿2府4県から出る産業廃棄物は処理された後、
大阪湾の埋め立てに利用されています。

参考文献

1. 北海道新聞：「C型肝炎 女医、手術中に感染 目に血液 出産で母子間でも」（2004年5月30日付記事）．
2. 地方公務員災害補償基金：病院等における災害防止対策研修ハンドブック―針刺し切創防止版―．2010．
3. 吉川徹：針刺しによる医療従事者の職業感染と患者への院内感染防止の課題と対策．職業感染研究会ホームページ，「針刺し予防の日（8月30日）」制定記念講演会（2013年7月16日）資料．

5 職務感染の予防

病院職員の予防接種は、自分と家族、患者と同僚、病院を守る

病院職員のB型肝炎、麻疹、風疹、水痘、流行性耳下腺炎（ムンプス、おたふくかぜ）およびインフルエンザの各ワクチン接種は、個人の感染予防だけではなく、院内感染の予防対策としても重要です。

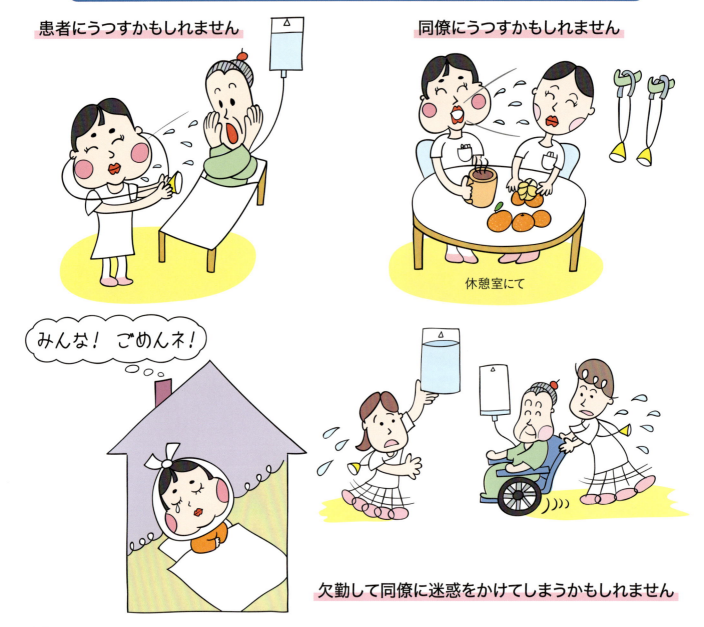

もしあなたが知らない間に「おたふくかぜ」にかかっていたら…

患者にうつすかもしれません

同僚にうつすかもしれません

休憩室にて

みんな！ごめんネ！

欠勤して同僚に迷惑をかけてしまうかもしれません

■「病院職員の予防接種が大事」とされる理由

病院職員は、
1. 自分を感染症から守る
2. 患者や職場の同僚に感染症をうつさない
3. 感染症を発症して、思いがけなく欠勤して、病院の機能低下を招かない

の3つの理由から予防接種を受けることが大事です。
「医療関係者のためのワクチンガイドライン（第2版）」には、医療職、事務職、学生、ボランティア、委託業者（ハウスキーパー、その他）など、患者と接触する可能性のある者はすべて、医療関係者として予防接種の対象であるとされています。

職員の予防接種は、職員自身がその必要性と重要性を理解したうえで受ける任意接種です。

なお、予防接種により、万一、重症な副反応が発生した場合には、一般の医薬品と同様に、医薬品審査機構における審査制度に基づいた健康被害救済が適応されます。

ワクチンによる集団免疫

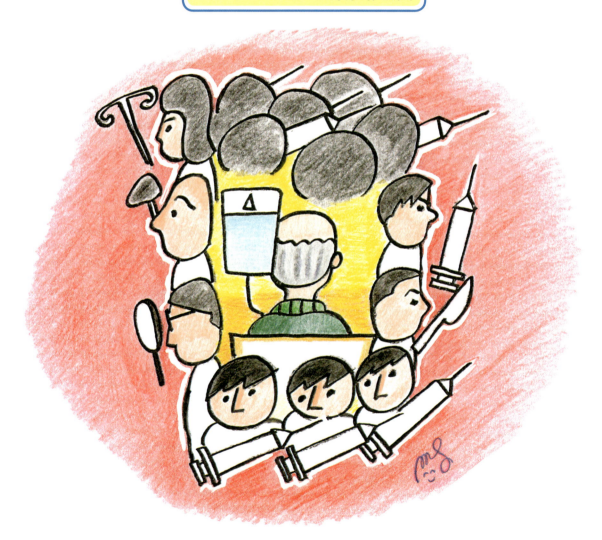

病院職員の予防接種は、集団の免疫力を高める(vaccine mass protection)ことにより、免疫力の低下した患者を感染から守ります。

また、インフルエンザワクチンの職員接種率は、その病院の医療の質を評価する臨床評価指標(clinical indicator)の1項目にもなっており、接種率が高い場合、院内感染防止対策に積極的に取り組んでいると評価されます。

日本の予防接種の種類

1	定期接種	
予防接種法に基づいて行われるが、法的な強制力を伴うものではない。 本人および保護者に「接種を受けない」という選択をする権利がある。		
A類の12疾患： ジフテリア・百日咳・急性灰白髄炎（ポリオ）・麻疹・風疹・日本脳炎・破傷風・結核・HPV（ヒトパピローマウイルス）感染症・ヒブ（インフルエンザ菌b型）感染症・肺炎球菌感染症（小児）・水痘		接種を国が強く勧め（勧奨）、本人と保護者に接種を受ける努力義務がある。 接種費用はほとんど公費負担
B類の2疾患： インフルエンザ（高齢者）・高齢者肺炎球菌感染症		努力義務までは設けないやや緩い勧奨 接種費用の一部は公費負担
2	任意接種	
主な疾患：B型肝炎、流行性耳下腺炎、インフルエンザ、ロタウイルス感染症、A型肝炎、狂犬病、黄熱など		法律では決まっていないが、感染予防の観点から自主的に受けたほうがよいとされる接種。接種費用は個人が負担する。
3	国内未承認のワクチン	
海外での感染に備えるため、国内未承認のワクチンを個人輸入して接種する場合がある。 接種費用は個人が負担する。		

■生ワクチンと不活化ワクチン

1. 生ワクチン

　麻疹、風疹、水痘、ムンプスの4つのワクチンは、生きているウイルスを用いた「生ワクチン」のため、高い免疫力が期待できます。しかし、免疫力の低下した人や妊婦には禁忌です。

　生ワクチンを接種後に、次に別のワクチンを接種するまでには4週間あける必要があります。

2. 不活化ワクチン

　B型肝炎やインフルエンザのワクチンは、病原性をなくした不活化ワクチンです。

　生ワクチンと比べて免疫原性が低いため、一般的に、免疫原性を高める免疫増強剤（アジュバント）を添加しています。

　不活化ワクチンを接種後に、次に別のワクチンを接種するまでには1週間あけます。

■ワクチン接種後によくある質問

Q1：もんでもよいですか？
A1：もんでも、もまなくても、どちらでもよいです。
　　ただ、激しくもむと皮下出血をきたすことがあるので、激しくもんではいけません。

Q2：今日、お風呂に入ってもよいですか？
A2：お風呂はOKです。

Q3：今日、運動してもよいですか？
A3：運動や飲酒の後にもし体調が悪くなった場合、ワクチンの副反応との区別がつかないこともあるので、接種した日は激しい運動や深酒を避けてください。

5 職務感染の予防

病院職員のワクチン一覧

	B型肝炎	麻疹（はしか）	風疹（三日はしか）	水痘（みずぼうそう）	流行性耳下腺炎（ムンプス）（おたふくかぜ）	インフルエンザ
感染症法		5類全数 ※診断後ただちに届出る	5類全数 ※診断後7日以内に届出る	5類定点	5類定点	5類定点
感染経路	血液汚染	空気・飛沫・接触	飛沫・接触	空気・飛沫・接触	飛沫・接触	飛沫・接触
潜伏期間		7-18日	14-25日	10-21日	12-25日	1-3日
感染期間		発疹出現3-5日前～発疹出現後4日まで	発疹出現7日前～発症後5日まで	発症1-2日前～痂皮形成完了まで	耳下腺腫脹7日前～発症後9日目まで	発症1日前～発症後5日まで
ワクチンの種類	不活化ワクチン ※次のワクチンを接種するまで1週間あける	生ワクチン ※次のワクチンを接種するまで4週間あける				不活化ワクチン ※次のワクチンを接種するまで1週間あける
参考：子どもの場合	任意接種	定期接種：1歳児と小学校入学前1年間の幼児の2回接種	定期接種：1歳児のころに2回接種	任意接種	任意接種	任意接種
病院職員の接種回数	1シリーズ 0、1、6か月目の3回接種	① 1歳以上で2回の予防接種記録がある→接種しない。② 1歳以上で1回の予防接種記録がある→あと1回接種する。③ 予防接種記録がない場合は、抗体価を測定する→抗体価陰性の場合は、2回接種。抗体価が基準値を満たさない場合は1回接種する。				毎年1回。12月上旬までに接種を完了する。接種後2週間目頃から抗体価が上昇し、約5か月間効果が持続する。毎年、流行が予想されるウイルスの型は異なるため、毎年、接種する必要がある。
抗体価の基準値（病院職員としての基準値）	HBs抗原：0-0.04 HBs抗体：10mLIU/mL以上	16.0以上（IgG、EIA法）	8.0以上（IgG、EIA法）	4.0以上（IgG、EIA法）	4.0以上（IgG、EIA法）	
女性職員の接種に関する注意	妊婦への安全性は確立していないので、妊婦や妊娠の可能性のある場合は接種しないのが原則であるが、妊婦に対して禁忌ではない。不活化ワクチンのため、胎児への感染や催奇形性はない。病院職員としては、他のワクチンに先行して実施することが重要。	「4つの流行性ウイルス疾患のワクチンは、生ワクチンであるため、妊娠、または、妊娠の可能性があれば接種は禁忌。また、接種後2か月間は妊娠を避けるように注意すること」をワクチン接種の案内時には、事前に十分周知しておくことが重要。また、接種当日も接種会場に妊娠に関する注意事項を記載した大きなポスターを掲示する。				妊婦または妊娠の可能性のある女性にも接種が推奨される。ただし、妊娠初期（妊娠14週まで）は、もともと、自然流産が起こりやすい時期なので、十分な理解を得たうえで接種する。
曝露時の緊急対応	① 乾燥HBグロブリン（HBIG）を筋注 ② HBワクチンを汚染時、1か月後、3-6か月後の計3回筋注	曝露後72時間以内に緊急ワクチン接種		曝露後72時間以内に緊急ワクチン接種		

※各感染症による「職員の就業制限」はp.212～213参照。

©京都第二赤十字病院

病院職員のワクチン接種風景

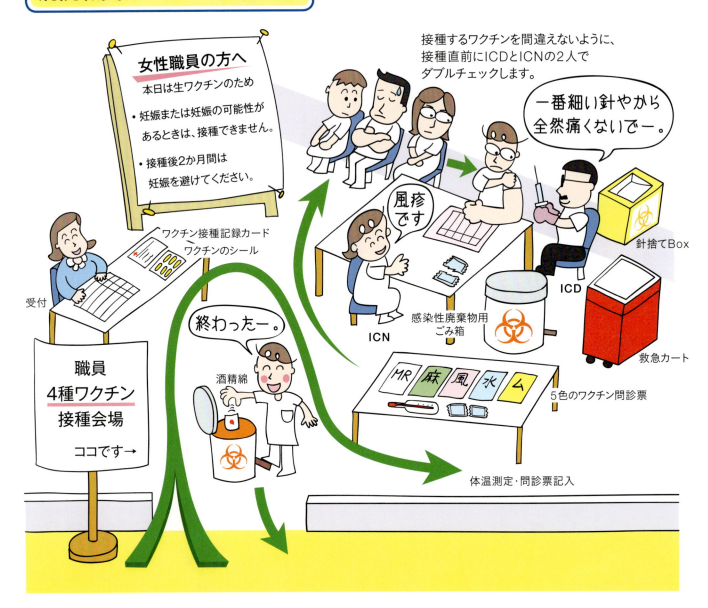

　接種スケジュールは、毎年、年度のはじめに感染管理部門と事務部門が協働して一年間のワクチン接種スケジュールを組んで、計画的に接種を行います。
　接種日を設定しても、勤務の関係やその日の体調などで、接種できない職員も出てくるので、予備日も設定します。

5 職務感染の予防

5色のワクチン問診票の一例

- ワクチンの種類を間違わないように、流行性ウイルス疾患の4種類のワクチンは問診票の色を変えて、接種を受ける職員と接種を行う感染管理者の双方で間違いのないように確認します。
- 4疾患のワクチンは、麻疹・風疹混合ワクチン（MRワクチン）を含めて5種類あります。

皮下接種部位は上腕外側の下3分の1

- ワクチンは、上腕外側で、肩峰と肘頭を結ぶ線の下3分の1のあたりで、皮下脂肪の厚いところに皮下接種します。
成人の場合、三角筋外側中央部にも皮下接種可能です。
- 上腕外側の中ほどは皮下脂肪層が薄いうえに、橈骨神経が走行しているので接種に適しません。
- B型肝炎ワクチンの添付文書では、成人の場合の接種は皮下または筋肉内となっています。
しかし、他のワクチンはすべて皮下接種で行うため、接種方法が混乱しないように、病院職員におけるB型肝炎ワクチンも皮下接種で行います。

ワクチン接種履歴の自己管理

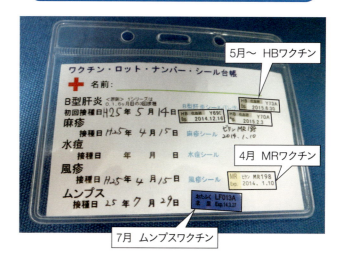

- 接種を受けた職員本人と病院の感染管理者の双方で、抗体価やワクチン接種履歴の記録を保管します。
- 感染管理者は感染対策ソフトなどでワクチン接種履歴を管理します（p.204参照）。
- 接種を受けた職員は、ネームカードホルダーの裏にワクチン接種カードを入れて自己管理します。
- 写真は2013年4月入職者のカードです。この年は風疹の流行があったため、4月はB型肝炎ワクチンよりも先に麻疹・風疹混合ワクチン（MRワクチン）を接種しています。

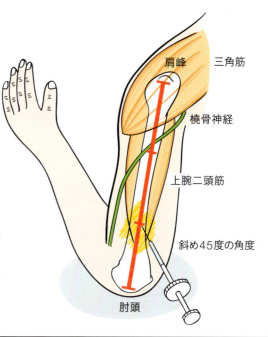

参考文献
1. 日本環境感染学会 ワクチンに関するガイドライン改訂委員会：医療関係者のためのワクチンガイドライン 第2版, 2014.

5 職務感染の予防

結核は疑わなければ診断できない

結核は約70年前まで、青年層を中心に毎年10数万人が亡くなる死亡原因第1位の国民病でした。
その後、栄養の改善や治療薬の進歩で、現在の死亡順位は26位（2014年）に下がっています。
しかし今でも、毎年2万人弱の人が結核を発病し、2000人が結核で亡くなっています。

■ 結核の感染と発病

結核は結核菌を含んだ小さな"しぶき"の中の水分が蒸発して、空気中にただよった結核菌（ヒト型結核菌）を吸い込んで感染します（空気感染）。

結核の「感染」とは「吸い込んだ結核菌が肺で定着した状態」をいい、「発病」とは「結核菌が体内で増殖して病気を引き起こした状態」をいいます。発病の初期は喀痰に結核菌は出ませんが、進行すると結核菌が喀痰に排出されます。他人に結核を感染させる恐れがあるのは、咳や痰に結核菌が含まれている場合です。

潜在性結核感染症

CTでもまだ同定できない大変小さな結核病巣

活動性結核

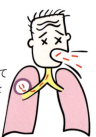

結核菌が活動して発病しており、治療が必要な状態を活動性結核といいます。

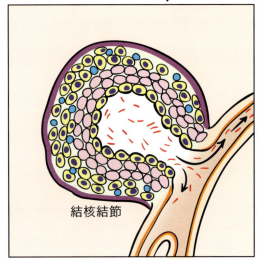

肺胞に到達した結核菌は、肺のマクロファージ（食細胞）に貪食されます。結核菌を貪食したマクロファージは、その情報をTリンパ球に伝えます。結核菌到来の情報を得たTリンパ球は生体防御反応を引き起こして、マクロファージやリンパ球などを集めて小さな病巣を作り、結核菌を閉じ込めます。

この結核に感染しているが、発病はしていない状態を「潜在性結核感染症」と呼びます。

臨床的には、咳や発熱などの症状は認められず、胸部X線・CT検査や喀痰などの細菌検査でもまだとらえることのできない状態で、IGRAという血液検査だけで検出できる状態です。

結核菌は大変タフな細菌で、マクロファージに貪食されてもその一部は消化されることなく、マクロファージの中で増殖することができます。宿主（ヒト）の免疫能が低下すると、閉じ込められていた結核菌が再び増殖して、小さな病巣は結核結節となります。中心部は凝固壊死して溶けるチーズのようにトロトロになります。

結核結節が大きくなるとその中心部は、やがて気管支内に破れて大量の結核菌を排出し、咳や痰を通じて他人に結核をうつします。また、結核結節が血管を破ると、血液中に結核菌が入って全身に広がります。

結核感染の自然史

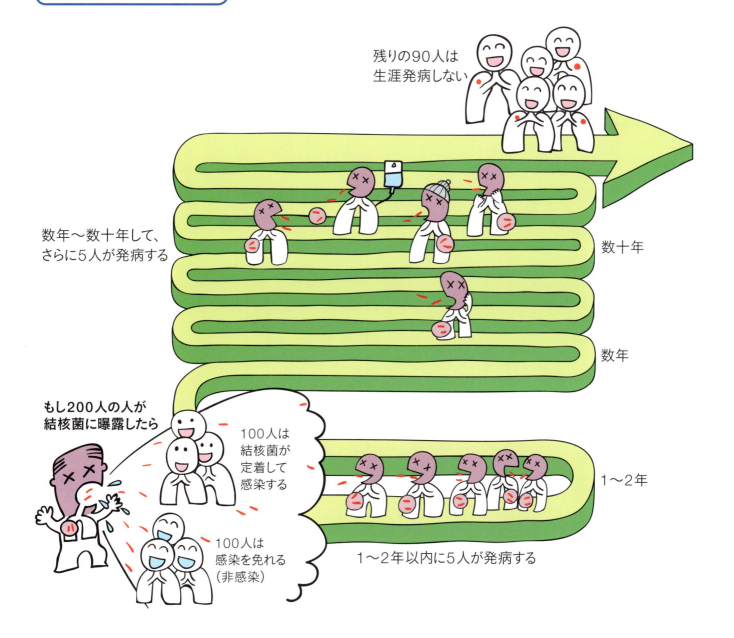

　例えば、200人が結核菌にさらされた（曝露）と仮定した場合、半分の100人の人は、気道内面の線毛運動で結核菌は排除されて感染を免れます。
　しかし、残りの100人では、結核菌が肺胞に到達して定着し病巣を形成します。

　感染後1～2年以内に約5人が発病します（一次結核症）。
　しかし、残りの人は、体の免疫力が打ち勝って結核菌は休眠状態となります。多くの場合、一生、発病しませんが、約5人は数年～数十年して免疫能が低下すると、結核菌が眠りからさめて再増殖して発病することがあります（二次結核症、晩期発病）。

■潜在性結核感染症の新規登録患者の約3割が医療従事者

2014年の結核の新規登録患者1万9615人のうちの約3%、また、潜在性結核感染症（LTBI：Latent TuBerculosis Infection）（結核の無症状病原体保有者と診断され、かつ、結核医療を必要とすると認められる状態）の新規登録患者7562人のうちの約30%は医療従事者でした。

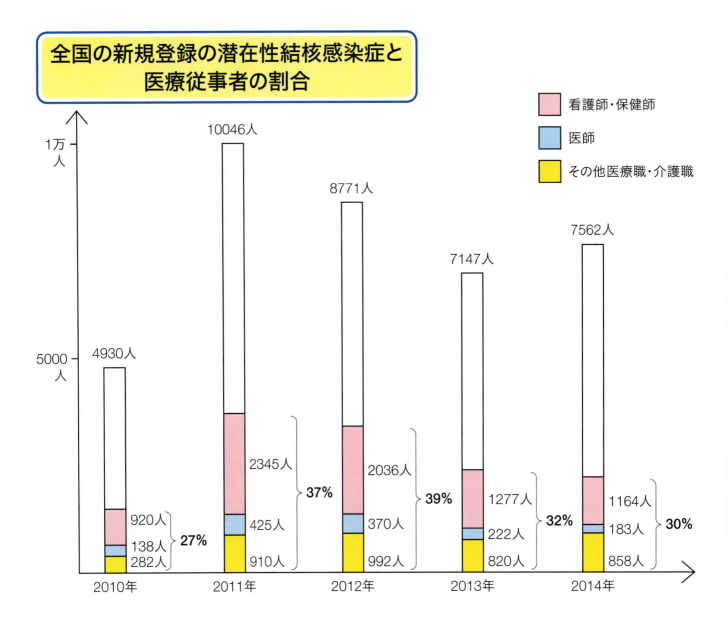

全国の新規登録の潜在性結核感染症と医療従事者の割合

2011年に全国のLTBI登録数は1万46人となり、前年の2010年（4930人）と比べて倍増しました。
このうち37%（3680人）は医療従事者でした。
その後もデータのある2014年まで、毎年7000人以上のLTBIが新規登録されていますが、約3割は医療従事者で、その多くは業務上の感染と推測されます。

病院職員に結核感染が多い理由

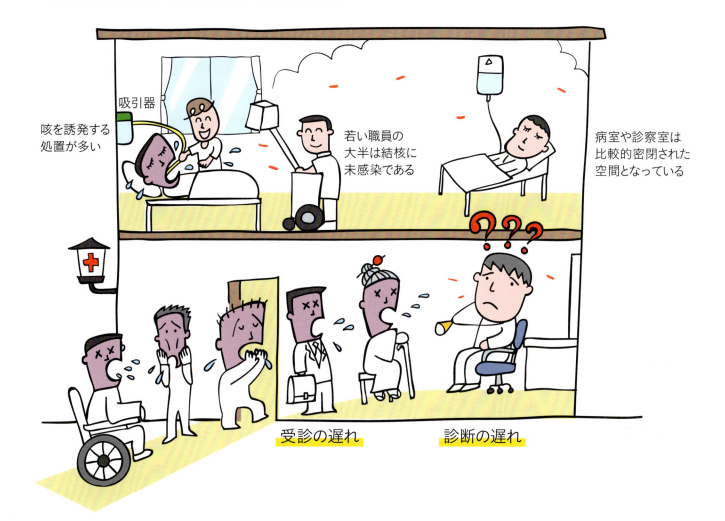

1. 病院内には感染源が多い

現在の結核発病者は、若いころに結核菌に感染し、70歳以上の高齢になって免疫能が低下して発病する場合が大半です。高齢者が結核以外の病気で入院中に、誤嚥性肺炎症状で発病したり、手術や化学療法で免疫能が低下して発病する場合もあります。

さらに、国民の結核に対する知識の欠如や関心の低下のため、症状があっても悪化するまで医療機関を受診しなかったり（受診の遅れ、patient's delay）、せっかく患者が受診しても、結核と確定診断がつくまで1か月以上かかるなど医師の診断が遅れてしまっている（診断の遅れ、doctor's delay）現状もあります。

2. 病院内には空気感染の機会が多い

診察室も病室も比較的密閉された空間として設計され、換気が十分に行われにくい環境です。

また、気管支鏡検査、気管内挿管、気管切開、ネブライザー、喀痰の吸引、胃管の挿入など咳を誘発する処置が頻回に行われ、結核菌が建物外に排出されず、室内に広がりやすい状況があります。

3. 職員の大半が若く、結核に未感染者が多い

以上のような理由などから病院職員は結核に感染する危険性が高いといわれます。

結核の4つの症状

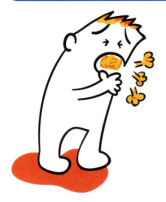

2週間以上続く咳

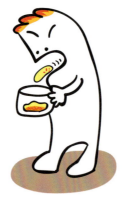

喀痰や血痰

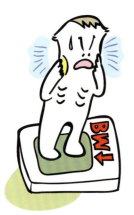

体重減少

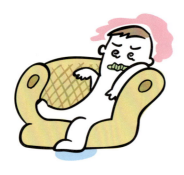

微熱、全身倦怠

咳を見たら結核と思え！

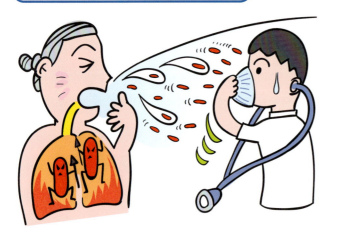

■病院内での結核感染を防ぐためには

1. 感染源への対策：
「結核は疑わなければ診断できない」

感染の成立には、「感染源」「感染経路」「感染を受ける人間の存在」の3要素が必要とされますが、最初の「感染源」の段階で「感染の連鎖を断ち切る」ことが最も重要です。

① 診断の遅れ(doctor's delay)をなくす

呼吸器症状（2週間以上続く咳、喀痰、血痰など）や微熱（午後に37℃台の発熱）、寝汗、全身倦怠感、体重減少などを訴える患者を診れば、結核を第一に鑑別する必要があります。

② 遺伝子検査で迅速に結核菌を同定する

結核菌を検出する細菌検査法には、塗抹検査、培養検査、遺伝子検査があります。

近年は、喀痰から抽出した結核菌のDNAを増幅して、結核菌の有無を調べる技術（LAMP法：Loop-mediated isothermal AMPlification法など）が進歩しています。

LAMP法を応用した遺伝子検査装置（LoopampEXIA、栄研化学株式会社）を用いれば、これまで外注検査で1〜2日かかっていた遺伝子検査が院内で1〜2時間で判定でき、結核患者を迅速に確定して早期に隔離することが可能となります。

2. 感染経路への対策：空気感染対策

① 外来診療でのトリアージ

咳や痰が長く続いている患者は、結核の可能性もあるため、外来でのトリアージ（優先的に診療すること）が重要です。咳のある患者にはサージカルマスクを着用するように咳エチケットを指導して、他の患者とは離れた場所（少なくとも2m以上離れた場所）に待機させます。また、診察の前の予診の段階で、採痰ブースで喀痰を採取し、塗抹検査を行います。咳、痰、微熱など諸症状から結核が疑われた場合には、職員はN95マスクを着用して対応します。

② N95マスク

N95マスクは各職員が自分の顔に合ったものをあらかじめ選択しておきます（フィットテスト）。そして使用前には毎回、マスクから空気の漏れがないことを確認する必要があります（シールチェック、p.50参照）。

結核の疑いのある患者の気管支鏡検査などで、エアロゾル（霧状の水分）が発生するときにはN95マスクを着用します。

5 職務感染の予防

結核(疑)患者の外来でのトリアージ

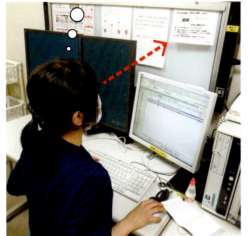

救急外来 診察室

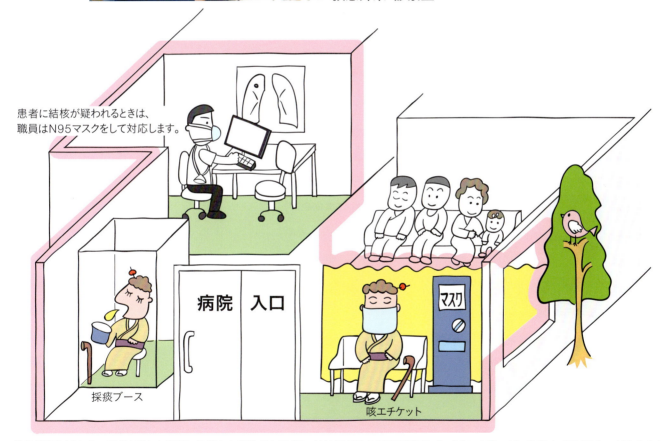

患者に結核が疑われるときは、職員はN95マスクをして対応します。

結核(疑)患者は、他の患者と離れた場所に待機させ、優先的に診療し、結核菌が他の患者や職員にうつらないように、また、施設内で広がらないようにします。

③ 陰圧室管理

　結核菌を排出している患者は入院治療が必要です。結核病床を有しない一般病院では、患者が結核病床を有する病院に転院するまでの間、陰圧室に隔離して空気感染対策を行います。

　また、結核が疑われる段階で入院する場合も、結核発病者でないことが確定するまで空気感染対策を行います(p.40〜41参照)。

■病院職員における接触者健診とは

1. 接触者健診の目的

病院職員が、例えば、肺炎などで入院している患者と診察や検査、看護など仕事のうえで接触していて、その患者がじつは結核菌を排出していたということが後日に判明する場合がまれにあります。もし不十分な感染対策防護下で、気管支鏡検査、呼吸機能検査、痰の吸引、解剖、結核菌検査などを行っていれば、これらも感染リスクの高い接触行為に入ります。

このような場合、結核患者と接触した病院職員をデインジャーグループ（結核発病率は高くはないが、仕事上、抵抗力の弱い患者などに結核感染を拡大させる危険性が高いグループ）として健診します。

健診を行う目的は、結核患者と接触した職員が、万一、結核菌に感染していた場合に、結核を発病する前の潜在性結核感染症の段階で早期に発見するためです。

2. 初発患者と接触者

接触者健診は「初発患者の感染性の高さ」と「接触者の感染・発病リスク」の両者を組み合わせて実施します。

① 初発患者

接触者健診では、まず肺結核、喉頭結核の初発患者の感染性の高さ、すなわち「高感染性」か「低感染性」かを評価します。

ア) 喀痰の抗酸菌塗抹検査（蛍光法やチール・ネールゼン染色法など）が陽性で、かつ、核酸増幅検査（遺伝子検査）または培養検査で陽性の場合は「高感染性」です。

> ※喀痰の抗酸菌塗抹検査で陽性になった場合、結核菌（ヒト型結核菌）以外は約1/4は非結核性抗酸菌（80％はMAC）の場合があります。したがって、遺伝子検査（核酸増幅検査）または培養検査で結核菌であることを確定する必要があります。
>
> ※抗酸菌は、細胞壁に多量の脂肪を含み、チール・ネールゼン染色の過程で「酸で脱色されない」ため「抗酸菌」と呼ばれます。

イ) 喀痰の抗酸菌塗抹検査が3回（1日1回、連続した3日間）陰性であっても、胸部画像検査で結核に特徴的な「明らかな空洞」を有していれば「高感染性」です。

ウ) 喀痰の抗酸菌塗抹が3回陰性で、かつ、胸部画像検査で空洞を認めないが、喀痰培養検査で陽性の場合は「低感染性」と評価されます。「低感染性」の場合、職員の接触者健診は不要とされています。

エ) 肺結核を合併しない「肺外結核」の場合も、職員の接触者健診は不要とされています。

高感染性の結核とは…

喀痰の抗酸菌塗抹検査（蛍光顕微鏡）
- 抗酸菌陽性でも、結核菌以外にMACなど「その他の抗酸菌」の可能性があります。

and

核酸増幅検査（例：LAMP法）
陽性コントロール／陰性コントロール／結核菌のDNA陽性／陰性
- 結核菌のDNAがあると、緑色に蛍光します。
- 必要時間　1〜2時間

or

培養検査（紫外線ランプ、液体培地）
- 紫外線を照射すると、結核菌が陽性の場合、オレンジ色に蛍光します。
  ※識別しやすいようにオレンジ色の蛍光色素を利用しています。
- 同定まで約3週間必要

→ **高感染性の結核**

5 職務感染の予防

病院における接触者とは…

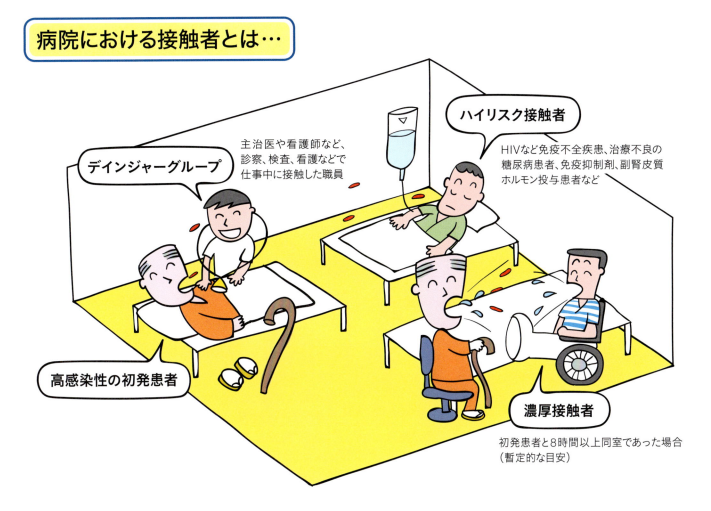

② 接触者
　初発患者が「高感染性」であった場合、ハイリスク接触者＞濃厚接触者＞デインジャーグループ（高危険群）の順に接触者健診を行います。
ア）ハイリスク接触者とは、HIVなど免疫不全疾患、治療不良の糖尿病患者、免疫抑制剤・副腎皮質ホルモンなどを投与されている患者、臓器移植、透析患者など、結核感染を受けやすい人のことです。
イ）濃厚接触とは、初発患者と濃密な、高頻度の、または、長期間の接触とされます。同室患者における濃厚接触の明確な目安はありませんが、「航空機内において感染性の結核患者と同列か隣の列に8時間以上いた乗客は他の乗客よりもはるかに感染しやすい」とされていることより、「8時間以上初発患者と同室であった場合」を暫定的に濃厚接触の目安とする場合もあります。
ウ）病院職員の結核発病率は高くはないですが、仕事上、免疫状態の低下した患者などに結核感染を拡大させる危険性が高いことから、医療従事者はデインジャーグループに分類され、接触者健診の対象となります。

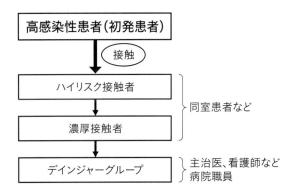

病院における接触者健診の順番

病院職員の接触者健診の範囲

高感染性の初発患者

初発患者との接触の程度や接触時間の長さで、接触者健診に優先順位をつけて健診を行います。

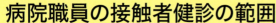

3. 病院職員の接触者健診の実際
① 接触者健診の範囲
　職員の中に多数の接触者がいる場合には、当該の初発患者との接触の程度や接触時間の長さで、接触者健診に優先順位をつけ、健診の優先度の高いグループから低いグループへと同心円状に段階的に健診対象者を拡大します。
　第一同心円内の健診の結果、もし職員に複数名の結核感染者が発見されたような場合は、第二同心円内の職員にも健診を拡げるかどうかを検討します。

② 接触者の問診、検査
　まず、結核患者と接触した職員に関して、接触の状況や程度、結核の既往、BCG接種歴、治療中の疾患などを問診します。次に、結核菌に感染しているかどうかの検査として、インターフェロン-γ遊離検査（Interferon-γ release assay：IGRA）を行います。

4. 結核菌に感染しているかどうかの診断検査
① ツ反からIGRAの時代へ
　ツベルクリンは、ドイツのロベルト・コッホ（1843-1910）によって1890年に創製され、長年の間ツベルクリン反応検査（ツ反）として利用されてきました。しかしながら、ツ反に用いる成分がBCG（生後1歳までに接種する結核予防ワクチン）にも含まれているため、BCG接種を受けた人はツ反にも反応し、ツ反結果がBCG接種によるものか、最近受けた結核菌感染によるものかの区別ができないという問題がありました。
　近年、検査法が進歩し、BCG接種の影響を受けずに結核感染を判定できる新技術としてIGRAが開発され、2006年ごろから利用されています。

② IGRAとは
　ヒトが結核菌に感染すると、体内のリンパ球がその情報を記憶します。結核感染の可能性のある人から採取した血液に、結核菌特異抗原（ESAT-6、CFP-10など）を混ぜて培養すると、このリンパ球が抗原の刺激によってインターフェロン-γ（IFN-γ、タンパク質の一種）を産生します。産生されたIFN-γの量またはIFN-γを産生した細胞数を測定して、結核菌に感染しているかどうかの補助診断を行います。
　IGRAには、全血で調べるクォンティフェロンTBゴールド検査（QFT-3G）と、より精度を高めるために血液から分離したリンパ球で調べるT-スポット.TB検査（T-スポット）の2種類があります。QFT-3GはIFN-γ量を測定し、T-スポットはIFN-γを産生するTリンパ球数を数える方法で、測定原理が異なっています。
　国内の臨床試験で、T-スポットは、感度97.5％（80人の結核患者のうち78人でT-スポットが陽性）、特異度99.1％（結核感染していない111人のうち110人でT-スポットが陰性）と信頼性の高い検査です。

T-スポットで結核感染を判定する方法

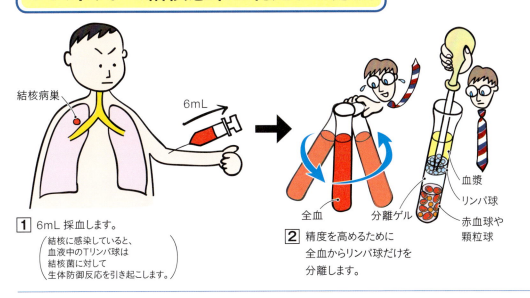
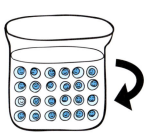

1 6mL採血します。
（結核に感染していると、血液中のTリンパ球は結核菌に対して生体防御反応を引き起こします。）

2 精度を高めるために全血からリンパ球だけを分離します。

3 さらに、リンパ球の数を一定数に調整します。

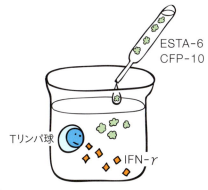
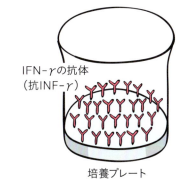
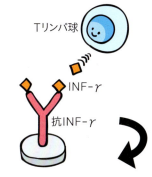

4 結核菌特異抗原（ESTA-6、CFP-10）を加えて培養すると、Tリンパ球が活性化されてインターフェロン-γ（IFN-γ）を分泌します。

5 IFN-γの抗体を吸着させた培養プレートに4の液を加えて培養すると、IFN-γがこの抗体に結合します。

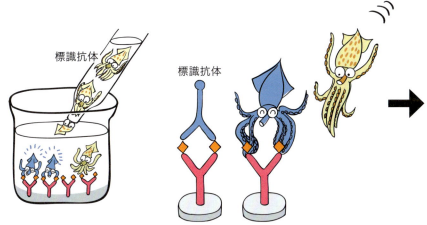
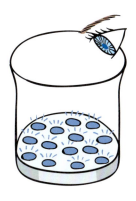

6 さらに、ここに標識抗体を結合させると、暗青色の円状のスポットが出現します。

7 スポット1個は活性化されたTリンパ球1個に相当します。このスポットの数を数えて結核に感染しているかどうかを判定します。

T-スポットを用いた病院職員の接触者健診

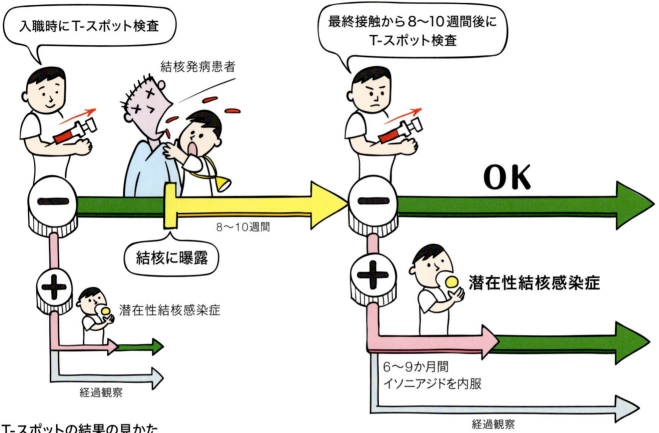

T-スポットの結果の見かた

T-スポットの結果は、陽性、陰性、判定保留、判定不可の4種類で報告されます。

結果	結果の解釈
陽性	結核菌への感染が強く疑われる。
陰性	検査上、結核菌への感染の疑いはない。
判定保留	反応が陽性、陰性の境界域にある。再検査が勧められる。
判定不可	十分な免疫能がない、あるいは、T細胞が非特異的反応をしていることが疑われる。再検査が勧められる。

③ IGRAの実際

院内に結核発病者が発生した際に、当該の接触者にベースライン値（以下、前値）がない場合は、おおむね接触開始から2週間以内をめどに迅速にIGRAを測定して前値とします。

入職時のIGRA前値または、接触後すぐのIGRA結果が陰性で、初発患者との最終接触から8〜10週間後の検査が陽性となった場合、今回の接触による感染の可能性が高いと判断されます。適切な時期に実施したIGRAの結果が陰性であれば、その後の経過観察は原則として不要です。

なお、IGRA前値がすでに陽性の場合は、過去に結核菌に感染していることを示しますが、最近2年間以内に感染を受けた可能性がないかぎりは、必ずしも治療の必要はないと考えられています。

④ IGRAの有用性

ア）血液検査で結核感染の可能性が的確に判定できます。
イ）労災認定の際の重要な根拠となります。

病院職員が業務上結核菌に曝露して、結核に罹患し、医師により治療等が必要と判断された場合は、労災認定を受けることができます。

この際「IGRA前値陰性」は、業務上の結核曝露を証明する重要な根拠となります。

なお、IGRA検査は「診察または画像診断等により結核感染が強く疑われる患者を対象として算定した場合のみ」保険点数（平成26年度630点）を算定できます。

5 職務感染の予防

結核に気づいてから、あわててT-スポット前値採血をしても、時すでに遅い場合がある

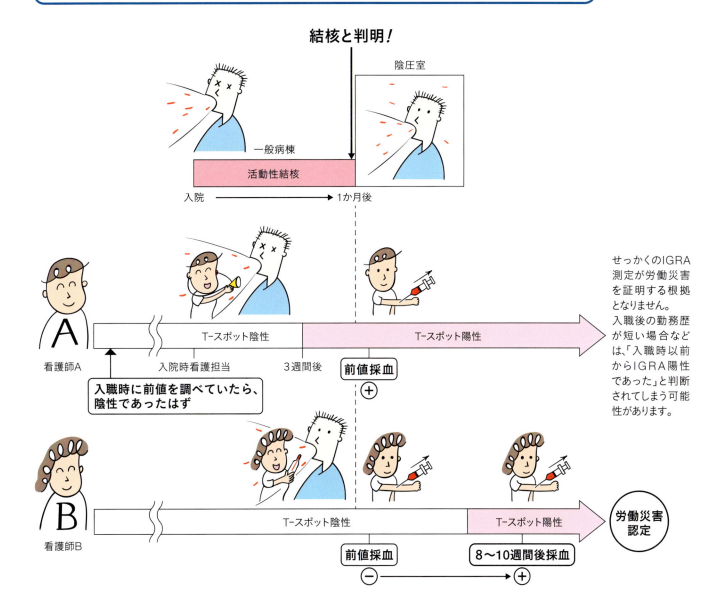

⑤ 入職時のIGRA前値測定が重要

「IGRAは結核に曝露後3週間目ごろから陽性になる可能性もある」とされています。

例えば、結核患者が確定診断前に1か月以上もの長い間、一般病棟に入院していた場合、結核判明後、ただちに前値採血を行っても、前値がすでに陽性になってしまっている可能性があります。このような場合、業務上結核菌に曝露して結核に罹患していても、IGRAで曝露の事実を証明することができません。したがって、入職時の前値測定（陰性）が重要です。

入職時のIGRA検査の対象者としては、医師、看護師（呼吸器内科外来、救急外来、呼吸器内科病棟など）、放射線科技師、臨床検査技師（病理、細菌）、外来などで結核患者に対応する可能性のある事務職員などが挙げられます。

結核患者に接触した職員のフォローについて

1　結核患者の接触者リスト提出からT-スポット採血まで

1. 職員が仕事中に結核患者に接触した場合、感染制御部から発生部署の責任者に接触者のリストアップ(医療職、一般職、委託・派遣)を依頼する。
2. 責任者はリストを感染制御部に提出する。
3. 感染制御部はリストを一括してとりまとめて人事課に提出する。
4. 人事課はリストにT-スポット前値(既に把握している場合)、前値採血月日、10週後採血月日を記入する。
   リストの内容を感染制御部で確認をうけた後、各職員のT-スポット採血日程をその責任者に伝える。

※ 新入職員は、年度内採用者も含めて、毎年、4月早々にT-スポット前値採血を実施する。

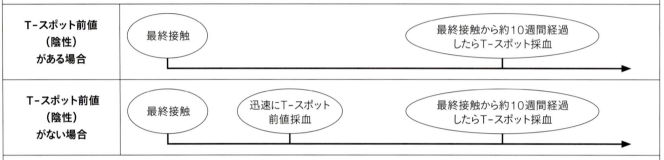

※ 今回の入院以前の入院時に結核患者と接触していた場合には、接触時期をひるがえって検討する。

2　T-スポット結果判明から結核フォローまで

1. T-スポット結果を人事課から感染制御部に提出する。
2. T-スポット結果の伝達方法については、下表の通りである。
3. 人事課は結核フォローをうける職員の書類を保管しておく。

T-スポット結果の伝達方法について

<陰性>の場合	人事課から部署の上司を通じて本人に伝達する。
<陽性>の場合	感染制御部医師が上司に伝達すると同時に、本人と面談し、原則、呼吸器内科部長に院内紹介する。

各職員はT-スポットの結果をICTメイト(感染対策ソフト)のトップ画面にあるアイコン「あなたの抗体価」をクリックすれば確認できる。

3　T-スポット前値(ベースライン)が陽性であった職員のフォローについて

結核患者との関わりの有無の聴取	感染制御部医師が、①家族・親しい友人などにおける結核感染者の有無、②過去2年間の結核患者との接触の有無など、結核患者との関わりの可能性について本人に聴取する。
院内紹介に関して	本人が希望する場合は、感染制御部医師が呼吸器内科部長に院内紹介する。 院内紹介を希望しない場合は、①微熱、咳、痰などの症状が出現すれば、結核も念頭において呼吸器内科を受診すること、②毎年春の職員定期健康診断を必ずうけて胸部単純X線を撮影することを感染制御部医師が本人に十分説明する。

参考
1. 日本結核病学会予防委員会：医療施設内結核感染対策について. 結核 2010；85(5)：477-481.
2. 石川信克, 阿彦忠之：感染症法に基づく結核の接触者健康診断の手引き 改訂第5版, 2014年3月.
3. 下間正隆, 小野保：病院の職員における結核の接触者健診について. オックスフォード・イムノテック株式会社冊子(2014年12月)

©京都第二赤十字病院

潜在性結核感染症の治療

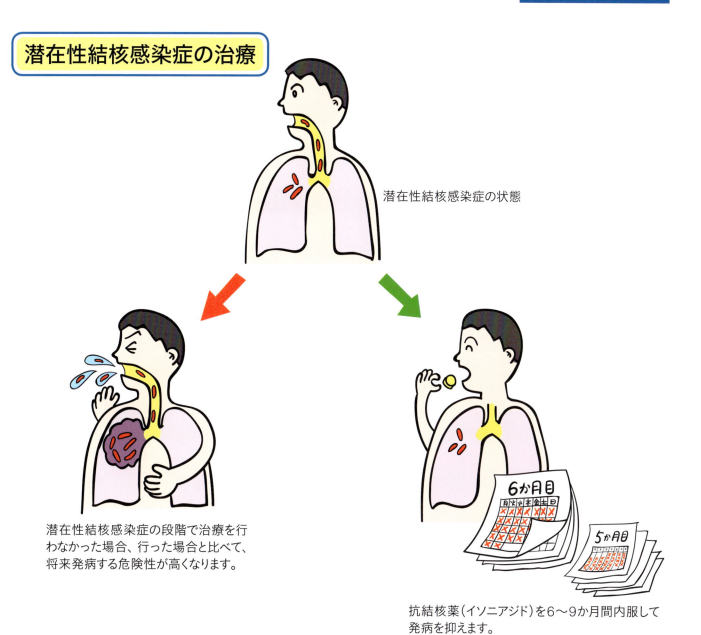

潜在性結核感染症の状態

潜在性結核感染症の段階で治療を行わなかった場合、行った場合と比べて、将来発病する危険性が高くなります。

抗結核薬（イソニアジド）を6〜9か月間内服して発病を抑えます。

　潜在性結核感染症は「結核の無症状病原体保有者と診断され、かつ、結核医療を必要とすると認められる状態」と定義され、発病していなければ健康な人と変わりません。

　しかし、抵抗力が弱ったときなどには発病する危険性があり、知らない間にまわりの人に結核を広めてしまうこともあります。

　そのため、潜在性結核感染症の人に対しては、発病の確率を下げるために薬物治療が行われます。

　潜在性結核感染症の治療として、原則、イソニアジドという結核の薬を6〜9か月間飲めば、発病の危険を抑えることができます。

　6〜9か月間、きちんと薬を飲まなかった場合、数年後に結核発病の危険性が高まることがわかっているので、薬を確実に飲むことが大切です。

　イソニアジドは副作用の少ない薬ですが、まれに手足のしびれ感、発疹、肝機能障害、胃腸障害の出ることがあります。

　保健所に公費負担申請を行い、審査を経て承認されれば、潜在性結核感染症の治療費や検査費の一部が公費負担となり、自己負担額が安くなります。

■結核に関する法律

結核は感染症法（正式名称：感染症の予防及び感染症の患者に対する医療に関する法律）で「二類感染症」に分類されます。

結核患者を診断した医師は「ただちに」結核発生届出を行うこととされ、潜在性結核感染症患者もただちに届出が必要です。

また、結核患者の入退院について病院管理者は「7日以内」に届出を行うことと定められています。

結核患者に関する届出は、保健所が患者の状況を把握し、患者への支援と結核の蔓延防止対策を迅速、的確に実施するために大変重要な書類です。

届出は、患者への入院勧告、積極的疫学調査、結核医療費の公費負担、家庭訪問指導などの前提となっています。

結核発生届

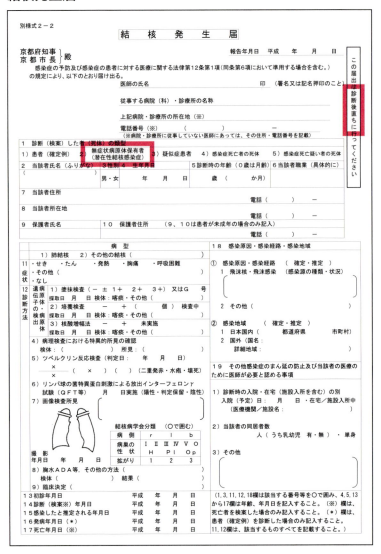

参考文献

1. 四元秀毅, 山岸文雄, 永井英明：医療者のための結核の知識 第4版. 医学書院, 東京, 2013.
2. 厚生労働省インフルエンザ等新興再興感染症研究事業：結核院内(施設内)感染対策の手引き 平成26年版. 2014年3月.
3. 厚生労働科学研究(新型インフルエンザ等新興・再興感染症研究事業)：感染症法に基づく結核の接触者健康診断の手引き 改訂第5版. 2014年3月.
4. 日本結核病学会予防委員会：インターフェロンγ遊離試験使用指針. 結核 2014；89(8)：717-725.
5. 下間正隆, 小野保：病院(医療施設)の職員における結核の接触者健診について. オックスフォード・イムノテック社冊子, 2014年12月.
6. 土屋繭美：結核院内感染対策にIGRAの活用を. ユニゾン(感染管理情報ニューズレター) 2015；45：6-7.
7. 日本結核病学会編：結核診療ガイドライン 改訂第3版. 南江堂, 東京, 2015.
8. 厚生労働省：平成26年結核登録者情報調査年報集計結果(概況). 2015年7月.
9. 下間正隆, 小野保, 近藤大志, 他：7年間に結核患者32人に接触した病院職員のインターフェロン-γリリースアッセイを用いた接触者健診の検討. 環境感染学会誌 2015；30(5)：336-340.
10. 下間正隆, 小野保, 近藤大志, 他：インターフェロンγ遊離検査で新時代を迎えた結核の院内感染対策. 京都第二赤十字病院医学雑誌 2015；36：27-41.

5 職務感染の予防

世界の結核地図

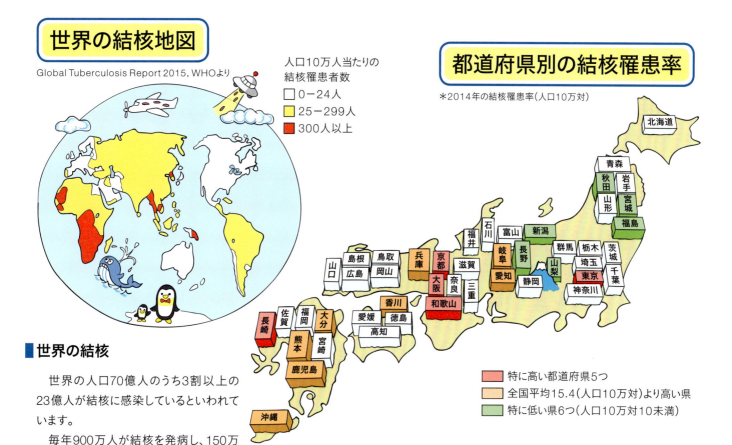

世界の結核

世界の人口70億人のうち3割以上の23億人が結核に感染しているといわれています。

毎年900万人が結核を発病し、150万人が死亡しています。

結核罹患者数が特に多い地域は、アフリカやアジアなどです。

日本の結核

日本国内の結核罹患率には地域差があります。

2014年の人口10万人当たりにおける結核患者数は、全国のなかでも大阪市が一番多く38.6人でした。一番少ない長野県の8.1人と比べて5倍近くも多い状況です。

結核罹患率は、首都圏、中京、近畿の大都市において高い傾向が続いています。

結核に罹患している人が多い地域の病院では、結核の早期診断にことさら心がけるとともに、病院職員が、万一、結核患者と空気感染対策を行わずに接触した場合に備えて、入職時にIGRA検査を実施しておくことがより重要です。

全国20の政令指定都市と東京特別区のうち結核罹患率が全国平均より高い都市

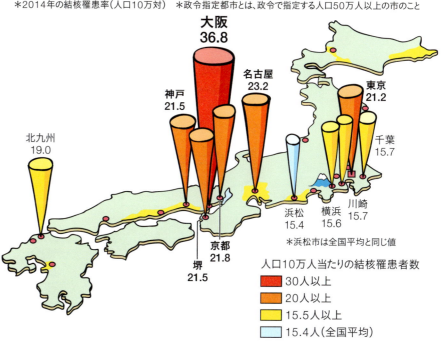

6 その他

感染対策ソフトで情報を共有し、職員全員で感染対策を推進する

感染対策は時間との勝負です。
感染対策ソフトを活用すれば、必要なデータを自動で収集・処理・共有することができ、
タイミングを逃すことなく問題を解決できるようになります。

> 感染対策ソフトは、感染対策に必要な情報だけを
> ビジュアルに提示してくれる

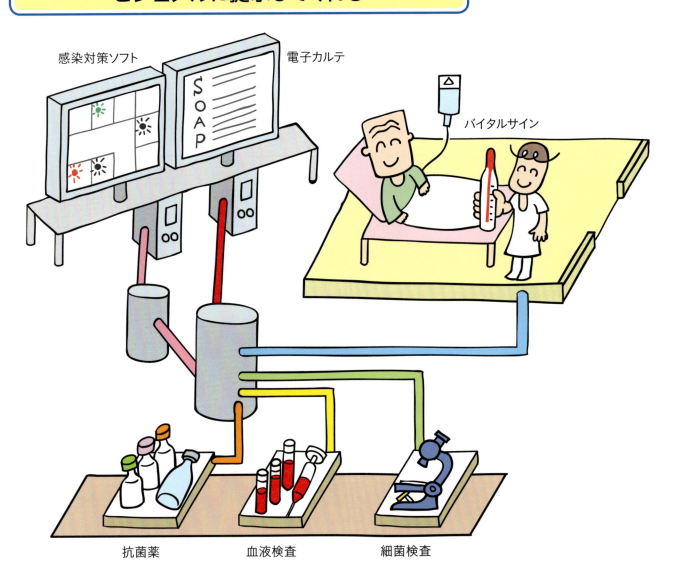

6 その他

■感染対策ソフトとは

電子カルテと細菌検査、薬剤オーダー、検体検査など各部門システムは院内ネットワークで結ばれています。このネットワークには患者一人一人の膨大な情報が蓄積されています。感染対策ソフトは、この大量の情報の中から感染対策に必要な情報だけを自動的に抽出し、ビジュアルに提示するシステムです。

感染対策ソフトがあると、これまでエクセルなどを用いて手作業で管理していたデータは、ほぼリアルタイムにコンピューターで自動収集し、処理されます。感染対策ソフトのアイコンをクリックするだけで、精確なデータをメールのように入手でき、手入力や情報収集に費やしていた時間の浪費がなくなります。すべてのエネルギーは実際的な感染対策に向けることができ、タイミングを逃すことなく問題を解決できるようになります。

感染対策ソフトがないとき…

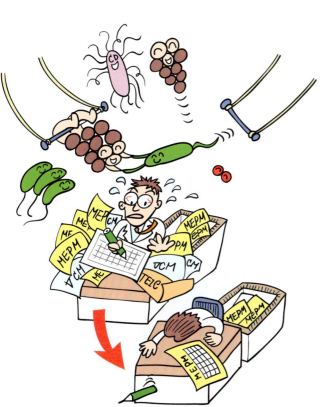

感染対策ソフトがあるとき…

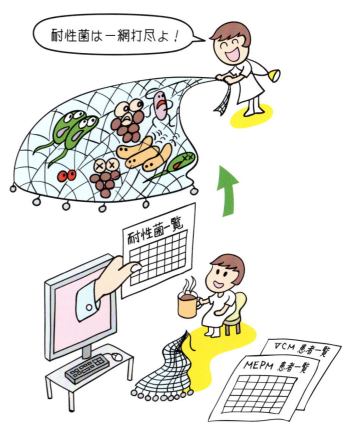

感染対策ソフトを使うと、
耐性菌検出患者一覧や抗菌薬投与患者一覧など、
これまで手作業で集計していたデータが
ワンクリックでメールのように届きます。

参考文献

1. 下間正隆, 澤田真嗣, 小野保, 他：当院では、毎日、感染制御支援システム（感染対策ソフト）をこのように活用している. 京都第二赤十字病院医学雑誌 2013；34：87-95.
2. 澤田真嗣, 下間正隆, 小野保, 他：感染対策ソフトを利用した薬剤師による抗菌薬適正使用支援. 日本環境感染学会誌 2015；30(6)：411-417.
3. 岡本繁, 河本勲則, 松山良太：放射線科における感染対策−ポータブル撮影を中心に−. 京都第二赤十字病院医学雑誌 2015；36：95-98.

感染対策ソフト(ICT メイト)の機能

感染対策ソフトは、一般に、表に示すような機能を有しています。
なお、この項目では感染対策ソフトの一例として、当院で使用しているICT メイト(アイテック阪急阪神社製)の機能とモニターの画面をまじえて解説します。

1	情報発信	感染対策マニュアル、アンチバイオグラム、病棟別手指消毒回数や感染対策講習会のスライドなど感染対策に関する情報を職員へ発信する機能
2	抗菌薬の適正使用支援	抗菌薬の使用患者一覧、使用状況詳細、届出管理など、抗菌薬の適正使用を支援するためのデータを提示する機能
3	患者配置マップ	① 監視対象微生物の保菌者をリアルタイムに表示する機能。 　感染管理者と病棟担当者の双方がそれぞれ確認したことを記録できる機能 ② 病院全体・病棟・感染熱型表・患者移動歴などの画面がワンクリックで次々と画面展開する機能
4	病棟ラウンド支援	ラウンドシート、報告書の作成、集計などの機能
5	サーベイランス支援	医療器具関連(BSI、UTI、VAP)サーベイランス、SSIサーベイランスのワークシート入力、感染判定、報告書作成、JANISデータ出力などの機能
6	職員感染管理	針刺し・粘膜汚染などの報告の入力、報告例の分析・集計、エピネット出力、針刺し・粘膜汚染後のフォローアップ機能
7	職員抗体価管理	「あなたの抗体価」による職員自身の抗体価などの確認、抗体価・ワクチン接種有無の一元管理、ワクチン接種の案内状・報告書印刷、検診結果の自動取込機能
8	定型帳票	週報、月報、年報を作成する機能 ① 抗菌薬関連 　投与患者一覧、使用量(病棟・診療科・処方医別)、使用患者数(病棟・診療科・処方医別)、使用状況(AUD、DOT)、感受性率など ② 消毒薬関連 　病棟別手指消毒回数、病棟別払出量など ③ 監視対象微生物関連 　監視対象菌検出患者数、血液培養陽性者一覧、保菌者一覧、一〜五類感染症菌等の検出状況など ④ サーベイランス 　BSIレポート、UTIレポート、VAPレポート、SSIレポート、JANIS(SSI)データ作成 ⑤ 職員感染関連 　針刺し・粘膜汚染状況、針刺し・粘膜汚染報告一覧
9	任意集計	ソフトに集積されたデータを指定した条件で任意に抽出する機能
10	e-ラーニング	職員各自が感染対策の動画やスライドを学習し、設問に答える機能。ならびに、職員の受講状況を集計する機能

6 その他

ICT メイトはココにある！

電子カルテのトップページからのアプローチ

各患者のカルテ画面からのアプローチ

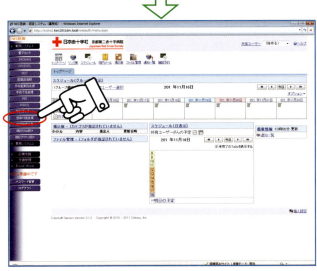

「感染対策支援」をクリックします。
「ICT メイト」の画面になります。

「部門」→「感染対策支援」をクリックします。
「ICT メイト」の画面になります。

ICT メイトのトップ画面
（京都第二赤十字病院の場合）

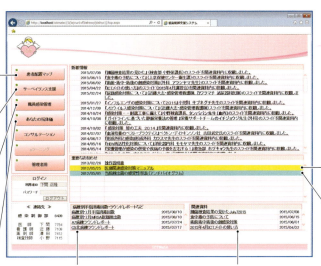

患者配置マップ

患者配置マップをクリックすると、病院全体や病棟別の耐性菌やウイルスの検出数がわかります。病棟の個々の患者のフロアには「耐性菌やウイルスがどの患者に検出されているか？」「必要な感染対策は何か？」などが表示されています。

サーベイランス支援

サーベイランスの観察項目を入力します。

職務感染管理

針刺し・切創、皮膚・粘膜汚染の発生時にその内容を入力します。

あなたの抗体価

クリックすると、あなたのB型肝炎や流行性ウイルス疾患（4種）の抗体価、T-スポット.TBの検査結果が表示されます。

病棟別手指消毒回数、病棟ラウンドレポートなど各種データを収載しています。

院内講演会のスライド（pdf）などを収載しています。

感染対策に必要な情報はすべてICT メイトに集約している

院内感染対策マニュアル

時々、職員から電話で「マニュアルについての問い合わせ」があります。「トップページの黄色のところ…」と説明できるように、マニュアルの収載場所を黄色で示しています。

アンチバイオグラム

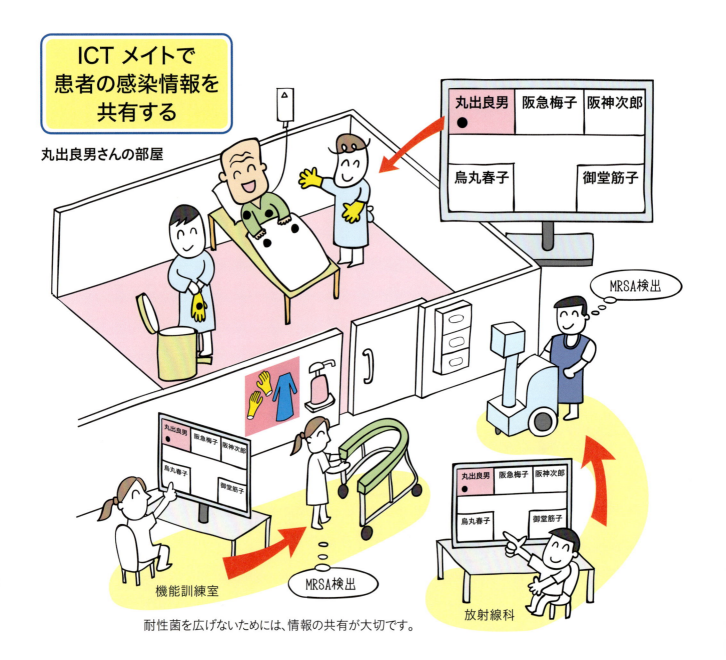

耐性菌を広げないためには、情報の共有が大切です。

■感染対策ソフトがあれば、感染情報を共有できる

　感染対策ソフトの第一の特長は、患者にかかわるすべての職員が、その患者の感染情報を共有できる点です。
　例えば、細菌検査室でMRSAなどの耐性菌（薬剤耐性菌）が検出されると、その患者の病室の画面に、菌種ごとに定められた色（MRSAは黒色）のマークが表示され点滅します。同時に、その部屋のフロアは感染経路別に定められた色（接触感染対策であればピンク色）に変わります。
　職員は電子カルテの端末からワンクリックで感染対策ソフトの画面にアプローチして、担当する患者の感染情報を把握できます。
　具体的な一例としては、リハビリ訓練時や放射線科のポータブル撮影時に、訪床前に担当者が患者の感染情報を把握することにより、耐性菌を水平伝播させないようにベッドサイドで適切な予防対策をとることができます。
　なお、感染対策ソフトは「管理上の権限をもつ感染管理者用」と「一般の職員用」の大きく2種類の機能を使い分けることができます。
　MRSAを標準予防策で対応する場合には、感染管理者の権限で、ピンク色（接触感染対策）に表示されたフロアの色を元の白色（標準予防策）に戻すことができます。

6 その他

患者の感染情報を見るときは…

※ICTメイトを利用した場合

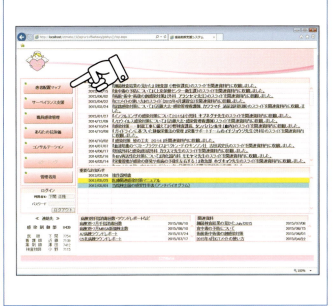

|1| トップ画面の「患者配置マップ」をクリックする

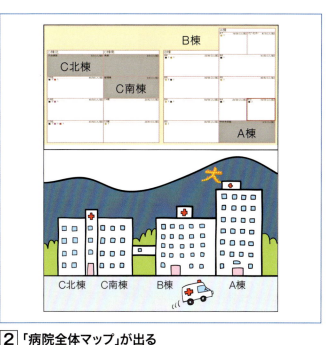

|2| 「病院全体マップ」が出る

マップは病院全体の建物を正面から見たところを表わしています。

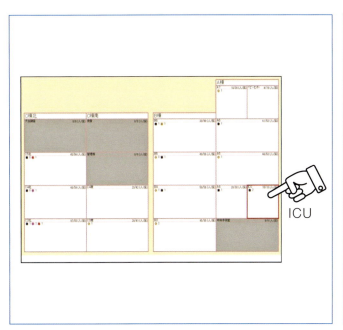

|3| 例えば、「ICU」をクリックする

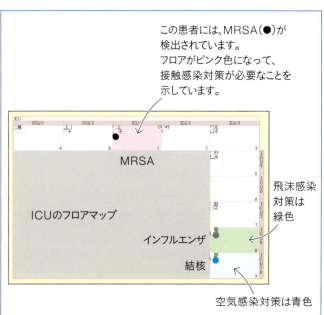

|4| ICUのフロアマップが出る
↓
耐性菌などが検出されていると、必要な感染対策が視覚的に把握できる

4つのサーベイランスを支援する

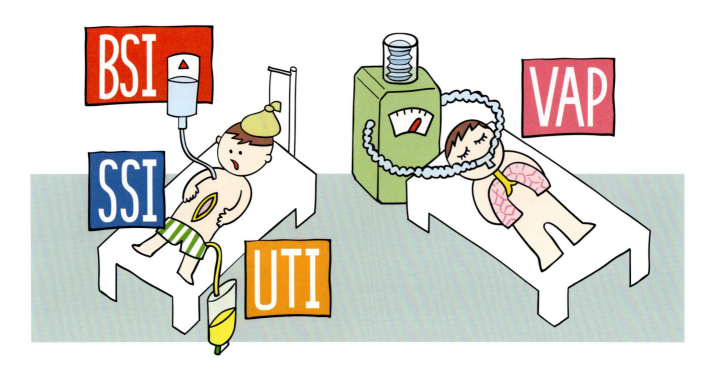

■「サーベイランス支援」機能を使えば、院内感染の実態が効率よく把握できる

現在行っている感染対策をより良いものとするためには、まず、自分の病院の院内感染の実態を把握するためにサーベイランス（発生動向調査）を行います。

感染対策ソフトは、①中心静脈カテーテル挿入患者における血流感染（BSI：Blood Stream Infection）、②膀胱内留置カテーテル挿入患者における尿路感染症（UTI：Urinary Tract Infection）、③人工呼吸器患者における肺炎（VAP：Ventilator Associated Pneumonia）、④手術部位感染（SSI：Surgical Site Infection）の4つのサーベイランスを支援し、感染症の発生率を計算します。

サーベイランスの結果を効率よく手に入れて、発生率が増加していた場合には、問題点を見つけ出して対策します。

1. 病棟側の入力

スタッフは電子カルテ画面からワンクリックで感染対策ソフトのサーベイランス画面にアプローチして、その日に担当した患者の観察結果をワークシート画面にクリックして入力します。

2. 感染判定

例えば、中心静脈カテーテルによる血流感染を判定する場合は「38℃以上の発熱」や「血液培養陽性」など「感染を疑わせる判定条件」をあらかじめ設定しておくと、感染対策ソフトが自動的に「感染疑い」症例を抽出してくれます。

感染判定の際には「感染疑い」の患者を一人一人判定します。最後に自動集計すると感染対策ソフトが感染率を一瞬にして計算してくれます。

また、厚生労働省のJANISのSSI部門提出データもワンクリックで出力できます。

3. 現場での活用

各サーベイランスの判定結果を病棟スタッフや医師に定期的にフィードバックします。病棟スタッフ・医師とICN・ICDが協働してサーベイランスの結果を検討して、感染対策の改善に活かします。

6 その他

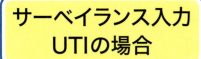
サーベイランス入力 UTIの場合

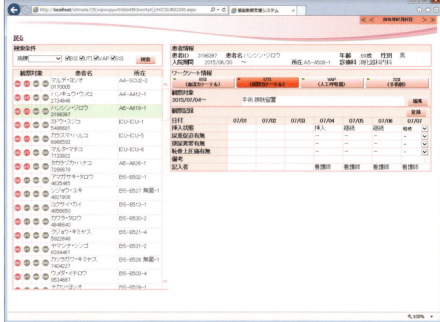

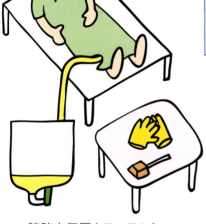

膀胱内留置カテーテルを挿入した日に登録します。

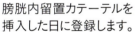
2日目　3日目　4日目

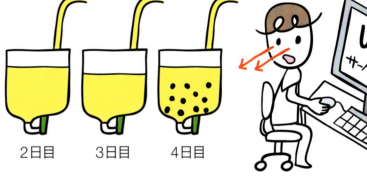

毎日、ワークシート画面にクリックして入力します。
観察結果に変更がなければワンクリックでOKです。

UTIの判定・フィードバック

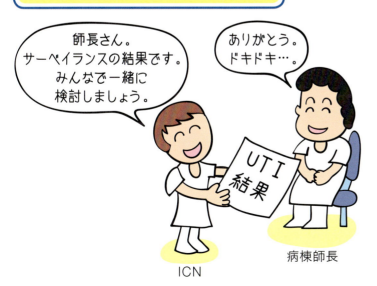

ICN：師長さん。サーベイランスの結果です。みんなで一緒に検討しましょう。

病棟師長：ありがとう。ドキドキ…。

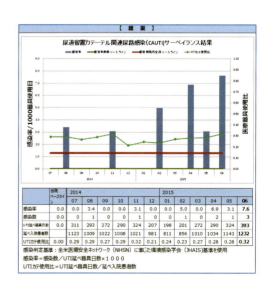

> ICTメイトの熱型表は感染症治療に特化しているので、電子カルテの熱型表よりも経過が理解しやすい

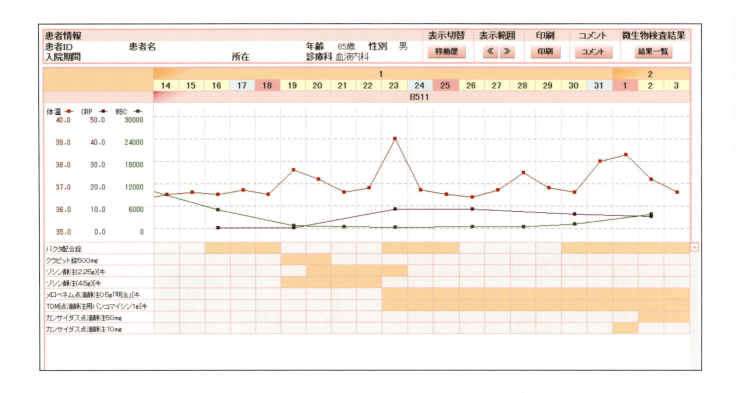

■熱型表には、感染症治療を検討する際に必要なデータがすべて表示されている

　感染対策ソフトの熱型表は、感染症治療に特化した熱型表です。熱型表の画面には、体温などのバイタルサイン、白血球数、耐性菌の検出状況、投与している抗菌薬など感染症治療に必要なデータがすべて一目瞭然に表示されています。

　主治医が感染症の治療法を検討する際に、この熱型表を見て、患者の経過を振り返りながら考察できます。

■抗菌薬の使用状況を迅速に把握でき、適正使用を支援できる

1. 抗菌薬の適正使用を支援するためのデータをワンクリックで表示できる

　院内感染対策には、手指消毒の実践のように「耐性菌を広げない活動」と「耐性菌を作らない活動」の両方が重要です。

　「耐性菌を作らない活動」とは、主治医が抗菌薬を適切に使用できるように支援する活動です。英語でAntimicrobial Stewardship Program（抗菌薬適正使用支援プログラム）とも呼ばれます。「stewardship」とは「執事」のことで「執事のように主治医を支援する活動」です。

　感染対策ソフトが開発される以前は、抗菌薬に関する膨大なデータを手作業で集計していたため、後追いの介入（支援）しかできませんでした。データ集計が完了したとき、患者はすでに退院しているといったこともありました。

　感染対策ソフトは、抗菌薬の処方情報を薬剤オーダーリングシステムからほぼリアルタイムに取得します。広域抗菌薬であるカルバペネム系抗菌薬など特定の抗菌薬の処方状況を迅速に把握できます。

　抗菌薬適正使用支援チーム（Antimicrobial Stewardship Team）のメンバーは、微生物学や薬理学など各自の得意分野でチームに参画して、感染対策ソフトのデータなどをもとに、主治医に適切な抗菌薬を提案し支援します。

6 その他

抗菌薬適正使用支援チームは主治医の感染症治療を支援する

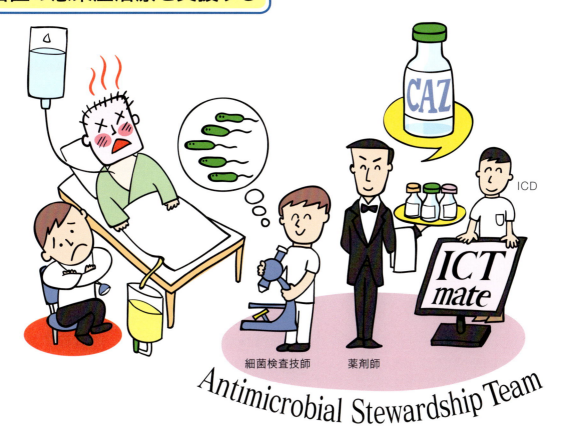

細菌検査技師　薬剤師

Antimicrobial Stewardship Team

2. 抗菌薬の届出の有無、投与日数などをワンクリックで把握できる

厚生労働省の診療報酬・感染防止対策加算（2012年度）では「バンコマイシン等の抗MRSA薬及び広域抗菌薬等の使用に際して届出制等をとり、投与量、投与期間の把握を行い、臨床上問題となると判断した場合には、投与方法の適正化をはかる」とされています。

感染対策ソフトは届出対象の抗菌薬がオーダーされると、初回投与や連続投与を検知して、届出の有無や投与日数など詳細な届出一覧表を作成します。

3. 医師別の抗菌薬投与患者数ランキングなども出力できる

感染対策ソフトの統計機能を使えば、抗菌薬の処方医別ランキングや抗菌薬別の使用量推移（AUD、DOT）など、抗菌薬使用状況に関する各種データも出力できます。

主治医別カルバペネム系抗菌薬投与患者数ランキング

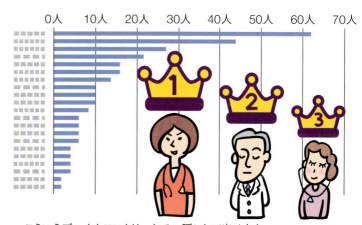

こういうデータもワンクリックで一瞬にして出せます。

■職員を感染から守る

　患者を感染から守ると同時に、職員を感染から守ることも大切です。

1．抗体価や結核感染の補助診断検査の結果閲覧

　感染対策ソフトのアイコン「あなたの抗体価」をクリックすると、職員検診の際に測定した自分の抗体価（B型肝炎や流行性ウイルス疾患など）や結核感染の補助診断検査（T-スポット.TBなど）の結果を閲覧できます。

　各職員は自分の抗体価のみを閲覧できますが、感染管理者や病棟師長が感染対策ソフト上の権限をもつ場合は、関係するスタッフの抗体価も閲覧できます。

　例えば、流行性ウイルス疾患患者が入院した際に、師長はスタッフの抗体価を確認することにより、免疫力を有する看護師をその患者の受け持ちに決めることができます。

　なお、各種の抗体価やT-スポット.TBなどの検査結果は、検査システムから感染対策ソフトに自動的に取り込まれます。

2．針刺し・切創、皮膚・粘膜汚染時の発生届の入力

　針刺し・切創、皮膚・粘膜汚染の発生届も感染対策ソフトから簡単に入力できます。発生届が入力されると、感染管理者用の画面の職員感染管理のアイコンに赤いNEWのマークが点滅します。

　エピネット日本版（職業感染制御研究会）への提出データも簡単に出力できます。

「あなたの抗体価」をクリックすると…

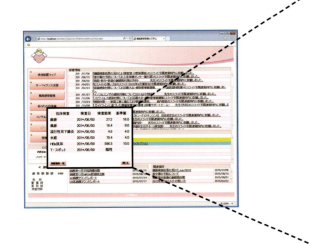

抗体検査	検査日	検査結果	基準値
麻疹	201*/06/03	27.2	16.0
風疹	201*/06/03	16.4	8.0
流行性耳下腺炎	201*/06/03	4.9	4.0
水痘	201*/06/03	79.4	4.0
HBs抗体	201*/06/09	596.5	10.0
T-スポット	201*/06/09	陰性	

※抗体価の基準値は「医療関係者のためのワクチンガイドライン 第2版」に準拠しているため、一般の基準値よりも高くなっています。

■病棟ラウンドの効果が上がる

院内感染対策マニュアルに従って、感染対策が実際に適切に行われているかどうかを病棟(ワード)などに出向いて監査する(オーディット)ことをワードオーディット、または簡単に、病棟ラウンドと呼びます。

ラウンド前に、あらかじめ設定した約20のラウンドチェック項目のシートを感染対策ソフトから印刷します。感染管理看護師などラウンドメンバーは、現場で各項目をチェックしながら具体的な感染対策を指導します。病棟ラウンド後に感染対策ソフトにその結果を入力してスコアを集計し、感染対策の状況を数値化して報告書を作成します。報告書は印刷して病棟へフィードバックします。報告書にはラウンド時の現場の画像なども載せることができます。

病棟や外来、内視鏡部門などを、例えば年に2回ずつ順番に同じチェック項目でラウンドし、各部署における問題点を明確にして解決することにより、病院全体で統一した感染対策を実行できます。

感染制御部ラウンドシート

項目	評価	コメント
1 病棟		
A 経路別感染予防策		
(01) 病室に経路別予防策のカラーパネルが表示されている		
(02) 各感染症の対策チェックリストが印刷され使用されている		
(03) 物品の専用化ができている(室内に入れなければ口頭確認)		
(04) 必要なPPEの準備がされている(室内に入れなければ口頭確認)		
(05) その他		
B ナースステーション		
(01) シンク周囲に不必要な物が置かれていない		
(02) シンク周囲にタオルなどを敷いたままにしていない		
(03) 水はねのする場所、又はシンク下に滅菌物や診療材料を置いていない		
(04) 経管栄養バックなどがミルトンに正しく浸漬できている		
(05) 鋭利器材の廃棄容器の廃棄物が7割を超えていない		
(06) 鋭利器材の廃棄容器のフタが未使用時に閉じられている		
(07) 廃棄物の分別が規定に従いできている		
(08) 臨床検体の保存場所が整備されている		
(09) その他		
C 点滴調製台		
(01) 調製台に汚れがなく、不必要なものが置かれていない		
(02) 調製台に専用の針捨てボックスが置かれている		
(03) 調製台にサニサーラが設置されている		
(04) 清潔な状況下で輸液調剤が実施されている		
(05) トレーが清潔である		
(06) その他		
D 薬品の管理		
(01) 保冷庫には薬品以外のものは置いていない(食品など)		
(02) 複数回使用するバイアルは開封日が記載されている(1ヶ月以内)		
(03) 消毒薬の開封日が記載されている		
(04) その他		
E 滅菌物の保管		
(01) 滅菌物は水や埃の汚染を受けないところに保管されている(床から20cm以上、外壁から5cm以上の距離をおいての保管が理想)		
(02) その他		
F 処置室		
(01) 一般ゴミと感染性廃棄物が正しく分別されている		
(02) ゴミ箱からゴミがあふれていない		
(03) 整理整頓されている		
(04) 包交車は清潔に管理されている		
(05) 蒸しタオルなどの管理が適切である(ニオイなど)		
(06) その他		
G 汚物処理室		
(01) 便器・尿器・尿カップは適切に洗浄消毒されている		
(02) 手袋・エプロンなどの個人防護具が設置され、汚染を受けないように管理されている		
(03) サニサーラが常備されている		
(04) 蓄尿架台は清潔であり、定期的な清掃がされている		
(05) 一般廃棄物、オムツ用、感染性廃棄物と正しく分別されている		
(06) 廃棄物がゴミ箱からあふれていない		
(07) ベッドパンウォッシャーの運用、管理が適切である		
(08) その他		
H スタッフ		
(01) 就業中は手指衛生が確実に実施できるように腕時計と指輪を外している		
(02) 訪問用ワゴンにサニサーラを常備している		
(03) その他		
I 手指消毒薬(口頭確認)		
(01) サニサーラの開封日が記載されている		
(02) サニサーラを開封後、半年以内に使用できている		
(03) サニサーラが必要とされる場所に適切に設置されている		
(04) その他		

©京都第二赤十字病院

各種資料もワンクリックで簡単に作成できる

感染対策ソフトには、定型レポート（20数種類）、任意集計、JANISのSSI部門提出データ作成など各種統計の出力機能が用意されています。

ICCやICT会議の資料、行政による医療監査や病院機能評価受審時などに必要な資料もワンクリックで出力できます。

1. 病棟別の手指消毒回数とMRSA検出数

耐性菌の院内伝播をブロックする最も簡単で確実な方法は手指消毒です。

手指消毒回数とMRSAの検出数は逆相関するといわれています。病棟別の1患者1日当たりの手指消毒回数とMRSA検出数の2つのレポートを広報すると手指消毒の啓発になります。

2. 週報

厚生労働省の「入院基本料等の施設基準等」の中の「院内感染防止対策の基準」には、「入院患者からの各種細菌の検出状況や薬剤感受性成績のパターン等の状況などに関する「感染情報レポート」が週1回程度作成され、院内感染防止対策委員会で十分に活用される体制がとられていること」とされています。

感染対策ソフトで「週報」を印刷し検討することにより、自院での細菌の検出状況が週ごとに把握でき、時期を逸することなく対策をとることができます。

週報

```
                                                            201*/08/01
                                                        検査部 細菌検査室

              一類、二類、三類、四類、五類感染症菌等の検出状況
                    受付期間：平成＊年07月25日～平成＊年07月31日
```

○一類感染症　　　　　　　　　　　　　　　　該当無し

○二類感染症
　結核菌群（平成＊年07月01日～平成＊年07月31日）　　　　　　　1名（新規1名）

受付日	ID	氏名	病棟	診療科	材料
201＊/06/17	7826669	＊＊＊＊＊＊	＊＊病棟	呼吸器内科	喀出痰

：新規検出者

　Corynebacterium diphtheriae　　　　　該当無し

○三類感染症　　　　　　　　　　　　　　　　該当無し

○四類感染症　　　　　　　　　　　　　　　　該当無し

○五類感染症：MRSAを除く（保菌者および感染患者）

　Bordetella pertussis　　　　　　　　　該当無し
　薬剤耐性緑膿菌　　　　　　　　　　　　該当無し
　バンコマイシン耐性腸球菌　　　　　　　該当無し
　ペニシリン耐性肺炎球菌　　　　　　　　該当無し
　Streptococcus pyogenes　　　　　　　　　　　　　　　　　　1名（新規1名）

受付日	ID	氏名	病棟	診療科	材料
201＊/07/22	8406688	＊＊＊＊＊＊	＊＊病棟	耳鼻咽喉科	扁桃周囲膿瘍

：新規検出者

　Neisseria gonorrhoeae　　　　　　　　該当無し
　Neisseria meningitidis　　　　　　　　該当無し
　Clostridium tetani　　　　　　　　　　該当無し
　赤痢アメーバ　　　　　　　　　　　　　該当無し
　薬剤耐性アシネトバクター　　　　　　　該当無し

3. 同室者リスト

結核患者発生時やアウトブレイク発生時には、感染対策ソフトに蓄積されたデータを利用して、過去にさかのぼって同室者リストを作成できます。データはビジュアルな画面表示のほかエクセル表でも出力でき、感染経路の調査にも活用できます。

■情報発信

感染対策ソフトには、感染対策マニュアルをはじめとして、下記のような全職員に閲覧して利用してほしい資料を適宜、掲載できます。

1. 院内感染対策マニュアル
2. アンチバイオグラム
3. 病棟別手指消毒回数、病棟別MRSA検出数、病棟ラウンド報告
4. 感染対策セミナーのスライドの掲載

■感染対策ソフトの維持管理、改良

感染に関する法律が改正されたり、新たに必要な感染対策業務が生じた場合などは、感染対策ソフトを設計・開発したシステムエンジニアが、必要に応じて個々の病院に対応したり、ソフトのバージョンアップを行います。

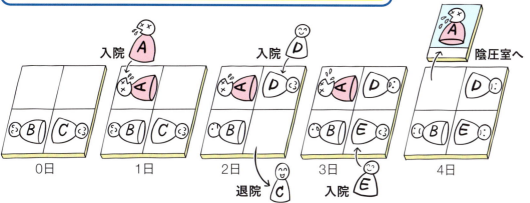

例えば、患者Aが入院4日目に結核を発病しているとわかった場合、患者B、C、D、Eは同室者となります。

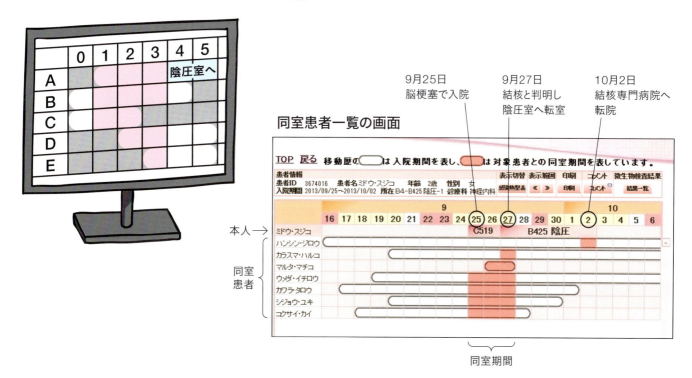

6 その他

感染症法と食品衛生法

医療機関に対し法律で求められている感染症に関する届け出は、
感染症法によるものと、食中毒に関連した食品衛生法によるものがあります。
それぞれ、届け出の基準・様式が規定されており、法律に従って届け出を行います。

■感染症法

　感染症法の正式名称は「感染症の予防及び感染症の患者に対する医療に関する法律」です。「すべての医師」が届け出を行う感染症と「指定された医療機関（定点医療機関）だけ」が届け出を行う感染症があります。

1. 伝染病予防法から感染症法へ

　世界ではじめて合成抗菌薬（サルバルサン、梅毒治療薬）が使用されたのは1911年（明治44年）でした。
　「伝染病予防法」は、これより15年前の1897年（明治30年）に制定されています。当時は感染症に対する有効な治療法がほとんどありませんでした。そのため伝染病予防法は、法定伝染病患者の隔離、患者の自宅や職場の強制的消毒など、患者の人権よりも社会防衛に重点をおいた内容となっていました。
　約100年が経過して、感染症の実態、治療法、それをとりまく状況が変化してきたため、1998年（平成10年）に従来の伝染病予防法、性病予防法、エイズ予防法の3つの法律が廃止・統合されて感染症法が制定されました。制定された当初は感染症新法と呼ばれていました。
　2006年（平成18年）には、結核予防法が感染症法に統合されています。

2. 感染症法になって何が変わったのか？

　伝染病予防法での「感染症患者を社会から切り離して、社会を守る」という考え方が、感染症法では「各個人において感染症を予防し、良質かつ適切な医療により、社会全体で感染症を予防する」という考え方に変わりました。
　また、感染症が発生してから対応するのではなく、ふだんから感染症の発生動向を調査するなどして、その拡大を防止する事前対応型の法律となりました。
　感染症法では、感染力や症状の重篤性などに基づいて、危険性が高い順番に各種の感染症を1類から5類まで分類しています。
　将来、新規に出現するかもしれない感染症に備えて「新感染症」と「指定感染症（政令により1年間に限定して指定される）」の分類も設けられています。
　伝染病予防法では強制入院の制度がありましたが、感染症法では人権に配慮して、1類感染症法においても「入院勧告」となり、入院勧告に応じない場合には、72時間に限った入院措置が講じられることになっています。

■食品衛生法

　食中毒の原因には、細菌、ウイルス、寄生虫、自然毒、化学物質があります。
　細菌性食中毒は夏に多く、ノロウイルス食中毒の多くは冬に発症します。
　食品衛生法では、食品、添加物、器具、容器包装に起因した食中毒患者を診断した医師は、24時間以内に保健所に届け出る必要があります。確定診断だけではなく、「疑い」の場合も届け出ます。
　食中毒事件の調査は、医師からの報告がなければ開始できません。
　医師は、まず保健所に電話をし、その後に食中毒患者等届出票を提出します。
　医師からの報告をきっかけとして、保健所が食中毒の原因を特定し、営業禁止や停止、原因食品の回収、施設の衛生指導などの対策を行い、食中毒による被害を拡大しないための対策を行います。

食中毒患者等届出票

（はがき大）

1	病名		5	患者等氏名	
2	発病年月日時	年 月 日 午前/午後 時	6	生年月日	明大昭平 年 月 日（ 歳）
3	診断(検案)	年 月 日 午前/午後 時	7	患者等所在地	
4	診断方法 イ 菌検査(菌型) ロ 血清検査 ハ 臨床決定 ニ その他	(原因)	8	備考	
医師住所 (施設名・所在地)			医師 氏名印		

保健所に届出が必要な疾患

感染症法に基づく感染症分類一覧

2015年5月21日現在

分類		感染症名	
1類感染症 (7)	極めて危険な感染症 いずれも日本には常在しない	エボラ出血熱、クリミア・コンゴ出血熱、痘そう、南米出血熱、ペスト、マールブルグ病、ラッサ熱	全数把握 ただちに届出
2類感染症 (5)	1類に次いで危険な感染症	急性灰白髄炎、結核、ジフテリア、重症急性呼吸器症候群(SARS)、鳥インフルエンザ(病原体がインフルエンザウイルスA属インフルエンザAウイルスであってその血清亜型がH5N1)	
3類感染症 (5)	危険性は高くはないが、集団発生を起こしうる感染症。経口感染する	コレラ、細菌性赤痢、腸管出血性大腸菌感染症、腸チフス、パラチフス	
4類感染症 (43)	動物や飲食物を介して感染し、国民の健康に影響を与える恐れのある感染症	E型肝炎、ウエストナイル熱(ウエストナイル脳炎を含む)、A型肝炎、エキノコックス症、黄熱、オウム病、オムスク出血熱、回帰熱、キャサヌル森林病、Q熱、狂犬病、コクシジオイデス症、サル痘、腎症候性出血熱、西部ウマ脳炎、ダニ媒介脳炎、炭疽、チクングニア熱、つつが虫病、デング熱、東部ウマ脳炎、鳥インフルエンザ(鳥インフルエンザ(H5N1)を除く)、ニパウイルス感染症、日本紅斑熱、日本脳炎、ハンタウイルス肺症候群、Bウイルス病、鼻疽、ブルセラ病、ベネズエラウマ脳炎、ヘンドラウイルス感染症、発しんチフス、ボツリヌス症、マラリア、野兎病、ライム病、リッサウイルス、リフトバレー熱、類鼻疽、レジオネラ症、レプトスピラ症、ロッキー山紅斑熱	
5類感染症 (48)	感染症発生動向調査の結果を公開することで、国民への発生・拡大を防止するべき感染症	**全数把握疾患** アメーバ赤痢、ウイルス性肝炎(E型肝炎およびA型肝炎を除く)、カルバペネム耐性腸内細菌科細菌感染症(CRE)、急性脳炎(ウエストナイル脳炎、西部ウマ脳炎、ダニ媒介脳炎、東部ウマ脳炎、日本脳炎、ベネズエラウマ脳炎およびリフトバレー熱を除く)、クリプトスポリジウム症、クロイツフェルト・ヤコブ病、劇症型溶血性レンサ球菌感染症、後天性免疫不全症候群、ジアルジア症、侵襲性インフルエンザ菌感染症、侵襲性髄膜炎菌感染症、侵襲性肺炎球菌感染症、水痘(患者が入院を要すると認められるものに限る)、先天性風しん症候群、梅毒、播種性クリプトコックス症、破傷風、バンコマイシン耐性黄色ブドウ球菌感染症(VRSA)、バンコマイシン耐性腸球菌感染症(VRE)、風疹、麻疹、薬剤耐性アシネトバクター感染症(MDRA) ※この2疾患だけはただちに届出る	7日以内に届出
		定点把握疾患 (小児科、インフルエンザ、眼科、STD、基幹の各定点) インフルエンザ(鳥インフルエンザおよび新型インフルエンザ等感染症を除く)、RSウイルス感染症、咽頭結膜熱、A群溶血性レンサ球菌咽頭炎、感染性胃腸炎、水痘、手足口病、伝染性紅斑、突発性発しん、百日咳、ヘルパンギーナ、流行性耳下腺炎、急性出血性結膜炎、流行性角結膜炎、クラミジア肺炎(オウム病を除く)、細菌性髄膜炎(インフルエンザ菌、髄膜炎菌、肺炎球菌を原因として同定された場合を除く)、マイコプラズマ肺炎、無菌性髄膜炎、感染性胃腸炎(病原体がロタウイルスであるものに限る)	翌週の月曜日に届出
		性器クラミジア感染症、性器ヘルペスウイルス感染症、尖圭コンジローマ、淋菌感染症、ペニシリン耐性肺炎球菌感染症(PRSP)、メチシリン耐性黄色ブドウ球菌感染症(MRSA)、薬剤耐性緑膿菌感染症(MDRP)	翌月の初日に届出
新型インフルエンザ等感染症	新型インフルエンザ		ただちに届出
	再興型インフルエンザ		ただちに届出
指定感染症			
新感染症			

 は多剤耐性菌

※( )内の数字は該当する感染症の数

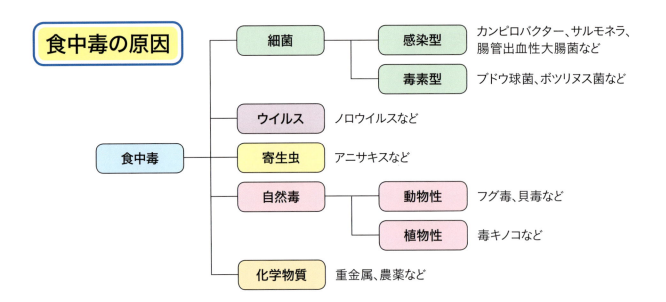

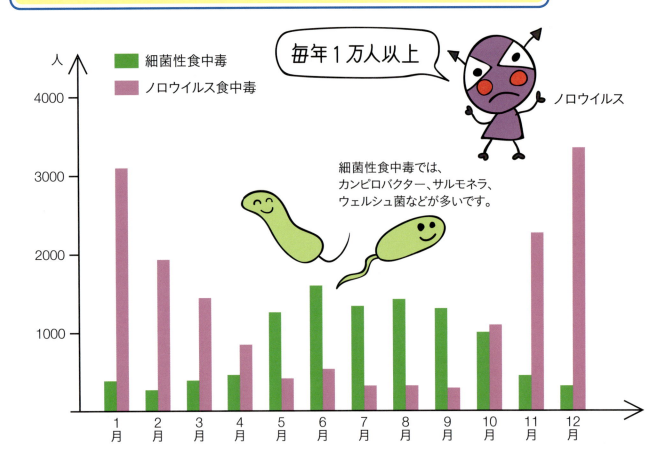

6 その他

食中毒の原因（発病までの時間順）

原因		発病までの時間	症状
シアン化合物	工業用用途（メッキなど）、化学繊維の燃焼でガスが発生	数秒～1分程度	失神、痙攣、呼吸麻痺
有機リン	農薬、殺虫剤、除草剤など	数分	縮瞳、痙攣、失禁、嘔吐
フグ毒	フグの肝臓・卵巣など	5～45分	嘔吐、しびれ、麻痺（呼吸筋など）
トリカブト	観賞用の花・漢方薬にも使う	数十分	嘔吐、下痢、呼吸困難
貝毒	二枚貝（ホタテガイ、ムラサキガイ、アサリ、カキ）など	30分～数時間	麻痺、水様下痢、嘔吐、吐き気、腹痛
セレウス菌	肉類、スープ類、焼き飯、ピラフなど中途半端な加熱調理など	嘔吐型は1～5時間 下痢型は8～15時間	嘔吐型は黄色ブドウ球菌食中毒に類似 下痢型はウェルシュ菌食中毒に類似
黄色ブドウ球菌	常在菌・化膿した手などによる調理	1～5時間（平均3時間）	嘔気、嘔吐、腹痛（下痢）
リステリア	乳製品・食肉加工品など	数時間～おおむね3週間と長い	発熱、頭痛、悪寒、嘔吐
ウェルシュ菌	多種多様の煮込み料理（カレー、煮魚、麺のつけ汁、野菜煮付け）など	8～12時間	下痢、腹痛（通常は軽症で1日で回復）
ボツリヌス菌	缶詰、瓶詰、真空パック食品、レトルト類似食品、など	8～36時間	めまい、頭痛、言語障害、嚥下障害、呼吸困難、乳児では便秘
サルモネラ属菌	卵、またはその加工品、食肉（牛レバー刺し、鶏肉）、など	8～48時間（菌種により異なる）	悪心、腹痛、下痢、嘔吐、発熱
腸炎ビブリオ	魚介類（刺身、寿司、魚介加工品）と、その二次汚染など	平均12時間	腹痛、激しい下痢、嘔気、嘔吐、発熱
病原性大腸菌（下痢原性大腸菌）	牛肉の加熱不足（牛レバー刺し、ハンバーグ、牛角切り、ステーキ、牛タタキ）、牛の糞を堆肥に使った野菜など	12～72時間（菌種により異なる）	下痢（血性を含む）、腹痛、発熱、嘔吐
ノロウイルス	貝類（二枚貝）、調理による食品の汚染（二次汚染）	24～48時間	嘔気、嘔吐、激しい下痢、腹痛、頭痛
カンピロバクター	食肉（鶏刺し、生レバー等の生食など）、飲料水、生野菜、牛乳など	平均2～3日と長い	腹痛、激しい下痢、発熱、嘔吐、筋肉痛
エルシニア	食肉、サンドイッチ、野菜ジュース、井戸水など	平均2～5日と長い	腹痛、下痢、発熱、その他虫垂炎様症状など多様な症状
キノコ毒	ツキヨタケ、クサウラベニタケ、カキシメジなど	毒性の種類により異なる	嘔吐、腹痛、痙攣、昏睡

内閣府食品安全委員会、公益社団法人日本食品衛生協会資料ほかを参考に作成
※平成24（2012）年7月から食品衛生法に基づいて、牛のレバーを生食用として販売・提供することは禁止されています。

参考文献
1. 厚生労働省，日本医師会，全国保健所長会：「食中毒を疑ったときには」医師の方々への届出等のご協力のお願い．平成21年3月．

各種感染症の就業制限一覧

※第1類～第3類感染症は、感染症法に基づき、発症者、保菌者ともに就業制限の必要があります。それ以外は、状況によって個別に検討する場合もあります。

行	感染症	就業制限の内容	期間の目安
あ	RSウイルス、アデノウイルスなどウイルス性呼吸器感染症	38℃以上の発熱の場合、就業禁止 ※上記以外の場合は医師の判断による	感染の恐れがないと認められるまで
	インフルエンザ （季節性インフルエンザ） （飛沫・接触感染） 潜伏期間：1～3日 感染期間：発症1日前 　　　　　～発症後5日まで	医療機関を受診してインフルエンザと診断されて、抗インフルエンザ薬が処方された場合には、「インフルエンザ感染」と判断し、就業制限する。 インフルエンザ迅速検査の結果は問わない。	「発症後5日間、かつ、解熱後2日間」は就業制限する ※最近は、インフルエンザ治療薬投与により、発症後5日以内に解熱する場合がある。例外として、当該職員が休むことにより院内のその部署において医療体制を維持できないと想定される場合、＜発症後5日以内だが、解熱後3日目の職員＞も、その部署のリーダーと管理部門・感染制御部が協議のうえ、マスク着用、手指消毒などを順守することを前提に職務復帰可能とする。 ※詳細は「インフルエンザ院内感染対策マニュアル」を参照
	A型肝炎（4類感染症）	患者および患者環境との接触・食物の取り扱いを避ける。	黄疸出現後7日まで
	エンテロウイルス感染症	幼児、新生児、免疫不全患者のケアを避ける。	症状消失まで
	A型連鎖球菌感染症	患者との接触を避ける。	適切な治療開始後24時間まで
	黄色ブドウ球菌感染症	① 活動期：患者および患者環境との接触を避ける。 ② 保菌者：専門医に相談して就業制限	① 活動期：治癒するまで ② 保菌者：感染の恐れがないと認められるまで
	HIV	就業制限なし	
か	疥癬	① 発症者：治療を開始すれば勤務可能 ② 接触者：皮膚症状が出現すれば皮膚科を受診する。	
	結核	① 発症者（活動性結核）：就業禁止 ② 潜在性結核感染症：就業制限なし（6～9か月間予防内服）	発症者（活動性結核）：非感染性が証明されるまで
	コレラ（3類感染症）	就業禁止	治癒するまで
さ	水痘（5類定点） （空気・接触感染） 潜伏期間：10～21日 感染期間：発症1～2日前 　　　　　～痂皮形成完了まで	① 発症者：就業禁止 ② 接触者（免疫のない場合）：就業禁止 ※72時間以内の緊急ワクチンは効果あり	① 発症者：全ての水疱が痂皮化するまで ② 接触者（免疫のない場合）：いずれかの発症予防策を行った場合には、接触日から6日目まで（いずれも行わない場合には8日目まで）の勤務は可能であるが、以後22日目までは休務とする。
	細菌性赤痢（3類感染症）	就業禁止	治癒するまで
	髄膜炎菌感染症	① 発症者：就業禁止 ② 接触者：予防内服	発症者：効果的治療後24時間まで
	食中毒関係： 腸炎ビブリオ、ブドウ球菌、サルモネラ、カンピロバクター	① 栄養課職員：発症者、保菌者とも就業禁止 ② 栄養課以外の職員：発症者、保菌者とも個別に検討する。	栄養課職員：発症者、保菌者とも、便培養検査で陰性化するまで 保菌が続く場合は、個別に検討する。
	シラミ寄生症	① 発症者：治療を開始すれば勤務可能 ② 接触者：皮膚症状が出現すれば皮膚科を受診する。	
	ジフテリア	就業禁止	抗菌療法が終了し、2回の培養で24時間以上陰性になるまで
	SARS	就業禁止	治癒するまで

6 その他

行	感染症	就業制限の内容	期間の目安
た	腸チフス(3類感染症)	就業禁止	治癒するまで
	腸管出血性大腸菌感染症(3類感染症)	就業禁止	治癒するまで
	帯状疱疹	① 局在発症した場合:病変を覆う。患者との接触を避ける ② 病変を覆えない場合は就業禁止	すべての発疹が乾燥し、痂皮化するまで
	単純性ヘルペス	① 性器ヘルペス:制限なし ② 手、ヘルペス瘭疽:患者との接触を避ける ③ 口唇ヘルペス:ハイリスク患者のケアを避ける	手、ヘルペス瘭疽:病変が治癒するまで 口唇ヘルペス:病変が治癒するまで
	手足口病(5類定点)	患者との直接接触を避ける	水疱が痂皮化するまで
な	ノロウイルス	嘔吐・下痢症状のある場合、就業禁止	症状が軽快して48時間経過するまで
は	風疹(5類全数) (飛沫感染) 潜伏期間:14～25日 感染期間:発疹出現7日前 　　　　～発症後5日まで	① 発症者:就業禁止 ② 接触者(免疫のない場合):就業制限	① 発症者:発疹出現後5日目まで ② 接触者(免疫のない場合):接触日から6日目までは通常勤務可能であるが、7～21日目は飛沫感染を予防するために、勤務時にはサージカルマスクを着用する。特に妊婦との接触を避ける。リンパ節腫脹等があれば、内科を受診する。
	百日咳(5類定点) (飛沫感染) 潜伏期間:1～2週間 感染期間:咳の開始から約3週間	① 発症者:就業禁止 ② 接触者:就業禁止 ※接触とは、例えば、家庭内で発症者がサージカルマスクなしで生活していて職員が曝露した場合等をいう	① 発症者:カタル初期から最終発作後3週まで、または、5日間の抗菌薬治療が終了するまで ② 接触者:5日間の抗菌薬治療が終了するまで
	病原性大腸菌感染症	① 発症者:就業禁止 ② 保菌者:個別に検討する	発症者:感染の恐れがないと認められるまで
	パラチフス(3類感染症)	就業禁止	治癒するまで
ま	麻疹(5類全数) (空気感染) 潜伏期間:7～18日 感染期間:発疹出現3～5日前 　　　　～発疹出現後4日まで	① 発症者:就業禁止 ② 接触者(免疫のない場合):就業禁止 ※72時間以内の緊急ワクチンは効果あり	① 発症者:発疹出現後7日目まで ② 接触者(免疫のない場合):接触日から5日目までの勤務は可能であるが、6～13日目は休務とする。
ら	流行性耳下腺炎(5類定点) (飛沫感染) 潜伏期間:12～25日 感染期間:耳下腺腫脹7日前 　　　　～発症後9日目まで	① 発症者:就業禁止 ② 接触者(免疫のない場合):就業制限	① 発症者:耳下腺腫脹から5日が経過し、かつ全身状態が良好になるまで ② 接触者(免疫のない場合):接触日から7日目までは通常勤務可能であるが、8～25日目は飛沫感染を予防するために、勤務時にはサージカルマスクを着用する。特に、小児との接触を避ける。毎日検温し、前駆症状(食欲低下、筋痛、倦怠感、頭痛、微熱)があれば耳鼻科を受診する。
	流行性角結膜炎(5類定点) (接触感染) 潜伏期間:5～12日 感染期間:潜伏期間の終わり 　　　　～発症14日目まで	発症者:就業禁止	分泌物がなくなるまで
	ロタウイルス	嘔吐・下痢症状のある場合、就業禁止	症状が軽快して48時間経過するまで

©京都第二赤十字病院

6 その他

外部営業者に対する感染対策教育も必要

病院敷地内は治療の場、患者の癒しの場です。病院職員は感染対策教育を受け、患者を中心に行動しています。
しかし、病院に出入りする外部営業者は、患者目線の考え方や感染対策教育を受けていないようです。
患者や職員を守るために、外部営業者にも感染対策教育を行う必要があります。

病院の職員は患者をみて、患者を中心に行動している

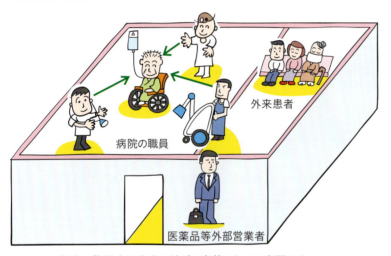

病院の敷地内は患者の治療、療養のための空間です。営業のための空間ではありません。

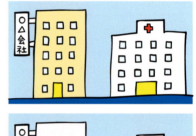

病院と会社の違うところ

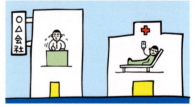

病院には、免疫力の低下している患者がたくさん入院しています。

外来患者を感染から守る

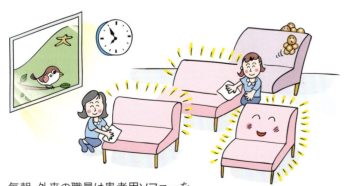

毎朝、外来の職員は患者用ソファーを心を込めて清潔にしています。

■ 病院敷地内は治療の場、患者の癒しの場

　病院職員（外部委託業者、ハウスキーパー、各種の病院実習生を含む）は患者をみて、患者を中心にして仕事をしています。
　しかし病院には、患者と家族、病院職員以外に、医薬品等の外部営業者が敷地内に出入りする場合があります。
　病院職員は院内感染対策に関する講習を受けていますが、営業目的の業者は感染対策教育を受けていません。免疫力の低下した患者の療養の場である病院内で、病院のルールを守ることなく、自社のルールで営業活動を行います。病院敷地内で患者に迷惑のかかる行為をしないように幾度となく注意をしても、このようなふるまいをする営業者は、老舗の抗菌薬メーカー数社をはじめとする大手製薬企業や大手医療器具販売会社の営業者に多いようです。

6 その他

医薬情報担当者の社会的使命とは

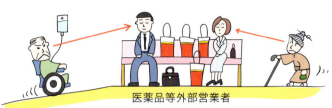

こういう行動は社会的使命ではありません。
患者にとって大迷惑であるばかりでなく、
病院の評判をも悪くします。

```
―― 医薬情報担当者の2つの役割 ――

1．社会的使命
   医薬品適正使用のための情報提供・収集・伝達

2．企業の営業パーソン
   自社医薬品の普及
   担当エリアにおける営業目標の達成
```

医薬情報担当者（MR）は1の業務を行うことが社会的使命であり、
その使命を果たした結果として、2の業績が得られることになります。

公益財団法人MR認定センター ホームページより
https://www.mre.or.jp/about_mr.html

あなたは薬剤耐性菌を病院や自宅に運んでいるかもしれない

免疫力が低下している患者が療養している病院に、
薬剤耐性菌やウイルスを持ち込まないでください。

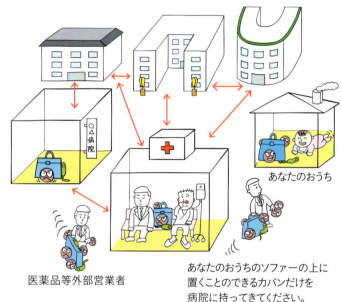

あなたのおうちのソファーの上に
置くことのできるカバンだけを
病院に持ってきてください。

各社は、新規抗菌薬や創感染を起こしにくい縫合糸など自社製品宣伝のために、医療関係者向けの感染対策セミナーを頻回に開催しています。しかし肝心の社員には、患者目線の考え方や病院内で自分自身が感染をふりまく原因にならないように、どのように行動するべきかなどの感染対策に関する教育は実施していないようです。

■病院に出入りする者としての認識が必要

製薬企業の営業部門に所属するMR（Medical Representatives）に関して「認定試験や教育研修事業、企画・調査研究などを行う」とする公益財団法人MR認定センターのホームページには、MRの仕事は「医療機関を訪問することにより、自社の医療用医薬品を中心とした医薬情報を医療関係者（医師、歯科医師、薬剤師、看護師など）に提供し、医薬品の適正な使用と普及を図り、使用された医薬品の有効性情報や安全性情報を医療の現場から収集して企業に報告すること、そして医療現場から得ら

れた情報を正しい形で医療関係者にフィードバックすることなどを主な業務とする」とあります。しかし「病院は患者の療養の場であるという認識の基に行動しなければならない」といった基本的に最も大切な事柄に関する記載はありません。この点は、病院に出入りする企業として認識してもらう必要があります。

一部の外部営業者は、病んでいる患者の存在に考慮をはらうことなく、汚い大きいカバンを清潔であるべき病院内に持ち込み、床だけではなく、患者用ソファーの上にも置きます。そのかばんを「自宅のリビングのソファーの上に置くことはない」と回答する営業者もいます。

咳があっても、咳エチケットを知らず、守らず、静粛であるべき院内で大きな音で咳をし、つばきで汚れた手でドアノブやソファーを触って、病原微生物を院内にふりまくような営業者も見受けられます。

患者や職員を守るために、外部営業者にも感染対策教育を行う必要があります。

本書に登場する主な略語

略語	フルスペル	和訳
A		
AUD	Antimicrobial Use Density	抗菌薬使用密度
B		
BCG	Bacille de Calmette et Guerin	カルメット・ゲラン桿菌
BCICPS	Board Certified Infection Control Pharmacy Specialist	感染制御専門薬剤師
BSI	Blood Stream Infection	血流感染
C		
CA-MRSA	Community-Associated MRSA	市中感染型MRSA
CAUTI	Catheter-Associated Urinary Tract Infection	カテーテル関連尿路感染
CD	*Clostridium difficile*	クロストリジウム・ディフィシル
CDC	Centers for Disease Control and Prevention	米国疾病管理予防センター
CFP-10	Culture Filtrate Protein-10	
CNIC	Certified Nurse Infection Control	感染管理認定看護師
CNS	Coagulase-Negative Staphylococci	コアグラーゼ陰性ブドウ球菌
CRBSI	Catheter Related Blood Stream Infection	カテーテル関連血流感染
CRE	Carbapenem-Resistant *Enterobacteriaceae*	カルバペネム耐性腸内細菌科細菌
D		
DOT	days of therapy	
E		
EIA法	Enzyme ImmunoAssay	酵素免疫抗体法
ELISA法	Enzyme-linked ImmunoSorbent Assay	酵素結合免疫反応吸着測定法
ESAT-6	Early Secretory Antigen Target-6	
ESBL	Extended-Spectrum Beta-Lactamase	基質特異性拡張型βラクタマーゼ
G		
GNC	Gram Negative Cocci	グラム陰性球菌
GNR	Gram Negative Rods	グラム陰性桿菌
GPC	Gram Positive Cocci	グラム陽性球菌
GPR	Gram Positive Rods	グラム陽性桿菌
H		
HA-MRSA	Hospital-Associated MRSA	院内感染型MRSA
HEPAフィルター	High Efficiency Particulate Air filter	超高性能フィルター
I		
ICC	Infection Control Committee	院内感染対策委員会
ICD	Infection Control Doctor	感染管理医師
ICN	Infection Control Nurse	感染管理看護師
ICT	Infection Control Team	感染対策チーム
ICU	Intensive Care Unit	集中治療室
IFN-γ	interferon-γ	インターフェロン-γ
IGRA	Interferon-γ release assay	インターフェロン-γ遊離検査
J		
JANIS	Japan Nosocomial Infections Surveillance	厚生労働省院内感染対策サーベイランス

略語	フルスペル	和訳
L		
LAMP法	Loop-mediated isothermal AMPlification	
LTBI	Latent TuBerculosis Infection	潜在性結核感染症
M		
MAC	Mycobacterium Avium Complex	マイコバクテリウム・アビウム・コンプレックス
MBL	Metallo Beta-Lactamase	メタロβラクタマーゼ
MDRA	Multiple Drug-Resistant *Acinetobacter*	多剤耐性アシネトバクター
MDR-GNB	Multiple Drug-Resistant Gram Negative Bacilli	多剤耐性グラム陰性菌
MDRP	Multiple Drug-Resistant *Pseudomonas Aeruginosa*	多剤耐性緑膿菌
MIC	Minimum Inhibitory Concentration	最小発育阻止濃度
MR-CNS	Methicillin-Resistant Coagulase Negative Staphylococci	メチシリン耐性コアグラーゼ陰性ブドウ球菌
MRSA	Methicillin-Resistant *Staphylococcus Aureus*	メチシリン耐性黄色ブドウ球菌
MRSE	Methicillin-Resistant *Staphylococcus Epidermidis*	メチシリン耐性表皮ブドウ球菌
MS-CNS	Methicillin Sensitive Coagulase Negative Staphylococci	メチシリン感受性コアグラーゼ陰性ブドウ球菌
MSSA	Methicillin-Sensitive *Staphylococcus Aureus*	メチシリン感受性黄色ブドウ球菌
MSSE	Methicillin-Sensitive *Staphylococcus Epidermidis*	メチシリン感受性表皮ブドウ球菌
N		
NICU	Neonatal Intensive Care Unit	新生児集中治療室
NST	Nutritional Support Team	栄養サポートチーム
P		
PDA	Portable Digital Assistant	携帯情報端末
PFGE	Pulsed-Field Gel Electrophoresis	パルスフィールド・ゲル電気泳動法
POT法	PCR-based ORF Typing法	
PPE	Personal Protective Equipment	個人防護具
PRSP	Penicillin-Resistant *Streptococcus Pneumoniae*	ペニシリン耐性肺炎球菌
PVL	Panton-Valentine Leukocidin	白血球溶解毒素
S		
SARS	Severe Acute Respiratory Syndrome	重症急性呼吸器症候群
SSI	Surgical Site Infection	手術部位感染
T		
TDM	Therapeutic Drug Monitoring	治療的薬物血中濃度測定
U		
UTI	Urinary Tract Infection	尿路感染症
V		
VAP	Ventilator Associated Pneumonia	人工呼吸器関連肺炎
VRE	Vancomycin-Resistant Enterococci	バンコマイシン耐性腸球菌
VRSA	Vancomycin-Resistant *Staphylococcus Aureus*	バンコマイシン耐性黄色ブドウ球菌
W		
WHO	World Health Organization	世界保健機関

索 引

和 文

あ

アウトブレイク ……………………98, 107
アウトブレイク対応マニュアル ……147
悪夢の耐性菌(nightmare superbugs)
　………………………………………… 96
アシネトバクター ……………… 90, 150
アデノウイルス(流行性角結膜炎)
　……………………………………98, 102
歩く院内感染源………………………103
アルコール速乾性擦式手指消毒剤 … 15
アルコールによる清拭消毒 ………… 52
アルベカシン ………………………… 75
安全機構付き翼状針 …………………168

い

イグナーツ・ゼンメルワイス………… 12
1患者1日あたりの手指消毒回数 … 19
一処置一手袋 ………………………… 26
一過性菌血症…………………………152
遺伝子分析 ……………………………104
イムノクロマト法 ……………………128
医療監査 ………………………………206
陰圧室 ………………………………… 41
陰性化の基準 …………………………123
インターフェロン-γ ………………186
インターフェロン-γ遊離検査(IGRA)
　………………………………………186
院内感染型MRSA(HA-MRSA)…… 78
院内感染対策マニュアル…… 197, 207
院内感染対策委員会(ICC) ………… 11
院内感染防止対策の基準 ……………206
院内集団感染………………………… 98
院内伝播 ………………………………145
院内肺炎 ……………………………… 8
インフルエンザ ………… 10, 34, 134
インフルエンザ菌……………………150

インフルエンザ迅速診断キット ……140
インフルエンザ定点医療機関………135
インフルエンザの予防………………137
インフルエンザの流行レベル ………139
インフルエンザワクチン ……………139
インフルエンザを疑う症状 …………137

う

ウォッシャー・ディスインフェクター… 63

え

エアロゾル ……………………… 41, 49
栄養サポートチーム(NST) ………123
エピネット日本版(職業感染制御研究会)
　………………………………………204
エモリエント効果 …………………… 23
エンテロバクター ……………………150
エンドトキシン(内毒素) …………… 87

お

黄色ブドウ球菌………………… 66, 150
汚染菌…………………………………157
おたふくかぜ(流行性耳下腺炎、ムンプス)
　………………………………………172
オートクレーブ ……………………… 63
汚物処理室 …………………………… 58

か

角化型疥癬(ノルウェー疥癬) ……… 33
獲得耐性 ……………………………… 85
過酢酸………………………………… 65
ガス壊疽 ………………………………156
活動性結核 ……………………………178
カテーテル関連血流感染…………… 8
カテーテル関連尿路感染…………… 8
カーテン隔離……………………79, 111
化膿性骨髄炎………………………… 73

芽胞 …………………………………… 25
カルバペネム耐性腸内細菌科細菌
　(CRE)…………………………81, 96
環境調査 ………………………………112
環境表面 ……………………………… 52
間欠性菌血症…………………………152
感染経路の解明………………………124
感染症法 ………………………133, 208
感染性心内膜炎 ………………… 72, 159
感染性廃棄物 ………………………… 60
感染成立の3要素 ……………………120
感染対策セミナー ……………………207
感染対策ソフト ………………………194
感染対策チーム(ICT) ……………… 11
カンピロバクター食中毒……………133

き

起炎菌…………………………………157
基幹定点医療機関……………………135
基質特異性拡張型βラクタマーゼ(ESBL)
　産生菌 …………………………82, 91
偽膜性腸炎 …………………………… 25
キュビシン…………………………… 75
狭域化・最適化(de-escalation) …163
京都市感染症情報……………………102
許可制 ………………………………… 75
菌血症(bacteremia) ………………152
菌種の推定 ……………………………151
金属腐食作用…………………………129

く

空気感染(airbone infection) …… 34
空気感染対策……………………31, 40
グラム陰性桿菌(GNR) ……………148
グラム陰性球菌(GNC) ……………149
グラム染色 ……………………………148
グラム染色の盲点 ……………………151
グラム陽性桿菌(GPR) ……………149
グラム陽性球菌(GPC) ……………148

クリスタルバイオレット・・・・・・・・・・・・・149
クリティカル器材・・・・・・・・・・・・・・・・・・63
クリーンベンチ・・・・・・・・・・・・・・・・・・・・55
グルタラール(グルタルアルデヒド)・・・65
クロストリジウム・ディフィシル関連下痢症/腸炎・・・・・・・・・・・・・・・・8, 16, 25
クロルヘキシジン・・・・・・・・・・・・・・・・154

け

経口感染(oral infection)・・・・・・・・・・127
蛍光染色・・・・・・・・・・・・・・・・・・・・・・・151
継続した監視・・・・・・・・・・・・・・・・・・・114
系統樹・・・・・・・・・・・・・・・・・・・・・・・・・104
警報レベル・・・・・・・・・・・・・・・・・・・・・139
血液培養・・・・・・・・・・・・・・・・・・・・・・・153
血液分注用器具・・・・・・・・・・・・・・・・・155
血液由来感染・・・・・・・・・・・・・・・・・・・164
結核・・・・・・・・・・・・・・・・・・・・・・10, 178
結核菌・・・・・・・・・・・・・・・・・・・150, 151
結核予防法・・・・・・・・・・・・・・・・・・・・・208
結核罹患率・・・・・・・・・・・・・・・・・・・・・193
嫌気性菌・・・・・・・・・・・・・・・150, 151, 156
嫌気ボトル・・・・・・・・・・・・・・・・・・・・・155
検出感度(sensitivity)・・・・・・・・・・・・157

こ

高カロリー輸液・・・・・・・・・・・・・・・・・・・9
コアグラーゼ陰性ブドウ球菌(CNS)
　・・・・・・・・・・・・・・・・・・・・・・・・・・・・・66
高圧蒸気滅菌機・・・・・・・・・・・・・・・・・・63
好気ボトル・・・・・・・・・・・・・・・・・・・・・155
抗菌薬適正使用支援チーム
　(Antimicrobial Stewardship Team)・・・・・・・・・・・・・・・・・・・・・・202
抗菌薬適正使用支援プログラム
　(Antimicrobial Stewardship Program)・・・・・・・・・・・・・・・・・・・・202
抗菌薬の適正使用・・・・・・・・・・・・・・・196
抗原変異・・・・・・・・・・・・・・・・・・・・・・・145
抗酸菌・・・・・・・・・・・・・・・・・・・・・・・・・151
咬傷・・・・・・・・・・・・・・・・・・・・・・・・・・・156
厚生労働省・感染症エクスプレス・・・102
公費負担・・・・・・・・・・・・・・・・・・・・・・・191
高頻度接触表面・・・・・・・・・・・・・52, 129
肛門周囲膿瘍・・・・・・・・・・・・・・・・・・・156
高レベル消毒・・・・・・・・・・・・・・・・・・・・63
高レベル消毒薬・・・・・・・・・・・・・・・・・・65
誤嚥性肺炎・・・・・・・・・・・・・・・・・・・・・156
国立成育医療センターの妊娠と薬情報センター・・・・・・・・・・・・・・・・・・・・・・135
個人防護具(PPE)・・・・・・・・・・・・24, 42
コホート隔離(集団隔離)・・・・・・・36, 104
コリスチン・・・・・・・・・・・・・・・・・・・・・・90
コリネバクテリウム・・・・・・・・・・・・・157
コンタクトポイント・・・・・・・・・・・・・・52
コンタミネーション・・・・・・・・・・・・・157

さ

差圧計・・・・・・・・・・・・・・・・・・・・・・・・・・40
差圧ダンパー・・・・・・・・・・・・・・・・・・・・40
再生処理・・・・・・・・・・・・・・・・・・・・・・・・62
ザイボックス・・・・・・・・・・・・・・・・・・・・75
サージカルマスク・・・・・・・・・・・・39, 46
サフラニン・・・・・・・・・・・・・・・・・・・・・149
産褥熱・・・・・・・・・・・・・・・・・・・・・・・・・・12

し

次亜塩素酸ナトリウム・・・・・・・53, 56, 129
子宮付属器感染症・・・・・・・・・・・・・・・156
歯性・口腔内感染症・・・・・・・・・・・・・156
自然耐性・・・・・・・・・・・・・・・・・・・・・・・・85
持続性菌血症・・・・・・・・・・・・・・・・・・・152
市中感染型MRSA(CA-MRSA)・・・・・78
指定抗菌薬・・・・・・・・・・・・・・・・・・・・・119
自動血液培養装置・・・・・・・・・・・・・・・157
シトロバクター・・・・・・・・・・・・・・・・・150
ジフテリア菌・・・・・・・・・・・・・・・・・・・150
集団隔離(コホート隔離)・・・・・・・・・・36
集団免疫・・・・・・・・・・・・・・・・・・・・・・・173
週報・・・・・・・・・・・・・・・・・・・・・・・・・・・206
手指衛生・・・・・・・・・・・・・・・・・10, 12, 24
手指消毒(hand disinfection)・・・10, 13
手術部位感染(SSI)・・・・・・・・・・・8, 200
受診の遅れ(patient's delay)・・・・・・181
酒精綿(単包化アルコール消毒綿)・・・153
初期抗菌薬の選択・・・・・・・・・・・・・・・151
初期負荷(ローディング)・・・・・・・・・・75
職員抗体価・・・・・・・・・・・・・・・・・・・・・196
職員の就業制限・・・・・・・・・・・・・・・・・140
食品衛生法・・・・・・・・・・・・・・・133, 208
職務感染・・・・・・・・・・・・・・・・・・・・・・・・10
初発患者・・・・・・・・・・・・・・・・・・・・・・・184
シールチェック・・・・・・・・・・・・・・・・・・50
塵芥感染(dust infection)・・・・・・・・127
新規入院制限・・・・・・・・・・・・・・・・・・・140
真菌性眼内炎・・・・・・・・・・・・・・・・・・・・・9
人工呼吸器関連肺炎(VAP)・・・・・・・・・8
診断の遅れ(doctor's delay)・・・・・・181

す

水痘・・・・・・・・・・・・・・・・・・・・・・・・・・・172
水溶性ビニール袋・・・・・・・・・・・・・・・130
スクリーニング(保菌調査)・・・・・・・104
スポルディングの分類・・・・・・・・・・・・62
スモークテスト・・・・・・・・・・・・・・・・・・40

せ

世界保健機関(WHO)・・・・・・・・・・・・・10
咳エチケット・・・・・・・・・・・・・・・・24, 29
赤痢菌・・・・・・・・・・・・・・・・・・・・・・・・・150
石けんと流水による手洗い
　(handwashing)・・・・・・・・・・・・・・13
接触感染(contact infection)・・・・・・・34
接触感染対策・・・・・・・・・・・・・・・・31, 36
接触者健診・・・・・・・・・・・・・・・・・・・・・186
接触者リスト・・・・・・・・・・・・・・・・・・・190
セパシア・・・・・・・・・・・・・・・・・・・・・・・150
セミクリティカル器材・・・・・・・・・・・・63
セラチア・・・・・・・・・・・・・・・・・・・150, 158
潜在性結核感染症・・・・・・・・・・・・・・・178
潜在的保菌患者・・・・・・・・・・・・・・・・・・97
選択圧・・・・・・・・・・・・・・・・・・・・・・・・・・70
潜伏期間・・・・・・・・・・・・・・・・・・127, 141

た

大腸菌・・・・・・・・・・・・・・・・・91, 150, 158
多剤耐性アシネトバクター(MDRA)
　・・・・・・・・・・・・・・・・・・・・・・・・・81, 90
多剤耐性菌の2段階対策・・・・・・・・・119
多剤耐性緑膿菌(MDRP)・・・・・・81, 89
ダプトマイシン・・・・・・・・・・・・・・・・・・75

タミフル耐性ウイルス……………145
炭素−窒素結合………………… 96

ち

チゲサイクリン………………… 90
注意報レベル……………………139
中レベル消毒…………………… 63
腸球菌……………………… 86, 150
腸内細菌科細菌…………………150
腸腰筋膿瘍……………………… 72
治療的薬物血中濃度測定(TDM)… 75
チール・ネールゼン染色………151

つ

使い捨てベッドパン処理システム … 56

て

定期接種…………………………174
テイコプラニン………………… 75
ディスポーザブル……………… 63
定点医療機関……………… 133, 208
低頻度接触表面………………… 52
デインジャーグループ…………185
デブリードマン………………… 76
伝染病予防法……………………208

と

糖尿病性壊疽……………………156
特異度(specificity)……………157
とびひ(伝染性膿痂疹)……… 66, 78
トリアージ………………………182

な

内視鏡自動洗浄消毒機………… 65
生ワクチン………………………174

に

二重ビニール袋…………………130
入院勧告…………………………208
入院措置…………………………208

乳腺膿瘍…………………………156
任意接種…………………………174

ね

熱水消毒機……………………… 63

の

濃厚接触者………………………185
脳膿瘍……………………… 72, 156
ノルウェー疥癬(角化型疥癬)… 33
ノロウイルス胃腸炎………… 59, 126
ノロウイルス感染を疑う症状…137
ノロウイルス食中毒……………126
ノロウイルス迅速診断キット…128
ノンクリティカル器材………… 63

は

肺炎桿菌(クレブシェラ)…81, 150, 158
肺炎球菌…………………………150
肺炎マイコプラズマ…………… 39
バイオハザードマーク………… 60
バイオフィルム(biofilm)…… 6, 88
肺化膿症…………………………156
敗血症(sepsis)…………………152
ハイリスク接触者………………185
ハウスキーパー………………… 79
バクテリアル・トランスロケーション
…………………………… 6, 87
バクテロイデス…………… 150, 158
曝露後予防投与…………………140
播種性帯状疱疹………………… 41
破傷風菌…………………………150
バシラス…………………… 150, 157
針刺し・切創……………………204
針刺し損傷………………… 10, 165
針捨てBox………………………164
パルスフィールド・ゲル電気泳動法… 77
バンコマイシン………………… 75
バンコマイシン耐性腸球菌(VRE)
……………………………86, 108

ひ

皮下接種部位……………………177
非結核性抗酸菌…………… 151, 184
ヒト型結核菌……………………178
皮膚常在菌………………………157
皮膚・粘膜汚染…………………204
飛沫感染(droplet infection)… 34
飛沫感染距離(2m)……………139
飛沫感染対策………………… 31, 38
病院機能評価……………………206
病原体…………………………… 32
標準予防策……………………… 24
病床利用率………………………141
病棟別MRSA検出数……………207
病棟別手指消毒回数……………207
病棟ボランティア………………139
病棟ラウンド……………………205
漂白作用…………………………129
表皮ブドウ球菌………… 66, 150, 157
日和見感染………………… 83, 87, 90
ピロリ菌…………………………150

ふ

フィットテスト………………… 50
風疹………………………………172
不活化ワクチン…………………174
腹腔内膿瘍………………………156
不顕性感染………………………127
フタラール(オルトフタルアルデヒド)
…………………………………… 65
ブドウ球菌……………………… 67
ブドウ糖非発酵菌………………150
プラスミド………………… 85, 91, 95
フルニエ症候群…………………156
プロテウス(変形菌)……………150
プロバイオティクス……………110

へ

米国疾病管理予防センター(CDC)… 10
ベースライン値(IGRA)…………188
ベッドコントロール………… 79, 111
ベッドパン・ウォッシャー…… 56

便座除菌クリーナー·················· 79
偏性嫌気性菌························ 158
偏性好気性菌························ 158
便の保菌調査························ 109

ほ

膀胱内留置カテーテル················· 7
保菌圧······························ 117
保菌調査(スクリーニング)·········· 104
保健所への報告················ 106, 147
保健所への報告の目安··············· 132

ま

麻疹································ 172
麻疹・風疹混合ワクチン(MRワクチン)
···································· 177
マスクの自動販売機················· 138
マスク用ごみ箱················· 48, 138
マルトフィリア····················· 150
まん延防止策······················· 132
慢性副鼻腔炎······················· 156

む

ムンプス(流行性耳下腺炎、おたふくかぜ)
···································· 172

め

メタロβラクタマーゼ(MBL)産生菌
····································· 94
メチシリン·························· 68
メチシリン感受性黄色ブドウ球菌
 (MSSA)··························· 68
メチシリン耐性遺伝子················ 68
メチシリン耐性黄色ブドウ球菌(MRSA)
································ 10, 66
メチシリン耐性表皮ブドウ球菌(MRSE)
····································· 66
滅菌································· 63
滅菌手袋··························· 154
面会制限··························· 138

も

モラキセラ・カタラリス············· 150

や

薬剤耐性菌····················· 10, 81

よ

腰椎椎間板膿瘍······················ 72
ヨード過敏························· 154
予防接種··························· 174
予防内服··························· 145

り

リネゾリド·························· 75
リネン······························ 79
流行性角結膜炎(アデノウイルス)
······························· 98, 102
流行性耳下腺炎(ムンプス、おたふくかぜ)
······························· 39, 172
緑色連鎖球菌(口腔連鎖球菌)········ 150
緑膿菌························· 87, 150
淋菌······························· 150
臨床評価指標(clinical indicator)
······························ 139, 173

れ

レジオネラ························· 150

ろ

労働災害······················ 165, 189
ローディング(初期負荷)············· 75
ロベルト・コッホ··················· 186

わ

ワクチン接種カード················· 177
ワクチン接種履歴··················· 177
ワードオーディット················· 205

欧 文

AUD······························· 196
B型肝炎··························· 172
βラクタマーゼ······················ 82
βラクタム環························ 96
BCG接種··························· 186
BSI································ 196
C. difficile関連腸炎··········· 8, 16, 25
DOT······························· 196
ESBL産生菌··················· 81, 91
HEPAフィルター···················· 40
ICC································ 11
ICT································ 11
IGRA前値·························· 188
IMP型メタロβラクタマーゼ産生菌··· 82
JANIS····························· 196
KPC型カルバペネマーゼ産生菌······ 82
LAMP法··························· 182
MAC······························· 184
MBL産生緑膿菌····················· 95
MRSA遺伝子の相同性解析········· 124
MRSA検出率························ 19
MRSAの積極的監視培養··········· 118
N95マスク····················· 40, 46
NDM型メタロβラクタマーゼ産生菌
······························· 81, 95
New York/Japanクローン··········· 68
OXA型カルバペネマーゼ産生菌······ 82
POT法····························· 77
PVL産生MRSA···················· 78
QFT-3G··························· 186
SARSコロナウイルス················ 39
Search & Destroy作戦············· 71
Search & Isolation作戦··········· 109
SSI································ 196
T-スポット························· 186
UTI································ 196
vaccine mass protection··· 136, 173
VAP·························· 160, 196
VRE保菌リスク···················· 108
water bacteria····················· 87

イラスト　みんなの感染対策

2016年2月28日　第1版第1刷発行	著　者　　下間　正隆
2022年7月10日　第1版第5刷発行	小野　保
	近藤　大志
	澤田　真嗣
	発行者　　有賀　洋文
	発行所　　株式会社　照林社
	〒112-0002
	東京都文京区小石川2丁目3-23
	電話　03-3815-4921（編集）
	03-5689-7377（営業）
	http://www.shorinsha.co.jp/
	印刷所　　大日本印刷株式会社

- 本書に掲載された著作物（記事・写真・イラスト等）の翻訳・複写・転載・データベースへの取り込み、および送信に関する許諾権は、照林社が保有します。
- 本書の無断複写は、著作権法上での例外を除き禁じられています。本書を複写される場合は、事前に許諾を受けてください。また、本書をスキャンしてPDF化するなどの電子化は、私的使用に限り著作権法上認められていますが、代行業者等の第三者による電子データ化および書籍化は、いかなる場合も認められていません。
- 万一、落丁・乱丁などの不良品がございましたら、「制作部」あてにお送りください。送料小社負担にて良品とお取り替えいたします（制作部　☎0120-87-1174）。

検印省略（定価はカバーに表示してあります）
ISBN978-4-7965-2372-1
©Masataka Shimotsuma, Tamotsu Ono, Futoshi Kondo, Shinji Sawada/2016/Printed in Japan